临床麻醉与药物应用

主编　井明高等

吉林科学技术出版社

图书在版编目（CIP）数据

临床麻醉与药物应用 / 井明高等主编. -- 长春：
吉林科学技术出版社, 2021.6
ISBN 978-7-5578-8100-9

Ⅰ.①临… Ⅱ.①井… Ⅲ.①麻醉药－用药法 Ⅳ.
①R971

中国版本图书馆CIP数据核字(2021)第103147号

临床麻醉与药物应用

主　　编　井明高等
出 版 人　宛　霞
责任编辑　刘建民
封面设计　周砚喜
制　　版　山东道克图文快印有限公司
幅面尺寸　185mm × 260mm
开　　本　16
印　　张　16.25
字　　数　260千字
页　　数　260
印　　数　1-1 500册
版　　次　2021年6月第1版
印　　次　2022年5月第2次印刷
出　　版　吉林科学技术出版社
发　　行　吉林科学技术出版社
地　　址　长春市净月区福祉大路5788号
邮　　编　130118
发行部传真 / 电话　0431-81629529　81629530　81629531
　　　　　　　　　　81629532　81629533　81629534
储运部电话　0431-86059116
编辑部电话　0431-81629518
印　　刷　保定市铭泰达印刷有限公司

书　　号　ISBN 978-7-5578-8100-9
定　　价　68.00元

目 录

第一章 麻醉期间问题

第一节 低血压

低血压是指患者主动脉压比平时显著降低，可能与心功能（收缩力）、SVR、静脉回流减少或心律失常有关。

一、心肌收缩力

1. 麻醉药　大多数麻醉药，包括吸入麻醉药、巴比妥类和苯二氮䓬类药可导致直接的剂量依赖性心肌抑制。阿片类药在临床常用剂量时不引起心肌抑制。

2. 心血管药　如β阻滞剂、钙通道阻滞剂和利多卡因都是心肌抑制药。

3. 急性心功能障碍　可能发生于下列情况：心肌缺血或心肌梗死（myocardial infarction，MI），低钙血症，严重的酸中毒或碱中毒，低温（<32℃），肺心病，迷走神经反射或局麻药全身中毒（尤其是丁哌卡因）。

二、全身血管阻力（systemic vascular resistance，SVR）降低

1. 麻醉期间应用的多种药物都可引起SVR降低

（1）异氟醚可引起SVR降低，七氟醚和地氟醚也可引起，但程度较轻。

（2）阿片类药物和丙泊酚可通过降低交感神经兴奋性来降低血管张力。

（3）苯二氮䓬类药可降低SVR，尤其在大剂量且与阿片类药物合用时更易发生。

（4）直接血管扩张药（如硝普钠、硝酸甘油、肼屈嗪）。

（5）α肾上腺素能阻滞药（如氟哌利多、氯丙嗪、酚妥拉明、拉贝洛尔）。

（6）α肾上腺素能激动药（如可乐定）。

（7）引起组胺释放的药（如筒箭毒碱、米库氯胺、吗啡）。

（8）神经节阻滞药（如咪噻吩）。

（9）钙通道阻滞药。

（10）血管紧张素转化酶抑制剂和血管紧张素受体阻滞药。

（11）米力农。

2. 交感神经阻滞常发生于脊麻和硬膜外麻醉中，可导致SVR下降。

3. 脓毒血症可导致介导低血压的血管活性物质的释放。

4. 血管活性代谢产物（如肠道操作或松开止血带后）可导致低血压。

5. 变态反应可导致严重的低血压。

6. 严重的低氧血症。

7. 肾上腺功能不全。

三、静脉回流不足

1. 低血容量　可由于失血、不显性失水、术前匮乏（如无法进食、呕吐、腹泻、鼻胃管引流、肠道引流、肠道准备）或多尿（源于利尿剂、糖尿病、尿崩症、梗阻后利尿）。

2. 腔静脉受压　可能由于手术操作、妊娠子宫或腹腔镜致腹压增加所致。

3. 静脉容积增加　可发生于以下情况：

（1）交感神经阻滞（如神经节阻滞药或区域麻醉）。

（2）直接血管扩张药（如硝酸甘油）。

（3）引起组胺释放的药（吗啡、米库氯胺、筒箭毒碱）。

（4）降低交感神经张力的药（如巴比妥类、丙泊酚和吸入麻醉药）。

4. 胸膜腔内压增加　机械通气期间潮气量过大、PEEP、自主PEEP（空气陷闭及过度膨肺）会影响静脉回流。

5. 中心静脉压升高

（1）张力性气胸可引起纵隔移动，导致心脏和大血管受压，从而引起中心静脉压升高、前负荷下降和严重的低血压。

（2）心包填塞是心包腔内液体过多导致心脏受压，引起心内压力升高，继而充盈受限。

四、心律失常

1. 快速心律失常　常可使心脏舒张充盈时间缩短，从而导致低血压。

2. 房颤、房扑和交界性心律　由于心房收缩功能丧失，心脏舒张期充盈不足导致低血压，在瓣膜性心脏病和舒张功能不全的患者中尤为明显，因为这类患者心房收缩可使舒张末容积增加30%以上。

3. 缓慢型心律失常　当前负荷储备能力不足以维持每搏量代偿性增加时可导致低血压。

三、低血压的治疗

应针对潜在的病因，包括：

1. 减浅麻醉深度。

2. 扩容。

3. 血管收缩药　增加血管阻力或减少静脉容积（如在酸血症的情况下使用去氧肾

上腺素、加压素），增加每搏量（如肾上腺素）。

4. 纠正机械性因素　如减轻心包填塞，气胸放置胸导管，减少或停止PEEP，降低平均气道压，缓解腔静脉梗阻（如使孕妇的子宫向左侧移位）。

5. 抗心律失常或抗局部缺血的药物治疗　包括β阻滞剂、Ca^{2+}通道阻滞剂和胺碘酮。

6. 心肌收缩力支持　如使用多巴酚丁胺、多巴胺、去甲肾上腺素、肾上腺素。

第二节　高血压

一、病因

1. 儿茶酚胺过量见于麻醉不充分（尤其在喉镜操作、插管、切皮或意外情况下），缺氧，高碳酸血症，患者焦虑，疼痛及长时间使用止血带。

2. 基础疾病（如原发性高血压或嗜铬细胞瘤）。

3. 颅内压升高。

4. 血管收缩药的全身吸收，如肾上腺素、去氧肾上腺素。

5. 主动脉阻断。

6. 反跳性高血压　见于可乐定、β阻滞剂的停药反应。

7. 药物之间的相互作用　三环类抗抑郁药或单胺氧化酶抑制剂与麻黄碱合用时可产生严重的高血压。

8. 膀胱膨胀。

9. 应用靛胭脂染料（通过α肾上腺素能效应）。

二、治疗

治疗高血压应纠正潜在的病因，包括：

1. 改善氧合，纠正通气异常。

2. 加深麻醉。

3. 使焦虑患者镇静，排空膀胱。

4. 药物治疗

（1）β肾上腺素能阻滞药：如拉贝洛尔每次5～10mg，静脉注射；普萘洛尔每次0.5～1.0mg，静脉注射；艾司洛尔每次5～10mg，静脉注射。

（2）血管扩张药：如肼屈嗪2.5～5mg，静脉注射；硝酸甘油开始以30～50μg·min^{-1}速度静脉点滴，根据效果调整剂量；硝普钠以30～50μg·min^{-1}速度静脉点滴，根据效果调整剂量。

（3）Ca^{2+}通道拮抗药：如维拉帕米2.5～5mg，静脉注射；地尔硫卓5～10mg，静脉注射。

第三节　心律失常

一、窦性心动过缓

窦性心动过缓是指窦性心律<60次／分钟，若无严重的心脏病，则血流动力学变化轻微。由于心率较慢，可能发生房性或室性异位搏动或节律。

（一）病因

1. 缺氧。

2. 心脏本身疾病　如病态窦房结综合征、急性心梗（尤其是下壁心梗）。

3. 用药　如乙酰胆碱（尤其在儿童）、抗胆碱酯酶药、β肾上腺素能阻滞药、Ca通道拮抗药、地高辛和麻醉性镇痛药。

4. 迷走神经张力增高　见于腹膜和精索牵拉，眼心反射，颈部或胸部手术中对迷走神经和颈动脉窦的压迫，由于焦虑或疼痛引起神经中枢介导的迷走神经反应，以及Valsalva动作（即深吸气后屏气，用力做呼气动作）。

5. 颅内压增加。

（二）治疗

（1）确保氧合和通气充分。

（2）对于迷走张力增高造成的心动过缓需要解除诱发刺激。在循环不稳定时需用阿托品（0.5mg，静脉注射）或肾上腺素。血流动力学稳定的心动过缓可予葡萄糖吡咯（格隆溴铵0.2～0.6mg，静脉注射）。

（3）对心脏本身有疾病的患者，应给予阿托品（0.5mg，静脉注射）、变时性药物（如麻黄碱、多巴胺）或心脏起搏。

二、窦性心动过速

窦性心动过速是指窦性心律>100次·min^{-1}心律规则，很少超过160次／分钟。

（一）病因

包括儿茶酚胺过量、疼痛、浅麻醉、高碳酸血症、缺氧、低血压、低血容量、治疗用药（如潘库溴铵、地氟醚、阿托品、麻黄碱）、发热、心梗、肺栓塞、恶性高热、嗜铬细胞瘤和甲状腺毒症。

（二）治疗

应直接针对潜在的病因予以纠正，包括：

（1）纠正氧合和通气异常。

（2）增大麻醉深度。

（3）纠正低血容量。

（4）药物治疗：如给予麻醉性镇痛药和β肾上腺素能阻滞药。对于有冠心病和高血压的高危患者应在明确病因的同时给予β受体阻滞药以控制心率。

三、心脏阻滞

（一）Ⅰ度房室传导阻滞

PR间期延长≥0.2秒，在Ⅰ度阻滞中，每个心房激动均可传至心室。

（二）Ⅱ度房室传导阻滞

可分为两型，即莫氏Ⅰ型（Wenckebach）和Ⅱ型。

1. 莫氏Ⅰ型　指传导障碍位于房室结，表现为PR间期逐渐延长，直至出现一个未导的P波；通常为良性。

2. 莫氏Ⅱ型　是指阻滞位于良室结或房室结以远，伴PR间期恒定，偶见未传导的P波，易进展成为Ⅲ度阻滞。

（三）Ⅲ度房室传导阻滞

病变位于希氏束以远，表现为房室传导完全缺失，通常心率小于45次／分。P波规律地出现，但与QRS综合波不相关（房室分离）。

（四）治疗

1. Ⅰ度房室传导阻滞　通常无须特殊处理，但在合并双束支阻滞时常需放置临时搏。

2. Ⅱ度房室传导阻滞

（1）莫氏Ⅰ型：仅在有症状的心动过缓，充血性心衰，或束支传导阻滞时需治疗，必要时采用经皮或经静脉起搏，尤其对下壁心梗患者。

（2）莫氏Ⅱ型：可进展为完全性房室阻滞，故需采用起搏器治疗。

3. Ⅲ度房室传导阻滞　需经皮或经静脉起搏。

四、室上性心动过速

室上性心动过速起源于希氏束或其以上部位，除异常传导外，QRS波群均是窄的。

（一）心房过早搏动（房性期前收缩）

在窦房结正常冲动之前心房异位起搏点发冲动。房性期前收缩的P波与先前的P波形态明显不同，PR间期也有变化。早期的房性期前收缩可致异常的QRS波群，或因心室处于不应期而未传导至心室。心房期前收缩较常见，通常为良性，一般不需治疗。

（二）交界性或房室结性节律

表现为没有P波或P波异常而QRS波正常；尽管这些节律可表示缺血性心脏病，但在接受吸入麻醉的正常人中常可见到交界性节律。对于必排血量主要靠心房收缩供血的患者，其每搏量和血压可急剧下降。应采取下列治疗：

（1）减浅麻醉深度。

（2）扩充血容量。

（3）静注阿托品，每次0.2mg，可以将缓慢的交界性心律转为窦性心律，尤其当此交界性心律源于迷走神经机制时更为有效。

（4）β受体阻滞药需慎用（普萘洛尔0.5mg，静脉注射；美托洛尔1~3mg）。

（5）如果同时伴有低血压，需应用血管收缩药（如麻黄碱和去甲肾上腺素）来升高血压，作为临时治疗措施。

（6）必要时可放置心房起搏器以维持心房收缩。

（三）心房颤动

心房率350~600次／分，而心室率不定的不规则心律。它常见于肌缺血、二尖瓣病变、甲亢、交感神经过度兴奋、洋地黄中毒、胸腔手术后或有心脏操史。治疗应结合血流动力学状态。

1. 快速心室率伴血流动力学稳定　可用肾上腺素能拮抗药治疗，如普萘洛尔（每0.5mg，静脉注射），美托洛尔（每次2.5~5mg），艾司洛尔（每次5~10mg）或钙通道阻滞如维拉帕米（每次2.5~5mg），地尔硫　（10~20mg，静脉注射）。

2. 快速心室率伴血流动力学不稳定　需进行非同步心脏复律（单相360J或双相150~200J）。

（四）心房扑动

心房率为250~350次／分钟的规则节律，心电图上有特征性的锯齿样图形。它可见于心脏疾病中（如风湿性心脏病和二尖瓣狭窄）；2∶1阻滞导致心室率加快（常为150次／分）；治疗包括β肾上腺素能拮抗药或钙通道阻滞药或进行同步心脏复律。

（五）阵发性室上性心动过速

这是通过房室结折返的心动过速（心房和心室率为150~250次／分钟），可能与下列疾病有关：预激综合征、甲状腺毒症或二尖瓣脱垂。没有心脏病的患者可因应激，咖啡因，或儿茶酚胺过量而发生此心律失常。治疗包括：腺苷（6~18mg，静脉注射；如中心给药则给3mg），按摩颈动脉窦，普萘洛尔（1~2mg，静脉注射）。对血流动力学不稳定的患者采用同步心脏复律。

五. 室性心律失常

（一）室性期前收缩（室性早搏）

心室异位起搏点在下一冲动到来之前提前发出冲动，有增宽的QRS波群。当与正常心律轮流出现时可形成二联律。室性期前收缩偶尔见于正常人。在麻醉状态下常见于下列情况：儿茶酚胺过量，缺氧或高碳酸血症。室性期前收缩也可见予心肌缺血、心梗、洋地黄中毒或低钾血症。当室性期前收缩呈多源性、成串出现，频率增加，或靠近先前的T波或落在T波上（R波落在T波），则需治疗。因为上述情况可发展为室性心动过速、心室颤动或心脏停搏。对于其他方面健康人的治疗包括：加深麻醉，保证氧合和通气充分。对持续有心室兴奋性增高的冠心病患者需纠正缺血，如仍存在异位节律，应采用利多卡因1mg·kg^{-1}静注，继之以1～2mg·min^{-1}静滴。难治性心室异位节律需进一步治疗。

（二）室性心动过速

为宽综合波的快速性心律失常，心率为150～250次／分钟。不稳定的患者需采用心肺复苏和心律转复（单相360J，双相150J或200J）。稳定的患者一线治疗方案依赖于室性心动过速为单形的还是多形的（如为多形的治疗同不稳定型患者）。此外，其治疗还需根据射血分数而定。

（三）心室颤动

由于心室活动紊乱导致的心室无效收缩，应采用除颤和心肺复苏。

（四）心室提前激动

WPW综合征是由于心房与心室间存在异常通路所致。最常见的机制是通过正常房室传导系统的顺行传导和通过异常通路的逆行传导。特征性心电图显示短的PR间期，QRS波起始处的△（delta）波。快速性心律失常常见。治疗需根据患者血流动力学是否稳定而定。对不稳定者需采用同步心脏复律，50J起始（单相或双相）。这类患者极易发生心室颤动。

第四节　缺氧

发生于输送到组织的氧不足以满足机体代谢需要时。

一、术中病因

1. 供氧不足。

（1）氧气筒的氧气用完并失去主要管道的供应。

（2）氧流量表未调在足够的氧流量上。

（3）呼吸环路脱开。

（4）麻醉机、呼吸机、二氧化碳吸收罐、呼吸环路或气管导管周围发生大的泄漏。可用简易呼吸器给患者供氧来紧急处理。

（5）气管导管梗阻。

（6）插管位置错误（如插入食管或主支气管内插管）。

2. 通气不足。

3. 通气灌注比例失调或分流

（1）肺：见于肺不张、肺炎、肺水肿、吸引、气胸、支气管痉挛或其他实质性病理状态。某些时候可通过增加平均气道压或采用PEEP来纠正通气灌注比例失调。

（2）心脏：右向左分流，如法洛氏四联症

4. 携氧能力下降　见于贫血、一氧化碳中毒、正铁血红蛋白血症和血红蛋白病，尽管脉搏血氧仪显示血氧饱和度在正常范围。

5. 血红蛋白-氧解离曲线左移　见于低温，2，3-DPG浓度降低，碱中毒，低碳酸血症和一氧化碳中毒。

二、治疗

1. 检查肺通气情况　如果正在进行机械通气，应先用纯氧手动通气以估测肺顺应性。听呼吸音，检查术野有无机械性压迫气道，气管导管有无梗阻和脱出，观察胸壁和膈肌呼吸运动是否充分。气道压峰值上升可提示支气管痉挛、气胸或支气管插管。

2. 检查有无漏气　应检查呼吸环路、呼吸机、麻醉机有无漏气。如果发生这种情况，应改用其他方式如简易呼吸器纯氧通气，直到问题解决为止。

3. 供氧　患者供氧充分与否应以呼吸环路中的氧分析仪来确定。

4. 进一步治疗。

第五节　高碳酸血症

因通气不足或CO_2产生增加所致，可导致呼吸性酸中毒，肺动脉压和颅内压增高。

一、通气不足

1. 延髓呼吸中枢的抑制　源于药物（如麻醉性镇痛药、巴比妥类药、苯二氮䓬类药、挥发性麻醉药）或原发性中枢神经系统疾病（如肿瘤、缺血、水肿）。有时需控制通气或用药物逆转（如纳洛酮、氟马西尼）。

2. 神经肌肉抑制　可见于脊麻平面过高、膈神经麻痹和使用肌肉松弛药。

3. 呼吸机设置不当　导致分钟通气量过低。

4. 气道阻力增加　可发生于支气管痉挛、上呼吸道梗阻、主支气管插管、气管导管扭曲、严重的慢性阻塞性肺疾病、充血性心衰、血胸或气胸。

5. 呼出气体再吸入　可发生于二氧化碳吸收罐失效，吸气瓣或呼气瓣失灵，非重复吸入呼吸环路中新鲜气体流量不足。

二、二氧化碳产生过多

源于外源性二氧化碳（如腹腔镜时吸收吹入的二氧化碳），再灌注，高代谢状态（如恶性高热）。

三、高碳酸血症的治疗

需针对病因处理，包括增加分钟通气量，改变气管导管位置，吸痰，处理支气管痉挛，利尿，或放置胸腔引流管。

第六节　尿量异常

一、少尿

定义为尿量小于 $0.5mL \cdot kg^{-1} \cdot h^{-1}$。肾前性和肾后性病因。

1. 治疗　包括排除机械性原因，如Foley导尿管位置不正确或扭曲。

2. 低血压　应纠正以改善肾灌注压。

3. 估计血容量　如怀疑低血容量，可进行快速补液试验。如少尿仍继续，则中心静脉压监测有助于进一步补液处理。伴有心室功能降低的患者应放置肺动脉导管。ECC有助于评估容量状态。

4. 增加尿量　如血容量充足状态下少尿持续，可用下列方法增加尿量。

（1）呋塞米：$2 \sim 20mg$，静脉注射。

（2）多巴胺：静脉点滴，$1 \sim 3 \mu g \cdot kg^{-1} \cdot min^{-1}$。

（3）甘露醇：$12.5 \sim 25g$，静脉注射。

（4）非诺多泮：$0.1 \sim 0.4 \mu g \cdot kg^{-1} \cdot min^{-1}$，静脉注射。

5. 利尿　对长时间接受利尿药治疗的患者术中可能需用利尿药以维持其尿量。

二、无尿

在围术期非常少见。机械性原因包括Foley导尿管发生故障、输尿管损伤或横断；应排除这些机械性因素，血流动力学不稳定应予以纠正。

三、尿量过多

可发生于大量液体输入后，但其他原因必须加以考虑，如高血糖，糖尿病尿崩症，外源性利尿药。除非合并低血容量或电解质紊乱，尿量过多不难解决。治疗应针对其病因，维持容量状态，纠正电解质紊乱。

第七节　低温

低温是围术期常见的问题。

一．热量丧失

热量丧失发生于下列任何机制：

1. 核心温度下降　核心部位（如脑、心脏等）的热量重新分布至末梢组织（如手指、皮肤等），这使得维持平均体温的核心温度下降。

2. 辐射　辐射散热主要取决于皮肤血流和暴露的皮肤表面积。

3. 蒸发　热丧失源于从黏膜或浆膜表面、皮肤和肺蒸发水分所需能量。蒸发散热取决于暴露的表面积和周围气体的相对湿度。

4. 传导　传导是热从温度高的物体向温度低的传递，与暴露的表面积、温度差和热传导性成正比。

5. 对流　对流是将热传导至流动气体而丧失。手术间气体流动大（每小时10～15个房间容量变化），可导致明显的热丧失。

二、儿科患者

儿科患者对术中低温特别敏感。

三、老年患者

老年患者对术中低温也很敏感。

四．麻醉效应

挥发性麻醉药影响位于下丘脑后部的体温调节中枢，并由于其血管扩张作用而导致热量重新分布及丧失。麻醉性镇痛药因其抗交感神经作用而降低了保存热量的血管收缩机制。肌肉松弛药可降低肌肉张力，并预防寒战。区域麻醉产生交感神经阻滞、肌肉松弛和温觉受体的感觉阻滞，从而抑制了机体的代偿性反应。

五、生理反应

严重低温可导致一系列生理反应。

1. 心血管 严重低温可发生外周血管阻力升高、室性心律失常和心肌抑制。

2. 代谢 可导致代谢率降低，组织灌注减少（因为儿茶酚胺反应）。

3. 血液学 血液黏度增高，血红蛋白解离曲线左移，凝血机制受损，血小板功能障碍。

4. 神经系统 脑血流减少，脑血管阻力增高，MAC下降，麻醉苏醒延迟，可能发生昏睡和意识障碍。

5. 药物处置 肝血流和代谢的下降加上肾血流和清除率的降低，可导致麻醉药需求减少。

6. 寒战 可增加热产量100%～300%。然而，氧耗量也增加500%，二氧化碳产生也增加。

六、低温的预防和治疗

1. 维持或升高周围环境温度 如果室温低于21℃，则麻醉患者很可能发生低温。

2. 覆盖暴露的表面 可减少传导和对流的热丧失。给患者盖上可加热的空气毯（如Bair Hugger或其他），这样既可隔绝，又可加温。

3. 静脉输入温液体和温血 对于需要输注大量液体时十分必要。

4. 使用紧闭或低流量半紧闭麻醉环路 可降低蒸发散热，适当减少热量丧失。

5. 加热湿化器 当使用的气体流速高时，加热湿化器应置于麻醉环路中以加热和湿化吸入的气体，减少肺的蒸发散热。应监测吸入气体温度并控制在41℃以下，否则可能造成气道烫伤。还可采用"人工鼻"（热量和湿度被动交换器），可置于呼吸环路和气管导管之间，这是表面积大的吸湿性膜滤器，可以留住呼出气中的水分。

6. 加热毯 置于患者身下，通过泵入毯中热水的传导作用可提高机体温度。此法在体重低于10kg的儿童中最有效。温度应低于40℃以免烫伤。

7. 辐射加热器和加热灯 可通过红外线辐射使患者加温，此法仅用于婴儿。加热灯应离患者至少70cm，以免烫伤。

8. 温灌注 采用温灌注溶液以减少热量损失。

第八节　高热

高热是指每小时体温上升2℃或15分钟上升0.5℃。在手术室很少因维持患者体温而发生高热，所以任何体温上升均应查究病因。高热和伴发的高代谢状态可导致氧耗、心脏做功和葡萄糖需求增加，以及代偿性的分钟通气量增加。出汗和血管扩张可导致血容量和静脉回流减少。

一、病因

1. 恶性高热　在任何围术期的体温上升均应加以考虑。
2. 炎症、感染和脓毒血症　均可释放炎性介质导致高热。
3. 高代谢状态　如甲状腺毒症和嗜铬细胞瘤可发生高热。
4. 下丘脑体温调节中枢损伤　见于缺氧、水肿、创伤或肿瘤，可影响下丘脑的温度调定点。
5. 神经安定药恶性综合征（neuroleptic malignant syndrome，NMS）　由吩噻嗪类神经安定药引起，该原因很少见。
6. 拟交感神经药　如单胺氧化酶抑制剂、苯丙胺、可卡因和三环抗抑郁药可产生高代谢状态。
7. 抗胆碱药　如阿托品可抑制出汗。

二、治疗

1. 恶性高热　如疑有恶性高热必须给予丹曲林治疗。
2. 严重的高热　可用冰、降温毯或降低周围环境温度以降低暴露皮肤温度或用体内冷盐水灌洗法（灌洗胃、膀胱、肠和腹膜）。用挥发性液体（如酒精）敷于皮肤可加快蒸发散热。可应用硝普钠和硝酸甘油扩张血管以增加传导性散热。可经胃管和直肠给予中枢作用的药物，如阿司匹林、对乙酰氨基酚。维持肌肉神经阻滞可防止寒战，当高热严重时，可采用体外降温。当体温降至38℃时，应停止降温以防止发生低温。

第九节　出汗

由于焦虑、疼痛、高碳酸血症或麻醉不充分时的伤害性刺激所导致的交感神经兴奋。还可与下列症状同时发生：心动过缓，恶心，低血压，这些是全身性迷走反射的一部分或是对高热的体温调节反应。

第十节　喉痉挛

一、喉痉挛诱因

喉痉挛最常发生于麻醉尚浅对气道刺激时，可引起这种反射的常见刺激有分泌物、呕吐物、血液、吸入难闻的挥发性麻醉药、置入口咽或鼻咽导气管、喉镜检查、外周疼痛刺激，以及麻醉浅时的腹膜牵张。

二、体征

声带的反射性关闭可导致部分或全部声门梗阻，在不严重时可表现为鸡鸣或喘鸣样呼吸，当全部梗阻则表现为"摆动样"阻塞性呼吸。在这种情况下，吸气时腹壁随膈肌收缩而抬起，但由于气体进入被阻，胸部回缩或不能膨胀；呼气时腹壁因膈肌松弛而下降，胸部恢复至原来位置。当完全梗阻时，麻醉医师无法进行对患者进行通气。

三、并发症

缺氧、高碳酸血症、酸中毒可导致高血压和心动过速。除非气道在几分钟内通畅，否则将出现低血压、心动过缓、室性心律失常而致心脏停搏。儿童因其功能残气量小和氧耗相对高，更容易发生上述并发症。

四、治疗

加深麻醉，消除刺激（如吸引，拔出人工通气道，停止外周刺激），给纯氧吸入，即可缓解喉痉挛。如喉痉挛仍未解除，应用面罩持续正压通气方能"冲开"痉挛。若仍无效，可给予小剂量琥珀胆碱（如成人 $10 \sim 20mg$，静脉注射）松弛喉肌，应用纯氧进行通气，并在有害刺激重新开始前将麻醉加深。如喉痉挛发生于苏醒期，可将患者唤醒。

第十一节　支气管痉挛

一、反射性小支气管收缩

可以是中枢介导的，也可以是对气道刺激的局部反应。支气管痉挛常见于药物类过敏反应和输血反应，也可见于吸烟者和慢性支气管炎患者。与喉痉挛相似，支气管痉挛可被有害刺激引发，如分泌物和气管插管。

二、喘鸣

喘鸣是支气管痉挛的特征性表现（呼气时更明显）。清醒患者中可伴有气促和呼吸困难，在麻醉患者中因阻力增高而难于进行肺通气。呼出气减少、残留气体增加，胸膜腔内压力因此升高，导致静脉回流受阻，心排量减少和低血压。呼出末二氧化碳曲线常在呼气时出现梗阻模式（持续上升）。

三、释放组胺的药物

如吗啡、米库氯铵、右旋筒箭毒碱、阿曲库铵，可加重支气管收缩。

四．治疗

1. 气管导管位置　应核查气管导管位置是否正确，因为其刺激隆突可能是一潜在原因，可将导管稍向外拔出。

2. 加深麻醉　加深麻醉常可减轻因麻醉过浅导致的支气管痉挛。通常可通过吸入麻醉药加深麻醉，但当通气严重障碍时，应静脉给药。丙泊酚较巴比妥类药更少引起支气管收缩，故其更适于应用。氯胺酮可通过释放内源性儿茶酚胺而使支气管扩张。吸入氧浓度应提高，直到得到充足的氧。

3. 药物治疗　包括吸入或静脉给予 β_2 受体激动药、抗胆碱药。吸入性气管扩张药因全身吸收少，其心血管不良反应减少。雾化型因有大颗粒而多沉积在管道和上呼吸道。当通过呼吸环路用药时，应根据效果逐步增高吸入气体的剂量。必要时用大剂量（吹入10～20次）。严重者可先给予氯胺酮或小剂量异丙肾上腺素静脉注射。

4. 稀释分泌物　充分补液和湿化吸入气体可使分泌物浓缩减少到最低限度。

第十二节　误吸

全麻可导致气道反射抑制，使患者易产生误吸。误吸来自呕吐或反流的胃内容物，可引起支气管痉挛、缺氧、肺不张、呼吸增快、心动过速和低血压。症状轻重取决于误吸胃内容物的量和pH值。容易诱发误吸的情况包括：胃流出道梗阻，胃食管反流，小肠梗阻，有症状的食道裂孔疝，妊娠，重度肥胖，饱食。

一、呕吐和反流

如果麻醉患者在未行气管插管时发生呕吐或反流，患者应取头低足高位以减少胃内容物被动流入气管。头应转向一侧，吸净上呼吸道，并行气管内插管。在正压通气前应吸净气管导管以免将胃内容物压入远端气道。明显的误吸表现为喘鸣、肺顺应性降低和低氧血症。应摄胸片，但胸片的浸润影像可能会延迟出现。支气管扩张药应用可能有效。

二、检查

如果临床上怀疑有明显的误吸，应进行支气管镜检查。气道应吸引干净，清除牙齿和食道中的异物。使用大量的生理盐水灌洗没有帮助。

三、误吸血液

误吸血液，除非大量吸入，一般属良性。

四、应用抗生素

应用抗生素与否有争论。除非吸入物中细菌含量很高，如肠梗阻的患者。

五、痰培养

应作痰标本的革兰氏染色和培养。

六、药物

甾体类药对治疗误吸无帮助。

七、术后观察

如果发生明显的误吸，则术后密切观察十分重要，包括脉搏血氧监测和反复胸片检查。机械通气和吸入氧是必要的。

第十三节　气胸

气胸是胸膜腔的积气。

一、病因

肺大泡自发性破裂；钝性和穿透性胸部伤；在胸部、上腹部和腹膜后手术、气管造口术或胸壁和颈部手术中破入胸膜腔；锁骨下或颈内静脉置管时、胸腔穿刺术、心包穿刺术或上肢神经阻滞时发生的并发症；在正压通气中应用高气压和高容量，造成气压伤和肺泡破裂，患慢性阻塞性肺疾病的患者特别容易发生气胸；胸腔引流管的功能障碍。

二、生理效应

气胸的生理效应，取决于气体容积和膨胀速度。小量气胸可无明显的心肺影响；大量气胸可导致明显的肺萎陷和低氧血症。当气体单向进入胸膜腔时，发生张力性气胸导致明显的胸腔内压升高。这可导致纵隔移位，心脏受压，伴有低血压和心排量减少。

三、诊断

气胸的诊断可能有困难。体征包括：呼吸音减弱，肺顺应性降低，吸气峰压升高，低氧血症。低血压可反映张力性气胸的发生。胸片常可确诊，只是对不稳定的患者不应因等待胸片而延误诊治。

四、治疗

应停用氧化亚氮，用纯氧进行肺通气。张力性气胸需立即抽气。用大孔套管针（14～16G）接10ml注射器在锁骨中线第2肋间回抽以证实有无空气。然后将胸腔引流管置于腋中线第5～6肋间。

第十四节　心肌缺血

一、病因

心肌缺血是因为心肌氧供和氧耗失衡造成，治疗不及时可导致心肌梗死。

二、临床表现

（一）症状及体征

在清醒患者，心肌缺血表现为胸痛、呼吸困难、头晕、呕吐、出汗、肩或颌骨痛。然而在围术期，尤其是糖尿病患者，无症状性缺血十分常见。在全麻患者中，可因心肌缺血出现血流动力学不稳定和心电图改变。

（二）心电图改变

如ST段下移超过1mm或，急性T波倒置则表示心内膜下缺血。ST段升高可见于透壁性心肌缺血。T波改变还可见于电解质紊乱，用于诊断心肌缺血并非特异性。V5导联对监测心肌缺血最为敏感。

（三）其他心肌缺血表现

（1）低血压。

（2）中心充盈压或心排量改变。

（3）经食管超声心动图可发现局部心壁运动异常。

（4）心律失常，尤其室性异位节律。

三、治疗

1. 供氧　纠正低氧血症和贫血，以最大限度地提高心肌供氧。

2. β受体阻滞药　美托洛尔每次1～3mg，静脉注射，或普萘洛尔每次0.5～1.0mg，静脉注射或艾司洛尔每次5～10mg，静脉注射，降低心率和收缩力，以降低氧耗。

3. 硝酸甘油　以25～50μg·kg^{-1}·min^{-1}开始静滴，或舌下含服0.15mg，通过扩张静脉减少心室舒张压和容量，从而减少心肌对氧的需求。此外，硝酸甘油还通过间接增加冠脉血流以提高氧的输送。

4. 纠正低血压　在低血压的情况下发生了心肌缺血需用血管收缩药如去氧肾上腺素（10～40μg·min^{-1}静脉注射）或去甲肾上腺素（2～20μg·min^{-1}，静脉注射）以提高心肌灌注压。麻醉深度可能需要减浅，维持血容量。

5. 改善心功能　当心肌缺血导致明显的心排量降低和低血压（心源性休克）时，应用正性变力药如多巴胺（$5\sim20\mu g\cdot kg^{-1}\cdot min^{-1}$，静脉注射）或多巴酚丁胺（$5\sim20\mu g\cdot kg^{-1}. min^{-1}$，静脉注射），米力农（给予负荷剂量$50\mu g\cdot kg^{-1}$之后，以$0.375\sim0.75\mu g\cdot kg^{-1}\cdot min^{-1}$维持）或去甲肾上腺素（$2\sim20\mu g\cdot kg^{-1}\cdot min^{-1}$，静脉注射）。主动脉内球囊反搏为救命的措施。放置肺动脉导管以监测心室功能和治疗效应。

6. 其他治疗　阿司匹林、肝素治疗、溶栓疗法、血管成形术和冠状血管再通术在某些患者中可以应用。

第十五节　肺栓塞

肺栓塞是由于血栓、空气、脂肪或羊水所造成的肺血流阻塞。

一、血栓栓塞

多源于盆腔和下肢的深静脉系统。发生血栓的易感因素包括血液淤滞、高凝状态和血管壁异常。多伴发于妊娠、创伤、肿瘤、长时间卧床和血管炎。

1. 体征为非特异性的　包括呼吸过快、心动过速、呼吸困难、支气管痉挛和发热。

2. 实验室检查　心电图显示非特异性心动过速，当严重栓塞时可显示电轴右偏、右束支传导阻滞及前壁T波改变。胸片无显著变化，除非有肺梗死。低血压和低氧血症为典型表现。当有较大栓塞时，呼气末CO_2含量降低。有自主呼吸的患者可因呼吸增快而出现低碳酸血症和呼吸性碱中毒。确诊需肺血管造影或高分辨的胸部CT。

3. 术中治疗　对疑有肺栓塞时，应采取支持治疗。应提高氧合。因有出血的危险，通常不采取肝素化或溶栓疗法。当患者有严重的低氧血症和低血压时，应考虑进行体外循环和肺栓塞切除术。

二、空气栓塞

发生于空气进入静脉或静脉窦的情况下。它最常发生于坐位行颅内手术当硬脑膜静脉窦被切开时。空气栓塞亦可发生于肝移植、心脏直视手术和腹腔镜手术注气时。

（一）早期表现

包括可经食管超声心动图看见或心前区多普勒听见空气，呼气末CO_2压力降低，呼气末氮气压力升高。

（二）后期表现

中心静脉压升高，低氧血症，低血压，心室异位节律，心前区持续性"大水轮"样杂音。

（三）治疗

在术野用生理盐水灌满以防止空气再进入，或将患者重新摆放体位以使静脉压升高。停用氧化亚氮以避免循环中的气泡体积增大。将患者置于左侧卧位有助于减少空气栓塞。如果放置了中心静脉导管，可试着将空气抽出。应补液和应用血管加压药来维持血压。

（四）其他治疗

当空气栓塞时是否使用呼气末正压仍有争论。它可以通过升高中心静脉压来防止气体进入，但同时将影响静脉回流，从而使心排血量降低。高压氧可能会减轻气栓的副作用。

三、脂肪栓塞

脂肪栓塞可发生于创伤后或涉及长骨、骨盆或肋骨的手术。

（一）临床特征

与肺循环的机械性阻塞有关，并与肺血栓栓塞相似。游离脂肪酸的释放可导致精神状态萎靡，低氧血症加重，尿中出现脂肪滴，血小板减少，并出现出血点。

（二）治疗

应采取支持疗法，充分吸氧和通气是必要的。

第十六节　心脏压塞

心包囊中血液或其他液体的积聚，阻碍了心室的充分充盈，降低了每搏量和心排血量。当迅速积聚时，将在数分钟内发生心血管虚脱。

一、病因

心脏压塞可伴发于下列情况：胸部创伤；心脏或胸部手术；心包肿瘤；心包炎（急性病毒性、化脓性、尿毒症性或辐射后）；中心静脉导管或肺动脉导管穿破心肌；主动脉形成夹层。

二、临床表现

包括心动过速、低血压、颈静脉怒张、心音遥远、脉压减小。心电图显示心电交替变化和广泛性低电压。可见奇脉（收缩压在吸气时下降10mmHg以上）。左心和右心的压力相等，表现在中心静脉压、右室舒张末期压、肺动脉舒张压和肺毛细血管楔压相同。胸片显示心影增大。超声心动图具有诊断意义。

三、治疗

对怀疑有心脏压塞且血流动力学不稳定的患者治疗可采用心包穿刺术。要增加血管内容量，应用血管加压药加强心肌收缩力和改变时率（如多巴胺）以维持血压。长穿刺针在剑突和左肋缘之间穿入，针尖朝向左肩胛，将心电图的胸前导联连于穿刺针；当穿刺针接触到心外膜时，可检测到一个损伤电流（ST段上抬），将针稍向外拔出并开始抽吸。心包穿刺术的并发症包括气胸、冠状动脉裂伤、心肌穿孔。外科心包开窗术是减轻填塞的较常用方法。

第十七节　恶性高热

一、病因

恶性高热是一种高代谢综合征，具有遗传易感性的患者接触到可诱发的麻醉药之后发生。诱发的麻醉药包括所有强效的吸入麻醉药（如氟烷、安氟醚、异氟醚、地氟醚、七氟醚）和琥珀胆碱。此综合征被认为是由于肌浆网为终止肌肉收缩而再摄取Ca^{2+}的能力降低所致。因而导致肌肉持续收缩，产生高代谢体征，包括心动过速、酸中毒，高碳酸血症、肌肉强直、呼吸加快、低氧血症，高热。恶性高热的最初症状通常发生在手术间，但可能直至患者到达麻醉后恢复室或甚至术后病房才表现出来。

二、临床表现

1. 无法解释的心动过速。

2. 在机械通气的患者中发生高碳酸血症或自主呼吸的患者呼吸过快。

3. 代谢性酸中毒。

4. 即使应用神经肌肉阻滞药肌肉仍强直，应用琥珀胆碱后咬肌痉挛与恶性高热有关。然而，并不是所有咬肌痉挛的患者均发展成恶性高热。

5. 低氧血症。

6. 室性心律失常。

7. 高钾血症。

8. 发热是晚期体征。

9. 肌红蛋白尿。

10. 混合静脉血与动脉血CO_2张力之间的巨大差异证实恶性高热的诊断。

三、治疗

1. **急性期处理**　一旦当疑有恶性高热时，应立即请求帮助。停用所有可能诱发恶性高热的麻醉药，用纯氧过度通气。尽快结束手术，如果可能应更换麻醉机。

2. 丹曲林　先静注丹曲林2.5mg·kg^{-1}，若恶性高热症状仍持续，重复给药直至总量达10mg·kg^{-1}或更多。这是已知特异性治疗恶性高热的唯一方法。它是通过抑制肌浆网释放Ca^{2+}产生治疗效果的。每个安瓿含有丹曲林20mg和甘露醇3g，可用50mL的温无菌水溶解。

3. 碳酸氢钠　应依据pH值和二氧化碳分压（partial pressure of carbon dioxide，PCO$_2$）的测定来应用。

4. 高钾血症　可用胰岛素和葡萄糖纠正；然而当高代谢状态被控制后可能发生低钾血症。钙剂应避免使用。

5. 心律失常　通常在解除恶性高热的高代谢相时得到缓解。持续的心律失常可用普鲁卡因胺治疗。

6. 高热　可采用多种方法治疗。

7. 尿量　应保持在2mL·kg^{-1}·min^{-1}，以免肌红蛋白造成肾小管损伤。在保持足够中心充盈压的同时应用呋塞米和甘露醇来维持尿量。

8. 复发、弥散性血管内凝血和急性肾小管坏死　可在恶性高热急性期之后发生。因此，丹曲林治疗（1mg·kg^{-1}，静注，或口服96小时）并且在恶性高热发生后应继续观察48～72小时。

四、对恶性高热易感患者的麻醉

1. 家族史　了解每个患者是否有提示恶性高热易感性麻醉问题的家族史，如麻醉中是否有无法解释的发热或死亡等。

2. 易感人群　恶性高热可能在曾经接触过诱发因素但是无意外发生的易感患者再次受诱发后发生。

3. 防治　一般不主张用丹曲林来预防易感患者发生恶性高热。然而，恶性高热急救车或丹曲林药品应随时备用。

4. 麻醉的准备　麻醉机准备时应更换CO$_2$吸收剂和新的气体管道，取下蒸发器，使用一次性呼吸环路，用纯氧以10L·min^{-1}冲洗麻醉机5分钟以上。

5. 麻醉选择　应考虑应用局麻或区域麻醉，但也可以应用无诱发作用的全麻药。全麻诱导和维持的安全用药包括：巴比妥类药，异丙酚，苯二氮䓬类药，麻醉性镇痛药和氧化亚氮。非去极化神经肌肉阻滞药可以应用并且可以安全地拮抗。

6. 监测　密切监测恶性高热的早期体征，如无法解释的高碳酸血症或心动过速至关重要。

五、相关的综合征

曾有报道，在伴发许多疾病时，发生恶性高热的危险性增加。在许多病例中，这种相关性并不十分明确。然而，当患者患有下列疾病时，似应按易感恶性高热那样处理。

1. 肌营养不良　Duchenne肌营养不良和其他肌营养不良。

2. King-Denborough综合征　表现为侏儒症，智力发育迟缓，肌肉骨骼异常。

3. 中央核疾病　一种少见的肌病。

六、神经安定药恶性综合征

与应用神经安定药有关，有许多恶性高热的共同表现。

1. 临床表现　神经安定药恶性综合征（neuroleptic malignant syndrome，NMS）典型发作持续24～72小时以上，与恶性高热相似，表现为高代谢状态，包括发热、自主神经系统不稳定、明显的肌肉强直、横纹肌溶解。肌酸激酶和肝转氨酶水平常升高，病死率接近30%。

2. 治疗　应用丹曲林，尽管苯二氮䓬类药、多巴胺拮抗药如溴隐亭和非去极化肌松药也可减轻肌强直。

3. 对麻醉的影响　NMS和恶性高热的确切关系尚不清楚，但有些患NMS的患者有发生恶性高热的危险，应采用谨慎的处置方法（如避免使用已知的诱发药）。对患有NMS的患者在应用所有的麻醉药时都应监测恶性高热有无发生（如体温、呼气末CO_2）。不应预防性使用丹曲林。

第十八节　过敏和类过敏反应

一、过敏

一种危及生命的变态反应，它是由抗原与肥大细胞和嗜碱性粒细胞表面的免疫球蛋白E（IgE）抗体结合而引发，可导致药理活性物质释放，包括组胺、白三烯、前列腺素、激肽和血小板激活因子。

二、类过敏反应

临床表现与过敏反应相似，但不是由IgE介导，不需要被抗原预先致敏。

三、临床表现

过敏反应或类过敏反应的临床表现包括：

（1）荨麻疹和潮红。

（2）支气管痉挛或气道水肿，可导致呼吸衰竭。

（3）外周血管扩张和毛细血管通透性增强所致的低血压和休克。

（4）肺水肿。

四、治疗

1. 停用麻醉药　出现循环虚脱时，应停用麻醉药。

2. 吸氧　吸入纯氧，评估是否需要气管插管和机械通气。

3. 治疗低血压　采用血管内扩容以治疗低血压。

4. 给予肾上腺素50～100μg静注　对于明显的心血管虚脱，应用肾上腺素0.5～1.0mg静注；若持续低血压，则维持静滴。其他儿茶酚胺药，如去甲肾上腺素也可能有用。

5. 甾体类药物　氢化可的松250～1000mg静注，或甲泼尼龙1～2g静注，可能会减轻这种炎性反应。

6. 组胺拮抗药　成人：苯海拉明50mg静注，或雷尼替丁50mg静注，可作为第二线治疗药物。

五、药物超敏反应的预防

1. 组胺（H_1）拮抗药　术前夜和术日晨应用苯海拉明（成人0.5～1.0mg·kg^{-1}或50mg静注）。

2. H_2拮抗药　术前夜和术日晨应用西咪替丁（成人150～300mg静注或口服）或雷尼替丁（50mg静注或150mg口服）。

3. 皮质类固醇类　泼尼松（成人1mg·kg^{-1}或50mg），6小时一次，术前可应用4次。

第十九节　手术间失火和用电意外

一、失火

因需火源、易燃物、氧化剂，故在手术间较少见。

1. 火源　激光和电凝器是最常见的火源。

2. 易燃物　包括乙醇、溶剂、铺单、布帘、塑料或橡胶制品（包括气管导管）。与乙醚和环丙烷不同，现代的吸入麻醉药不是易燃物。电器失火时，拔掉电源插头相当重要。

3. 氧化物　氧是最常见的氧化剂，尽管氧化亚氮也可助燃。在空气中刚能燃烧的物质在高浓度氧中可产生大的火焰。氧气可在手术巾下积聚，因此只有在医疗上有指征时方可供氧。

4. 灭火器　灭火器应在所有的麻醉场所常备，CO_2和Halon灭火器可用于各种火灾，且不像干粉化学灭火器那样产生大量可见的颗粒污染。

二、用电安全

1. 宏电击　是当电流穿过完整的皮肤时引起的神经、肌肉的热损伤。它可中断正常的生理功能，甚至导致心跳、呼吸的停止。损伤程度依电流强度及频率而定，但一般来说，下列叙述指南适用于60Hz的交流电：

（1）1mA持续1秒：可感觉到的界限。

（2）5mA持续1秒：最大的无伤害电流强度，是线路隔离器报警的界限。

（3）10～20mA持续1秒：可导致持续的肌肉收缩，称之为"放手电流"。

（4）100mA持续1秒：是可致室颤的界限。

2. 微电击　发生于电流直接通过心脏的情况，常见于使用心脏起搏器时，但如未引起注意，很易发生危险。当通过心肌的电流即使小到100μA也可发生室颤，这远比线路隔离监测器2～5mA的边界电流小。因此，线路隔离监测仪不能防止电流对人体的微电击。为减少微电击的可能性，所有装置应该使用三相插头接地，与患者相连的导线应该绝缘。电池工作时不能确保电绝缘。

3. 线路隔离监测器　专门为当错误地与地连接使患者和手术间有暴露于巨大电流（2～5mA）危险时为引起麻醉医师警惕而设计的。当两条火线中的一条变成地线时，就发生了第一个错误，线路隔离监测器开始报警。这意味着手术间的人碰到任一被这条电路供电的电器时，都可能会造成宏电击，因为在这一回路中，人充当了地线的角色，这是第二个错误。当线路隔离监测器报警时拔出最后插电的那个电器的电插头，进一步检查这一电器或回路。尽管这种监测器仍在使用，但现在大多数电器都做了电绝缘设计。

4. 电手术器械造成的烧伤　可能是由于分散电极（接地的软垫）与患者接触不良所致，因为电能的分散与皮肤阻抗成比例。在此时任何接地的物体均可成为另一条电流的通路，从而远离分散电极的部位而引起烧伤。烧伤的危险可以靠下列方法避免：确保电极凝胶充分，分散电极靠近术野部位，患者同其他可能的电流通路绝缘。

第二章 危重病手术的麻醉

危重病患者由于病情危重，且缺乏充分术前准备，因而危重病手术麻醉死亡率比择期手术高2～3倍。因此，对于危重病手术，麻醉医师面临的是病理生理严重紊乱且又未能及时纠正的患者，除应常规实施麻醉，还应及时有效地维持患者生命器官功能，包括休克治疗、严重电解质紊乱纠正，以及急性肾功能衰竭、DIC和ARDS等的预防和处理。

第一节 危重病手术患者的特点

危重病手术患者可来自临床各手术科室，手术种类虽互不相同，其共同特点是：

（一）情况紧急

危重病患者如严重创伤出血、消化道出血、胸腹腔脏器破裂出血、异位妊娠破裂出血、急性呼吸道梗阻、急性心脏压塞、张力性气胸等严重呼吸循环功能障碍，患者进医院后必须争先夺秒进行抢救，经过初步检查，对危及生命的情况要立即进行处理，待病情稳定后再作进一步全面检查，有时须在手术中边了解病情边处理。

（二）病情危重

严重创伤和失血患者，多数存在明显水、电解质和酸碱平衡失调。胸部外伤、颅脑外伤、复合性外伤等病情发展迅速，可因呼吸循环衰竭死亡。所以要充分了解病情的危重程度，重视早期的呼吸循环复苏，尽可能纠正低血容量和代谢紊乱，为麻醉创造有利条件。

（三）病情复杂

外伤患者均有可能是多处损伤，老年人还可能并存慢性心肺疾病。因此，对任何一个急症患者要做到尽可能全面的了解病史，体格检查和必要的特殊检查，是准确判断病情与恰当而及治疗的基础。

（四）疼痛剧烈

创伤、烧伤、急腹症等急症患者均有严重疼痛，骨关节损伤的疼痛尤为剧烈。疼痛不仅增加患者痛苦，而且能加重创伤性休克，并促使某些并发症的发生。因此急症患者术前即需良好的止痛，但术前镇痛、镇静药的用量较大，有可能影响术中和术后麻醉处理，应予以重视。

（五）饱胃

创伤患者多为饱胃。严重创伤后由于疼痛、恐惧、休克等引起强烈应激反应，使交感神经功能亢进，迷走功能抑制，胃肠排空时间显著延长。正常胃排空时间为4~6小时，有人研究发现创伤后胃的排空及为缓慢，24小时后胃内仍有食物残留，所以对创伤患者饱胃程度的判断须以进食后到受伤前的一段时间为准。胃肠穿孔、肠扭转梗阻、胰腺炎均可因饱胃而诱发，所以急症患者应一律按饱胃对待。

第二节　危重病患者术前评估与准备

一、术前伤情评估和病情分级

在处理危重病患者时麻醉医师需对患者一般情况和伤情做出全面评估，除了解损伤情况外，尤应重视全身情况和重要器官功能状况。

为了对患者的全身情况和麻醉耐受力做出全面的评估，美国麻醉医师学会（ASA）将患者的全身状况进行了分级：1~2级患者麻醉耐受力良好，麻醉经过一段较平稳；3级患者麻醉存在一定危险性，麻醉前须作好充分准备，对可能发生的并发症要采取有效措施进行预防。4~5级患者危险性极大，麻醉中随时有死亡的危险。急症患者在每级数字前标注"急"或"E"字。

危重病患者由于发病突然，病情变化迅速，因此ASA分级判断病情尚存一定困难。用创伤患者分级法判断急症患者病情，可能更具有临床价值。创伤分级包括动脉收缩压、脉搏及毛细血管充盈、呼吸频率、呼吸运动、Glasgow昏迷评分等五项评估标准，总分共16分，评分越低说明创伤越严重，麻醉危险性亦越大。

自20世纪80年代以来，美国健康服务中心推荐使用急性生理和慢性健康状况评估法（acute physiology and chronic health evaluation，APACHE）。发展至今，APACHE-II和APACHE-III被广泛用于危重病患者的病情分类和预后的预测。它可对患者病情做出定量评价，分值越高，表示病情越重，预后越差。

二、失血量估计和血容量补充

失血量估计和血容量补充是急症患者术前、术中及术后处理的重点问题之一。创伤失血与受伤部位、损伤程度有关，一个手掌大小的表面性伤口失血可按500mL计，大血管损伤者更甚。大腿、骨盆、胸腔或腹腔创伤，失血量可达1000～4000mL。血细胞比容或血红蛋白浓度在急性失血时下降并不明显；在肠梗阻、腹膜炎或烧伤等失液为主的低血容量患者反而会升高。

血容量的补充以能迅速恢复有效循环血量和保持血液携氧能力正常为原则。失血量小于全身血量15%时，可用乳酸钠林格液、0.9%氯化钠液及血浆代用品如羟乙基淀粉、右旋糖酐等补充。单纯输注晶体液时，输液量须大于失血量2～3倍。为防止输液超负荷，可先输入晶体液1000～2000mL，再适当补充羧甲淀粉。右旋糖酐和羟乙基淀粉在24小时内用量不宜超过1000mL，以免发生过敏或干扰凝血功能。单纯以输液补充血容量者，须定时监测血细胞比容，以维持其在25%以上为宜。失血量超过20%或仍有活动性失血者，需补充部分全血。急症患者补充血容量过程应监测血压、中心静脉压、尿量、末梢循环状况等指标作为输液输血的指导。

三、急救设备

（一）呼吸支持设备

1. 开放呼吸道用具　开口器、面罩、口咽通气道、喉镜、喉罩、喷雾器、气管导管、食道气管联合导管、管芯、插管钳、牙垫、注射器、吸引器及吸引管。

2. 给氧及辅助呼吸用具　氧气、简易呼吸器、麻醉机。

（二）循环支持用具

套管针、中心静肋穿刺器具或静脉切开用品、带电脑输液泵及注射泵加压输血器、除颤器及各种急救药品。

（三）其他

导尿管、胃管。

四、监测

（一）循环系统监测

除一般监测项目如血压、心电图、脉搏—血氧饱和度（SpO_2）及脉搏以外，急症患者可酌情选用直接动脉测压、中心静脉压、肺动脉压及肺毛细血管楔压、心排出量、体温等监测。

（二）呼吸监测

除呼吸频率、呼吸幅度及呼吸音外，必要时须监测潮气量、分钟通气量、吸入氧浓度、呼气末二氧化碳浓度、呼吸道压力、血气分析。呼气末二氧化碳分压（$PETCO_2$）反映肺泡气二氧化碳分压，且与$PaCO_2$相关良好，对于判断通气功能、证实气管导管的位置及通畅程度具有重要意义。

（三）其他监测

血清电解质如血钾、血钙、血乳酸盐浓度、血细胞比容、血小板计数、出凝血时间、凝血酶原时间、3P试验等。必要时可行肌松监测和脑电监测。

第三节　危重病手术麻醉处理

一、麻醉前用药

对危重病患者要重视术前止痛，解除患者精神紧张及恐惧心情，因此均应给予麻醉前用药，但用药应以不使血压下降、不引起呼吸抑制为前提。一般可按常规用药，对病情垂危和昏迷患者，可免用镇静、镇痛药物，但不宜省略抗胆碱药。对休克患者均应以小量、分次静脉给药为原则。

危重病饱胃的患者术前给予H_2受体拮抗剂，可降低胃液酸度，预防Mendelson综合征的发生。甲氧氯普胺（胃复安）作为一种中枢性镇吐药，可抑制延脑的催吐化学感受器而产生镇吐作用。它还能增加食道下段括约肌张力，加速胃排空，减少食物反流。术前用于急腹症患者，有预防呕吐和食物反流作用。

二、麻醉方法选择

选择麻醉方法应以不干扰呼吸、循环代偿功能，不影响复苏，又能符合手术操作要求为原则。

（一）局部麻醉

局部麻醉一般用于耳鼻喉、眼科、口腔科及小范围表浅软组织清创缝合，和简单的骨折闭合整复等手术。但局部麻醉受手术范围、时间和局麻药剂量的限制，对手术范围广、手术时间长、要求患者头部长期固定于特殊体位手术，不宜选用局部麻醉。

（二）神经阻滞麻醉

上臂中1/3部以下的损伤，可选用锁骨上、肌间沟或腋入法臂丛神经阻滞。创伤失血并休克未完全纠正的患者，绝对禁用蛛网膜下隙阻滞或硬膜外阻滞。单纯下肢或腹部损伤、妇产科急诊手术等，估计失血量不大，也无任何低血容量表现，经输血输液治疗，血压脉搏稳定者，尚可慎用连续硬膜外阻滞，但应注意：保证静脉输注通畅；小量分次注射局麻药，尽量控制最小的有效麻醉阻滞范围，局麻药的浓度和剂量必须尽可能减少。

（三）全身麻醉

如严重创伤（如多发骨折、头颈、心脏、躯干损伤等），原发疾病恶化或急性发作（如肝癌破裂出血、动脉瘤破裂出血、宫外孕失血性休克等），患者循环、呼吸不稳定，其他麻醉方法不利于手术操作、不利于患者监护等可应用全麻。但使用时须避免深麻醉，只需维持浅麻醉复合肌松药即可。对失血性休克患者应在扩容和吸氧下，行气管内插管浅全麻，加肌松药控制呼吸为原则。

1. 麻醉诱导　危重病患者多为饱胃，麻醉诱导的关键是首先控制呼吸道，插管时须防止胃内容物反流误吸，通常是采用清醒插管或静脉诱导插管。如采用静脉诱导插管须按饱胃原则处理。

2. 麻醉维持　休克与低血容量患者对全麻药的耐量减小，无论吸入、静脉或静吸复合用药，仅需小量就足以维持麻醉，如辅助肌松药用量可更减少。低浓度恩氟烷或异氟烷对循环影响均较小，可选用。异氟烷使心率增快，心排出量增加，外周血管阻力降低，适用于休克患者。氧化亚氮—氧—镇痛药—肌松药复合麻醉对循环影响极轻微，但禁用于气胸，皮下、纵隔气肿或气栓等患者。肌松药可选用对循环影响较小的维库溴铵。氯胺酮可导致颅内压和眼压升高，应慎用于脑外伤和眼外伤的急症患者。

神经安定镇痛麻醉适用于某些危重患者，对血压、脉搏的影响较轻，循环较易维持稳定，但必须在补足血容量的基础上进行。目前氟芬合剂—氧化亚氮—氧—维库溴铵维持麻醉已逐渐成为急症创伤患者常用麻醉方法。

危重病患者的麻醉方法必须掌握多种麻醉药复合的平衡麻醉原则，以尽量减轻机体对麻醉的负担，尤其于长时间麻醉时，不宜使用单一的吸入麻醉药，否则麻醉药在组织中过饱和，易导致术后肺部并发症。另外长时间麻醉中为减少全麻药的用量，可采用全麻联合局麻或阻滞麻醉的方式，以减少药物的不良影响。

第四节　全身麻醉

全身麻醉是临床麻醉中使用的主要方法，能满足全身各部位手术需要，较之局部和阻滞麻醉，患者更舒适、安全。在手术技术不断发展的今天，全身麻醉已成为诸如器官移植、心脏大血管等手术顺利开展的基础。

一、吸入麻醉

吸入麻醉在临床麻醉中应用最广泛。由于麻醉药经肺通气进入体内和排出，故麻醉深度的调节较其他麻醉方法更为容易。

根据麻醉气体或蒸汽的吸入方法及CO_2复吸入的多寡，吸入麻醉可分为：开放吸入法、半开放法、半紧闭法和紧闭法。

（一）常用药物及分期

1. 吸入全麻常用药物

（1）氧化亚氮：氧化亚氮（Nitrous oxide），化学结构式N_2O，是一种不燃烧、不爆炸、作用微弱的气体麻醉药，必须与氧合用，以防缺氧，而且与氧合用时的最高容积应有70%以下。其MAC101.00 Vol%，单独以氧化亚氮和氧进行麻醉是不够的，必须和其他吸入麻醉药同用。氧化亚氮于短时内使用，是毒性最小的吸入麻醉药，对循环系统基本上无抑制，不引起心律和血压的变化，对呼吸道无刺激性，不增加分泌物和喉部反射；对肝、肾实质器官也无影响。因此，凡一般状况欠佳，肝、肾功能不良及危重患者，氧化亚氮一氧吸入并复合应用其他麻醉，采用半密闭式装置，是这类患者常用的麻醉方法。

（2）氟烷：氟烷（Halothane Fluothane）的化学名称三氟氯溴乙烷，其结构式为$CF_3CHBrCl$，分子量197.39，沸点50.2℃，为无色透明液体，带有苹果香味，无刺激性，用药后无不舒适感觉。不燃烧，不爆炸。其麻醉效能较强，MAC为0.77 Vol%，有效的安全浓度为0.5%～2%。氟烷麻醉时咽喉反射消失很快，不易引起喉痉挛或支气管痉挛；也无咳嗽、分泌物增加和呕吐等现象。浅麻醉时对呼吸、循环系统无明显影响。氟烷麻醉时肌肉松弛不全，一般仅用于浅麻醉。颅内压增高患者禁用，肝病患者慎用或禁用。麻醉中不宜用去甲肾上腺素，以防心律失常。肾上腺素可引起严重心律失常，甚至心室纤颤，应谨慎使用。氟烷无明显肌松作用，但能增强非去极化类的肌松药效果。它还具有神经节阻滞作用，因此与氯筒箭毒碱合用时能引起明显的血压下降。戈拉碘铵使心率增快、血压升高，用于氟烷麻醉较为合适。氟烷对产妇子宫收缩有一定影响，能引起产后出血，故难产与剖宫产患者禁用。

氟烷对肝脏的损害可能与其在体内的代谢有关，尤以在低氧状态下更易发生，因此，凡患者处于低氧状态，均以不用氟烷吸入麻醉为妥。

氟烷使用方法：通常用半密闭法，国内亦常用密闭法。

（3）安氟醚：安氟醚（Enflurane，Ethrane）为一种新的含卤素的、在各种浓度都不燃烧的吸入麻醉药，其结构式：$HCF_2-O-CF_2-CFCLH$。安氟醚化学性能稳定，其麻醉效能好，其MAC为1.70VOL%。本品在世界范围内广泛应用表明，安氟醚具有较好的肌肉松弛和止痛作用，对呼吸、血压、心率影响小，麻醉诱导时间5～10分钟，较氟烷快，对呼吸抑制轻微。较少发生恶心呕吐现象。具有麻醉效果好，苏醒快，安全范围大等特点，是一种理想的麻醉药物。本品适用于全麻的诱导和维持，可与静脉全身麻醉药和全身麻醉辅助药联合使用。肾功能不全者慎用。不能与麻黄素碱或儿茶酚胺类药同时应用。癫痫患者或对含卤素的吸入麻醉剂过敏者禁用。安氟醚在体内代谢数量也少，时间也短，比氟烷安全。它对肝脏基本上不致引起毒害。但为安全起见，肝功能受损害者以不应用此药为好。

（4）乙醚：乙醚（Diethyl，Ether）是具有强烈刺激味的无色液体，化学结构式为 $C_2-H_3-O-C_4H_5$，沸点34.6℃，很易挥发。遇光、热、空气会分解，宜用棕色瓶或铜罐贮藏，并需加少量二苯胺或对苯二酚等还原剂减缓其分解。乙醚蒸气比空气重2.6倍，由于其易燃易爆，应用时禁用电灼。乙醚麻醉性能强，其MAC为1.90VOL%，安全界限广，发生逾量的危险小；麻醉分期征象典型而明显，而在兴奋期时患者呼吸、循环系统可有剧烈波动。因此，麻醉诱导时宜先用其他静脉或吸入麻醉药，以减少对患者的刺激和兴奋。乙醚80%～90%从肺排出，对呼吸道黏膜和唾液分泌有刺激作用，故会产生呼吸道分泌增多，同时亦会抑制消化道平滑肌而造成术后腹胀。此外，乙醚尚有促进糖原分解、抑制胰岛素分泌、致使血糖升高的作用，故糖尿病患者应用乙醚应慎重。目前乙醚多已不用。

（5）甲氧氟烷：甲氧氟烷（Methoxyflurane）为无色透明液体，带有轻度的刺鼻香味，对呼吸道无刺激性。在室温下不燃烧、不爆炸。全麻及镇痛效能极强，但诱导及苏醒较氟烷慢，其MAC为0.16VOL%。有良好的肌肉松弛作用。对循环及呼吸功能的影响较氟烷轻微，但对肝、肾均有毒性，长时间使用有引起肾功能不全的报告。多用于复合麻醉，很少单独作用。

（6）安氟醚：为无色透明挥发性液体，有果香。

（7）异氟醚：本品是一种新的吸入麻醉药，其理化特性与安氟醚相近，其麻醉性能好，其MAC为1.30VOL%，介于氟烷与安氟醚之间。从药理作用来看，异氟醚有许多优点，胜于氟烷和安氟醚。心脏功能维持更好，室性心律失常不易发生；浅麻醉时脑血流量和颅内压增加轻微；对生物降解有抗力，毒性很小。可安全地用于各年龄组、各种身体状况的患者和各类手术；可与临床麻醉中常用的药物并用。突出优点为，心血管状态十分稳定，尤其在危重患者；肌肉松弛良好，肌松药用量可减至常用量的30 010；由于其溶解度低，诱导和苏醒迅速；本品不良反应和并发症少，未发现毒性反应。本品能导致流产，故产科慎用。

2. 吸入麻醉分期　传统的分期以乙醚为典型，但目前常用静脉和吸入麻醉剂复合应用，难以应用典型分期判断。目前临床将麻醉分为浅麻醉、手术期麻醉和深麻醉。

麻醉深浅变化是一连续的过程，患者的个体差异、病情轻重、手术刺激强弱、麻醉前用药等因素都会影响麻醉分期。所以，麻醉各期各级的征象并非千篇一律。临床实践中，要多方面分析，才能正确判断。

（二）麻醉方法

1. 开放滴入麻醉　以麻醉药液点滴在麻醉口罩的纱布上，患者吸入药液的挥发气体而进入麻醉状态。此法目前少用。

2. 气管内麻醉　是用特制的导管经口腔或鼻腔插入气管，连接麻醉机，通过麻醉机供给氧和麻醉药气体而进入麻醉状态。

二、静脉麻醉

静脉麻醉的优点是诱导迅速，无诱导期兴奋，不污染手术室，麻醉苏醒期也较平稳；缺点为麻醉深度不易调节，容易产生快速耐药，无肌松作用，长时间用药后可产生体内蓄积和苏醒延迟。

（一）常见静脉麻醉剂

1. 硫喷妥钠（Thiopental sodium） 为超速效巴比妥类药，是微黄色粉末，易溶于水，呈强碱性。其水溶液在室温下不稳定，容易破坏，临床用粉针剂，溶解后应立即使用。本品主要作用于中枢神经系统大脑皮质和网状结构，产生镇静催眠作用，易于通过血脑屏障，使脑血流减少、降低颅压，有抗惊厥作用。对呼吸有明显抑制作用，可诱发喉及支气管痉挛。对循环系统可使排血量减少。用量过大或注入速度过快可引起血压下降，对心功能不全患者慎用。临床常用：2%～2.5%溶液肌肉或静脉注射。常用作全麻诱导，维持、基础麻醉和小手术等。溶解后的硫喷妥钠如发现混浊，不可应用。由于它的强碱性，一般不从肘部静脉注射，以防万一漏出血管，易使正中神经受损，通常选用远端的手背静脉注射。

2. γ-羟基丁酸钠（简称 γ-OH） 为人体脑组织的正常成分。具有镇静和催眠作用。毒性很小，对循环和呼吸系统无抑制作用。由于此药无明显镇痛作用，很少单独使用，只作为其他麻醉的辅佐药，或作为重危患者、心脏病患者的麻醉诱导剂。常用剂量为50～100mg/kg，单次和分次静脉注射。维持时间为45～60分钟。此药也常用作小儿基础麻醉用药。

3. 氯胺酮 是一种非巴比妥类速效静脉麻醉药。其水溶液为酸性，pH为3.5～5.5。主要作用于大脑中的丘脑—新皮层系统，用药后麻醉浅，镇痛完全，并使患者处于浅睡状态。多数患者用药后术中能睁眼，表情淡漠，眼睑或张或闭，眼球有活动，但痛觉消失。本品发挥作用及恢复均较快，安全性大。可使血压、颅压升高，偶有抑制呼吸，因此高血压、青光眼、颅压高的患者禁用。麻醉苏醒期常发生精神激动、梦幻现象，给予安定镇静药后可缓解。临床常用：5%溶液1～2mg/kg静脉注射，5～10mg/kg肌内注射，也可用1%溶液静脉滴注。氯胺酮适用于烧伤换药和浅表手术，特别适合于短小手术的麻醉，也广泛应用于各种复合麻醉中。

4. 异丙酚 本品是一种新型、快速、短效静脉全麻药，与已知的任何一类静脉全麻药均不同。临床应用表明，本品起效快，诱导平稳，苏醒快而完全，没有兴奋现象。静脉滴注或间断注射维持麻醉5小时而未发现明显蓄积现象。初步认为是一种有前途的静脉麻醉药。适用于一般外科、产科和五官科等手术的麻醉。静脉注射：诱导量1mg/kg；维持量可按每分钟50μg/kg的速度静脉滴注，同时可吸入氧化亚氮一氧。本品对呼吸有短暂的抑制作用，故麻醉时应密切注意。

5. 依托咪酯 又名甲苄咪唑。本品为非巴比妥类静脉麻醉药。临床资料表明，本品起效快，催眠作用强，但持续时间短，因耗氧量变化小，对冠状动脉有轻度扩张作用，尤适用于心功能受损的患者。本品对血糖、血清胆碱酯酶活性及脂肪代谢均无显著影响，也不引起组织胺释放。但因缺乏镇痛作用和诱导麻醉时有不良反应，故临床应用受限。适用于全麻诱导，对其他静脉全麻药过敏或心功能受损的患者；简短手术或检查操作的患者，静脉注射：成人单次0.3mg／kg，亦可在术中静脉滴注，如用芬太尼辅助，可加强镇痛效果。癫痫患者和严重肝、肾功能不全者禁用。

6. 肌肉松弛剂 按作用方式不同分为去极化和非去极化以及双相肌松剂。临床使用的有：琥珀胆碱（司可林）、右旋筒箭毒、潘佩朗宁、左旋氯甲箭毒、泮库溴铵（潘龙、潘冠罗宁）、阿曲库铵注射液等，可酌情选用。

（二）麻醉方法

静脉全麻复合方法较多，在此仅介绍临床应用广泛的普鲁卡因静脉复合麻醉。普鲁卡因原系局部麻醉药，国内应用作为全身麻醉已有40多年历史，单独使用普鲁卡因作静脉麻醉，欲达到一定的麻醉深度，往往用药量过大，缺乏安全性。临床实践证明，巴比妥类、γ-OH、氧化亚氮等均能增加机体对普鲁卡因的耐受性，故常先用硫苯妥钠静脉注射，使患者进入全麻状态后，再用普鲁卡因静脉滴注，维持浅麻醉。如维持期间再配合使用哌替啶、氯胺酮、酚噻类或肌松弛药，则可减少普鲁卡因用量，增强麻醉效果，提高安全性。

麻醉方法：术前常规应用镇静、镇痛及抗胆碱药物。

（1）诱导：应用2.5%硫喷妥钠5～8 mg／kg静脉注射，琥珀胆碱1～2mg／kg，静脉注射。麻醉起效，肌肉已松弛可行气管内插管。

（2）麻醉维持：麻醉诱导后静脉滴注1%普鲁卡因混合液。1%普鲁卡因混合液的组成成分为普鲁卡因，镇静镇痛药和肌松药。常用的1%普鲁卡因复合液的配方为普鲁卡因、哌替啶和琥珀胆碱。500mL复合液为一单元，由5%葡萄糖溶液、5%普鲁卡因、100mg哌替啶和200mg琥珀胆碱组成。根据手术对肌松的要求，可不加或单次静脉注射肌松药。在第二单元的复合液中，哌替啶的用量应酌减，或根据需要单次静脉注射。复合液的用量，一般成人第一小时需200～300mL，第二小时为100～200mL，第三小时约100mL。在与麻醉诱导相衔接时，开始滴速可较快，普鲁卡因约1mg／kg（kg·min）左右，待进入外科麻醉期后即应减慢滴速，一般的维持量为1～0.3mg／（kg·min），随着麻醉时间延长而逐渐减量。

（3）1%普鲁卡因复合液的配方：除普鲁卡因、哌替啶和琥珀胆碱外，还有以下几种：①1%普鲁卡因、1%氯胺酮和琥珀胆碱；②1%普鲁卡因、芬太尼和琥珀胆碱；③1%普鲁卡因、依诺伐和琥珀胆碱；④1%普鲁卡因、γ-OH或地西泮和琥珀胆碱；⑤1%普鲁卡因溶液滴注前或中，辅以冬眠合剂等；⑥可在上述复合液中用阿曲库铵代替琥珀胆碱。

注意事项：普鲁卡因麻醉性镇痛药静脉复合麻醉的应用适应证广泛，可用于头、颈、胸部、腹部、四肢和脊柱各部位的大、中型手术。对于普鲁卡因过敏、严重心功能不全、房室传导阻滞和严重肝肾功能障碍以及液体输入量受限、重症肌无力等患者，应不用或慎用。

普鲁卡因的麻醉效能较弱，且增加用量并不能加深麻醉。麻醉过程中，应严密观察患者的麻醉体征，切忌以增加普鲁卡因用量的方法来加深麻醉，以免因1%普鲁卡因复合液中镇静镇痛药和肌松药的过量，而产生麻醉过深、心血管功能抑制、术后呼吸抑制延长、惊厥以及其他普鲁卡因所致的毒不良反应。麻醉减浅时应通过追加辅助药如2.5%硫喷妥钠5mL或芬太尼0.05mg或其他药物来加深麻醉。

三、麻醉期间的观察和管理

（一）麻醉期间呼吸管理

麻醉期间易干扰呼吸，随着呼吸的改变，循环及其他功能也可以受到影响，严重时可危及生命。因此，麻醉期间维持和观察呼吸功能极其重要，是保证患者安全的关键。有些心搏骤停的原因就是由于呼吸管理不妥。引起的术后呼吸系统并发症，大多也与此有关。手术的适应证越来越广泛，危重患者不断增多，所以呼吸的管理越来越引起重视。麻醉期间通过视、听、触诊到复杂的肺功能监测，重点了解患者的呼吸频率、呼吸方式、潮气量、通气量、胸廓起伏程度、肺内情况、皮肤颜色、PaO_2及$PaCO_2$等。对呼吸功能障碍及呼吸紊乱的患者，应及时查明原因，并给予有效的处理，必要时可通过辅助呼吸或机械通气以维持患者的气体交换。其原则是：维持呼吸道通畅、维持有效通气量。其具体方法可因人及条件灵活掌握。

（二）麻醉期间循环管理

麻醉期间的循环管理在整个麻醉管理中占重要地位，尤其老年患者在麻醉和手术过程中循环系统的变化较青壮年常见和显著，并且直接影响到患者的生命安全和术后的恢复。麻醉期间发生循环功能紊乱的原因很多，如麻醉药物和方法的影响；手术创伤；出血与刺激；缺氧、二氧化碳蓄积；水、电解质、酸碱失常，术前存在的病理状态等，都足以引起循环紊乱，甚或出现心搏骤停。因此，麻醉中除常规进行动态心电监测之外，还应对脉搏、血压、微循环变化进行仔细的观察，尤其是血压参数应经常测量，以大概了解循环情况的变化。临床常以心率-血压乘积（rate-pressure product，RPP）作为心肌耗氧量的指标。当RPP＞15 000时表示心肌耗氧量增加。在心肌供氧不能相应增加的情况下，就有引起心肌缺血的可能。对一些病情较重或手术较复杂的患者还应进行有创血流动力学的监测，如中心静脉压、桡动脉压、平均动脉压、肺毛压及各项心功能监测，从而尽早发现严重的心律失常及血流动力学改变及其发生的原因，以便得到及时有效的治疗和处理，使循环功能维持相对稳定的状态。

（三）麻醉期间的其他管理

如尿量监测、体温监测、神经肌肉阻滞监测等。此外，对有些患者和手术还须进行一些特殊监测，如颅脑手术时需监测颅内压，糖尿病和胰岛细胞瘤患者需监测血糖，体外循环下手术的患者需监测凝血功能指标和血清钾等。

四、全身麻醉期间严重并发症的防治

（一）反流与误吸

全麻时容易发生反流和误吸，尤其以产科和小儿外科患者的发生率较高。因反流或误吸物的性质和量的不同，其后果也不同。误吸入大量胃内容物的死亡率可高达70%。全麻诱导时因患者的意识消失，咽喉部反射消失，一旦有反流物即可发生误吸。各种原因引起的胃排空时间延长，使胃内存积大量胃液或空气，容易引起反流。全麻后患者没有完全清醒时，吞咽呛咳反射未恢复，也易发生胃内容物的反流及误吸。由于误吸入物的性质（胃液、血液或固体）、pH、吸入物的量不同，临床表现也有很大差别。无论误吸物为固体食物或胃液，都可引起急性呼吸道梗阻。完全性呼吸道梗阻可立即导致窒息、缺氧，如不能及时解除梗阻，可危及患者的生命。误吸胃液可引起肺损伤、支气管痉挛和毛细血管通透性增加，结果导致肺水肿和肺不张。肺损伤的程度与胃液量和pH相关，吸入量越大，pH越低，肺损伤越重。麻醉期间预防反流和误吸是非常重要的，主要措施包括：减少胃内物的滞留，促进胃排空，降低胃液的pH，降低胃内压，加强对呼吸道的保护。手术麻醉前应严格禁饮禁食，减少胃内容物。肠梗阻或肠功能未恢复者，应插胃管持续吸出胃内容物以减少误吸的发生率。H_2受体阻滞剂如西咪替丁、雷尼替丁等，可抑制胃酸分泌，减少胃液量。抗酸药可以提高胃液pH，以减轻误吸引起的肺损害。饱胃患者需要全麻时，应首选清醒气管内插管，可减少胃内容物的反流和误吸。对于麻醉前估计插管不困难者，也可选择快速诱导，但必须同时压迫环状软骨以防发生反流。

（二）呼吸道梗阻

呼吸道是气体进出肺的必经之路，保持呼吸道通畅是进行有效通气的前提。各种原因的呼吸道梗阻和呼吸道高敏反应是造成通气障碍的原因，若处理不及时和不当，可导致不同程度低氧血症与高二氧化碳血症，甚至死亡。麻醉期间呼吸道梗阻多为急性，按其发生部位可分为上呼吸道及下呼吸道阻塞，按阻塞程度可分为完全性和部分性阻塞。呼吸道阻塞后临床表现为胸部和腹部呼吸运动反常，不同程度的吸气性喘鸣，呼吸音低或无呼吸音，严重者出现胸骨上凹和锁骨上凹下陷，以及肋间隙内陷的"三凹征"，患者呼吸困难，呼吸动作强烈，但无通气或通气量很低。常见的呼吸道梗阻有以下几种。

1. 舌后坠　是麻醉期间最常见的上呼吸道阻塞。由于镇静药、镇痛药、全麻药以及肌松药的应用，使下颌骨及舌肌松弛，当患者仰卧时由于重力作用，舌坠向咽部阻塞上呼吸道。舌体过大、身体矮胖、颈短、咽后壁淋巴组织增生以及扁桃体肥大者，更易发生舌后坠。当舌后坠阻塞咽部后，如为不安全阻塞，患者随呼吸发出强弱不等的鼾声；如为完全阻塞，即无鼾声，只见呼吸动作而无呼吸交换，SpO_2呈进行性下降，用面罩行人工呼吸挤压呼吸囊时阻力很大。放置口咽或鼻咽气道及托起下颌可缓解舌后坠造成的气道阻塞。将患者置于侧卧头后仰位，也可立即缓解舌后坠造成的气道梗阻。

2. 呼吸道异物　麻醉患者的呼吸道也可为过多的分泌物，痰液或血块等堵塞。因而呼吸道有急、慢性炎症，例如上感、支气管炎、肺化脓症、支气管扩张或肺结核空洞等，应在经过充分的术前准备，待炎症得到良好的控制之后再行手术。麻醉前应给予足量的抗胆碱药物，这在接受吸入性全麻、氯胺酮麻醉，特别是小儿患者尤其重要。在健肺有可能被从病肺流出的浓血或坏死脱落的肿瘤组织堵塞（如患与支气管交通的肺癌）的患者，应选用双腔支气管插管，使双肺隔离，分别通气。在口咽腔手术的患者，尤其要注意预防积血和填料阻塞呼吸道，术中要及时吸除创面出血，严防填塞的敷料脱落或丢失。对唇腭裂畸形修补、扁桃体摘除、下颌骨切除等口咽腔手术，宜先行气管内插管。术毕拔管前应行彻底的呼吸道吸引，清除分泌物、积血和填塞物。此外，还应注意严防脱落的牙齿或假牙堵塞呼吸道的意外。麻醉诱导前应取出活动性假牙。注意气管插管术的操作规范化，防止误伤患者的牙齿。

（三）急性肺不张

麻醉过程中痰液堵塞支气管是引起肺不张的主要原因。小区域肺不张，一般临床无明显的症状或体征，易被忽略。急性大面积肺不张时，可突发气急、咳嗽、发绀，以及急性循环功能障碍。肺底部或背部可出现小水泡音，呼吸音和语颤消失。气道梗阻性肺不张，通过X线检查多可确诊。

预防：

（1）术前禁烟2～3周。

（2）有急性呼吸道感染的患者，至少应延期手术1周，待体温恢复正常，气管分泌物显著减少后方可进行。

（3）术前发现有明显危险因素的患者，也应延期手术，经5～7天加强呼吸道的治疗。

（4）对慢性阻塞性肺病（chronic obstructive pulmonary disease, COPD）或慢性支气管炎患者，术前应加强胸部物理治疗（如体位引流、胸壁叩击等），以减少气道的梗阻，增强排痰能力，训练深呼吸和咳嗽，以增加肺容量。

（5）麻醉期间保持气道通畅，避免长时间固定潮气量的通气，应定期吹张肺。此外，手术后由于切口疼痛、腹胀或肌肉松弛药的残余作用，可使呼吸通气不足，部分肺泡充气不佳，逐渐形成肺不张。已发生者可作肋间神经阻滞止痛后鼓励咳痰，或作气管镜检吸痰，吸痰后加压呼吸使肺泡重新扩张。其他如雾化吸入、祛痰药、支气管扩张药、激素等应用有助于改善通气的功能。也可选用有效抗生素，必要时可行气管造口术。

（四）肺栓塞

多发生于中年以上患者，常见于胸、腹部大手术中或术后短时间内，如血栓栓塞、脂肪栓塞、空气栓塞、羊水栓塞。其促发因素有腹部手术、恶性肿瘤、心脏瓣膜病、血液病、肥胖、下肢静脉曲张、盆腔或下肢肿瘤、长期口服避孕药等。因临床上极易误诊或漏诊，因此对施行大手术或骨折、心脏病患者，突然出现胸痛、咯血、原因不明的气急、窒息感，并出现严重休克的意识障碍，或在麻醉时已有足够的通气和给氧的条件下，患者仍呈进展性发绀、低血压，应考虑有发生肺栓塞的可能。

预防：

（1）避免术前长期卧床休息。

（2）下肢静脉曲张患者应用弹力袜，以促进下肢血液循环。

（3）纠正心力衰竭。

（4）血细胞比积过高者，宜行血液稀释。

（5）对有血栓性静脉炎患者，可预防性应用抗凝药。

（6）保持良好体位，避免影响下肢血液回流。

（7）避免应用下肢静脉进行输液或输血。

（8）一旦有下肢或盆腔血栓性静脉炎时应考虑手术治疗。

处理：对急性大面积栓塞的治疗原则是进行复苏、支持和纠正呼吸与循环衰竭。主要方法包括吸氧、镇痛、控制心力衰竭和心律失常、抗休克和抗凝治疗。若临床上高度怀疑有急性肺栓塞，且又无应用抗凝药的禁忌，则可应用肝素，或链激酶、尿激酶进行血栓溶解。发生气栓时，应立即置患者于左侧卧头低位，使空气滞留于右心房内，防止气栓阻塞肺动脉，再通过心脏机械性活动使气泡成为泡沫状而逐渐进入肺循环；亦可经上肢或颈部静脉插入右心导管来吸引右心内空气。通过高压氧舱治疗，以促进气体尽快吸收并改善症状。

（五）呼吸道痉挛

1. 喉痉挛　喉痉挛常因咽喉局部组织应激性增高时局部或其他部位的刺激而诱发。例如，应用硫喷妥钠浅麻醉后的迷走神经兴奋性增加、缺氧和／或二氧化碳蓄积等均可使喉头组织的应激性增高。此时咽喉部分泌物、刺激性吸入麻醉药蒸气或局部刺激，甚或内脏牵拉、扩肛、导尿等远方刺激，均可诱发喉痉挛。

轻度喉痉挛仅有真声带挛缩，声门变窄，吸气时发出典型的高亢尖锐的喉鸣音。中等度喉痉挛时，真假声带同时挛缩，呼吸阻力明显增大，发出粗沉的喉鸣。出现轻、中度喉痉挛时，应立即停止或消除刺激，充分给氧，改善通气，纠正缺氧和二氧化碳蓄积，多能迅速缓解。重度喉痉挛时，声门完全关闭，吸气时肋间和腹部下陷，通气中断，正常呼吸也无法实现。遇有这种情况，必须立即每分钟静脉注射琥珀胆碱1mg／kg，解除喉痉挛，正压人工通气。紧急情况下，也可用粗孔针头行环甲膜穿刺气管或紧急气管切开。

2. 支气管痉挛　浅麻醉下行气管内插管，常可引起剧咳及支气管痉挛，患哮喘的患者可诱发或加重支气管痉挛，麻醉中应用硫喷妥钠等相对兴奋副交感神经、箭毒等释放组胺、β肾上腺素能阻滞剂均可诱发支气管痉挛，分泌物过多、气管内吸引、气管导管过深刺激隆突等均可引起反射性支气管痉挛。支气管痉挛患者临床表现为频繁呛咳，呼气性呼吸困难，肺部闻及哮鸣音，发绀，血压升高，心率加快可伴心律失常。

预防：

（1）对既往有呼吸道慢性炎症或哮喘史的患者应进行呼吸功能的检查，术前可用激素、支气管扩张药（包括雾化吸入）、抗生素。

（2）避免应用诱发支气管痉挛的药物。

处理：

（1）消除病因：分泌物过多时应吸除之，气管插管过深刺激隆突时应拔出少许，停止使用硫喷妥纳、箭毒、吗啡等药物。

（2）药物治疗：以氨茶碱最有效，0.25%氨茶碱加50%葡萄糖20mL，缓慢静脉注射防止血压下降。亦可用0.5%异丙肾上腺素雾化吸入，过敏者可用地塞米松10mg或异丙嗪静脉注射。

（3）加深麻醉：氯胺酮可加深麻醉、恢复并稳定血压，又可缓解支气管痉挛。小剂量（50mg）静脉注射能迅速起效。对上述治疗无效的严重支气管痉挛吸入少量氟烷往往即可缓解，它能使支气管更松弛。吸入量少且不良反应小。

（4）实施持续间歇正压通气：正压通气可使支气管痉挛在消除局部刺激及改善缺氧和二氧化碳蓄积后缓解。

（六）低血压

原因：

（1）麻醉药引起的低血压：全身麻醉药对循环功能均有不同程度的抑制作用，如给药相对过量或给药太快，可引起不同程度的血压下降。

（2）血流动力学改变：麻醉中骤然变动体位可致血压降低。剖宫产患者，子宫压迫下腔静脉时可出现严重低血压。

（3）呼吸管理不当：正压呼吸时，压力过高致静脉回流受阻，心排血量减少致血压下降。

（4）术中失血过多，快速输注大量冷库血。

（5）迷走神经反射：浅麻醉下气管插管探查胸腔，椎管内麻醉探查腹腔，牵拉腹腔脏器等均可引起反射性血压下降。

（6）急性心力衰竭。

（7）肾上腺皮质功能衰竭；术前肾上腺皮质功能不全者，麻醉和手术刺激容易诱发肾上腺功能衰竭导致血压下降。

（8）患者本身因素：心脏病、高血压长期服用降压药的患者，肾上腺手术（嗜铬细胞瘤），瘤体摘除后的患者，术中均可发生低血压。其他如术中低血糖，水、电解质平衡紊乱，药物过敏均可致低血压。

处理：

（1）补充血容量：血容量不足或失血过多者给予输血、补液。慢性贫血者输入红细胞提高血红蛋白。

（2）心脏病患者应给予强心、利尿，改善心功能，提高心肌代偿能力。

（3）长期大量应用激素的患者，术前加大用量。

（4）麻醉过深者应减浅麻醉。

（5）术者应力求稳、准、轻、快，以防引起神经反射。

（6）保持呼吸道通畅，充分供氧。

（7）浅麻醉下或椎管内麻醉下牵拉内脏，往往在低血压同时伴有心动过缓，应给适量阿托品以抑制迷走神经张力过高。

（8）应用升压药物：要避免滥用升压药物，根据病情及病因慎重使用。椎管内麻醉所致血管扩张引起的低血压，常用麻黄碱以提高血压。其他升压药如恢多压敏、间羟胺、多巴胺可酌情应用。

（七）高血压

原因：

（1）麻醉过浅，镇痛不全，手术刺激可引起血压骤升。

（2）缺氧和二氧化碳蓄积。

（3）血容量增加，术中输血输液过多。

（4）术中升压药选用不当或用量过大。

（5）颅脑手术牵挂额叶或刺激第Ⅴ、Ⅸ、Ⅹ对脑神经。

（6）其他：原发性高血压，肾上腺肿瘤，妊娠中毒症，甲状腺功能亢进。

处理：

（1）麻醉诱导期应保证心肌供氧并防止心肌耗氧量增加。

（2）麻醉浅时，辅以吸入麻醉，如异氟醚、安氟醚、氟烷等。既加深了麻醉又扩张了血管。镇痛不全时，可用芬太尼静脉注射。

（3）充分供氧，保持呼吸道通畅，防止CO_2蓄积。

（4）减慢输血、输液速度。

（5）手术应尽量减少刺激。

（6）降压药应用：高血压持续不降时可静脉滴注0.01%硝普钠或静脉滴注酚妥拉明，伴有心动过速者可用普萘洛尔1~3mg静脉注射。

（八）急性心肌梗死

原因：麻醉期间和手术后发生急性心肌梗死，多与术前潜在有冠状动脉供血不足有关。

（1）冠心病患者。

（2）高龄。

（3）有动脉硬化患者。

（4）高血压患者，其心肌梗死发病率为正常人2倍。

（5）手术期间有较长时间的低血压。

（6）长时间手术，据文献报告，1小时手术的发生率为1.6%，6小时以上手术者则可达16.7%。

（7）手术的大小，心血管手术的发生率为16%；胸部为13%，上腹部8%。

（8）手术后贫血。

此外，患者精神恐惧和疼痛；血压过低或过高均可影响到对心肌的供血、供氧；麻醉药物对心肌收缩力的抑制。麻醉期间供氧不足或缺氧，势必使原冠状动脉狭窄患者的心肌供氧进一步恶化。不同病因所引起的心率增快或心律失常。

预防：对手术患者，特别是有高血压或冠状动脉供血不足的患者，要力求心肌氧供求平衡。对原心肌梗死患者的择期手术，尽量延迟到4~6个月以后施行。

处理：

（1）做好心电及血流动力学的监测，及时请心血管专科医师会诊和协同处理。

（2）充分供氧。

（3）应用主动脉内囊反搏（intra-aortic balloon pump，IABP）即反搏系统，通过降低收缩压、减少左室做功，使心肌氧耗量随之下降，同时还增加舒张压，有利于冠状动脉血流和心肌供氧。

（九）恶性高热

恶性高热是一种麻醉药引起的突发性代谢亢进危象，其死亡率可高达60%。

临床特点：

（1）有自主呼吸的患者呼吸频率及通气量异常增加，完全肌松及控制呼吸的患者呼出的二氧化碳浓度增加（超过10%），挤压气囊费力，CO_2吸收器异常发热。

（2）不明原因的心动过速、发绀、出汗。

（3）缺氧、呼吸性及代谢性酸中毒。

（4）用琥珀胆碱后骨骼肌不松弛，全身肌肉呈强直样收缩（首先表现为下颌不松），加大剂量肌肉强直反而加重。

（5）体温急剧升高，每数分钟升高1℃，甚至高达46℃（常为后期症状）。

（6）其他症状如心律失常，血压不稳定，肌球蛋白血症，肌球蛋白尿，血浆CPK增高及消耗性凝血障碍，肾功衰竭，脑水肿，脑损害。

处理：

（1）立即终止手术，应用纯氧进行过度通气。

（2）积极降温，体表可用酒精纱布、冰袋等。若是开腹或开胸手术，可用冷却的乳酸钠林格氏溶液反复冲洗，或经胃管进行冷生理盐水冲洗；在体外循环时，则可用变温器降温。

（3）纠正酸中毒。

（4）用正性变力性药物，维持循环稳定，正确应用抗心律失常药物。

（5）补充液体和利尿，保护肾功能，减轻脑水肿。可在90分钟内静脉滴注冷却平衡液1500～2500mL，并应用甘露醇和呋塞米，尿量保持在每小时2mL/kg。大剂量地塞米松疗法有大脑保护和降温作用。

（6）肝素的应用。

（7）应用ATP、脑活素等促进脑功能恢复的药物。应用特异性药物丹曲林。该药作用于横纹肌终板和肌纤维，防止Ca^{2+}从肌浆内质网释放，而不影响其吸收，故使肌肉松弛。首次静脉注射3mg/kg，5～10分钟重复1次，总量可达10mg/kg，或将丹曲林1000mg溶解在1000mL甘露醇中静脉滴注，直至肌强直消失、高体温下降为止。另外需加强各种监测，留ICU观察治疗。

对恶性高热易感患者需行手术时，应选用神经安定镇痛术，区域阻滞麻醉，但不能应用酰胺局麻药。必须全麻者，应避免去极化肌松剂、氯胺酮和卤族类全麻药。可用安定、巴比妥类、芬太尼和泮库溴铵、阿曲库铵等。麻醉期间必须加强体温、血气和循环功能监测。

（十）术中知晓及术中剧痛

术中知晓发生于下述麻醉方法：

（1）N_2O-O_2-肌松药麻醉。

（2）芬太尼-地西泮麻醉。

（3）硫喷妥钠或硫喷妥钠-氯胺酮麻醉。

（4）N_2O-芬太尼麻醉。

（5）依托咪酯-芬太尼麻醉。

（6）静脉普鲁卡因复合麻醉。

单纯氯胺酮或异丙酚麻醉，以及强效吸入麻醉，均未发现有术中知晓。

术中知晓有时对患者精神损害较大，已成为全身麻醉的并发症之一，应努力予以避免。为避免发生术中知晓，麻醉不宜过浅，麻醉医师必须掌握浅麻醉征象。目前认为，监测脏器诱发电位变化，有助于预防术中知晓发生。

术中剧痛多发生在麻醉不当，错误地应用肌松药而未用足够的麻醉药及镇痛药，造成患者术中剧痛而不能说话及躁动。无疑使患者遭受"极刑"痛苦，是非常严重的麻醉事故。如麻醉维持中单纯依靠静脉普鲁卡因-琥珀胆碱达到制动目的，以致镇痛不全，同时可造成过度应激反应以致出现严重致命后果，必须加以防止。

（十一）苏醒延迟或不醒（Unconsciousness）

现代麻醉的方法使患者在手术结束不久即可清醒。若全身麻醉后超过2小时意识仍不恢复。可认为麻醉苏醒延迟。麻醉苏醒延迟可能是麻醉药物过量，也可能是循环或呼吸功能恶化以及严重水、电解质紊乱或糖代谢异常。应针对不同原因进行处理。如对术后苏醒延迟的患者，应常规监测ECG、SpO_2、$PET\ CO_2$、血气、血电解质及肌松弛情况，以帮助确定苏醒延迟的原因。

（1）首先考虑麻醉药的作用：根据患者情况、手术时间及所用麻醉药种类，很易识别苏醒延迟是否为麻醉药的作用，应针对可能的原因，逐一进行处理。即加大通气使吸入麻醉药尽快呼出，给新斯的明拮抗非极化肌松药的作用，给毒扁豆碱对抗地西泮、氟哌利多等的作用。对因静脉麻醉药或其他原因致中枢神经严重抑制者，不宜应用大量中枢神经兴奋剂催醒，以免发生惊厥后反使中枢神经抑制加重。

（2）根据SpO_2、$PETCO_2$、血气、血电解质及肌松监测情况分析呼吸抑制的原因，如为低氧血症，应努力改善缺氧；如为$PETCO_2$及$PaCO_2$极度升高，应加大通气量，使体内蓄积的CO_2很快排出；如为$P_{ET}CO_2$或$PaCO_2$明显降低，应在确保SpO_2或PaO_2正常的情况下采取窒息治疗，窒息的第一分钟$PaCO_2$将升高10mmHg，以后每一分钟将升高近于2.5mmHg，窒息的每一分钟体内仅保留$CO_2$10mmol（224mL）。在行窒息治疗时，勿使PaO_2低于70mmHg，即$SpO_2$93%左右；如为严重低钾血症，应在ECG及血钾监测下尽快补钾，为使血钾迅速升高，可先给冲击量，如70kg的患者发生严重低钾血症（血钾1.5mmol／L）并伴ECG异常，处理应在1分钟内使血浆钾浓度由1.5mmol／L升至3 mmol／L，即在1分钟内应至少补充KC14.5 mmol。这是因为循环血量为5L，其中血浆量为3L，即将3L血浆中含钾量由1.5mmol／L提高到3mmol／L，输入的钾在到达细胞前首先进入组织间液，间质液量为血浆量的4倍。在毛细血管部位，血管内液与间质液的交换量可达3L／min左右，这表明进入血管腔的钾很快即能进入间质间隙。首次冲击量以后，便将补钾速度减慢至1mmol／min，在5分钟内测血钾一次，如血钾及低于3mmol／L，可重复冲击量，当血钾达到3 mmol／L后，补钾速度即应减慢。ECG呈高耸T波预示血钾已达生理最高限度6.5mmol／L，是应立即停止补钾的信息；如为严重代谢性酸中毒，应根据血气结果给一定量$NaHCO_3$液，以纠正代谢性酸中毒；对气胸或肺不张致通气不足的患者，应行胸腔闭式引流及吹张萎陷肺。对输液逾量致肺水肿的患者，应给一定量呋塞米利尿。

（3）对因脑水肿、颅压高致呼吸功能不全患者，应给甘露醇或呋塞米行脱水治疗，以降低颅内高压，但应注意补钾，一般每利尿1L，需补KCl 1.5g。

（4）对低体温患者应适当升高体温，一般如体温不低于34℃，不影响患者术后苏醒。

（5）对于术中长期低血压患者，常造成中枢神经系统不同程度损害，对于此类患者除应维持良好的血压水平、SpO_2在96%以上、血糖在4.5～6.6mmol／L外，应给大剂量皮质激素，行头部轻度降温及行轻度脱水治疗，以促进脑功能尽快恢复。

（6）对原来并存脑疾患的患者，麻醉期间应努力做好对脑的预防保护措施，维持良好的血压水平，使血气分析的各项指标始终保持正常，并给较大量皮质激素对脑功能进行保护。此外，麻醉药及辅助药用量均应明显减少，以免加重术后苏醒延迟。

第五节　局部麻醉

用局部麻醉药（简称局麻药）暂时阻断某些周围神经的冲动传导，使这些神经所支配的区域产生麻醉作用，称为局部麻醉，简称局麻。广义的局麻包括椎管内麻醉（在本章第六节中讨论）。局麻是一种简便易行、安全有效、并发症较少的麻醉方法，并可保持患者意识清醒，适用于较表浅、局限的手术，但也可干扰重要器官的功能。因此，施行局麻时应熟悉局部解剖和局麻药的药理作用，掌握规范的操作技术。

一、局麻药的分类

（一）按化学结构分类

分为两大类，即酯类局麻药如普鲁卡因、丁卡因；酰胺类局麻药，如利多卡因、布比卡因、罗哌卡因等。目前，临床常用局麻药多为酰胺类。

（二）按临床作用时效分类

依局麻药在临床麻醉中的作用持续时间不同可分为长效（如布比卡因、罗哌卡因、丁卡因等）、中效（如利多卡因等）及短效局麻药（如普鲁卡因等）。

二、局麻常用药物

局麻常用药物主要分为两类：

（1）酯类药物，如普鲁卡因、丁卡因、可卡因等。

（2）酰胺类药物，如利多卡因等。

酯类局麻药物中常用普鲁卡因、丁卡因；酰胺类局麻药物常用利多卡因。

1. 普鲁卡因（奴佛卡因，novocaine） 是一种弱效、短时效但较安全的常用局麻药。它的麻醉效能较弱，黏膜穿透力很差，故不用于表面麻醉和硬膜外阻滞。由于它毒性较小，适用于局部浸润麻醉，成人一次限量为1g。

2. 丁卡因（丁卡因，tetracaine） 是一种强效、长时效的局麻药。此药的黏膜穿透力强，适用于表面麻醉、神经阻滞、腰麻及硬膜外阻滞，一般不用于局部浸润麻醉，成人一次限量表面麻醉40mg、神经阻滞80mg。

3. 利多卡因（赛罗卡因，xylocaine） 是中等效能和时效的局麻药。它的组织弥散性能和黏膜穿透力都很好，可用于各种局麻，但使用的浓度不同。最适用于神经阻滞和硬膜外阻滞，成人一次限量表面麻醉为100mg，局部浸润麻醉和神经阻滞为400mg。反复用药可产生快速耐药性。

4. 布比卡因（麻卡因，marcaine） 是一种强效和长时效局麻药。常用于神经阻滞、腰麻及硬膜外阻滞，很少用于局部浸润麻醉。成人一次限量150mg。使用时应注意其心脏毒性。

5. 罗派卡因（ropivacaine） 酰胺类局麻药，其作用强度和药代动力学与布比卡因类似，但它的心脏毒性较低。使用高浓度、较大剂量时，对感觉神经和运动神经的阻滞相一致，但低浓度、小剂量时几乎只阻滞感觉神经。硬膜外阻滞的浓度为0.5%，而0.75%～1%浓度时可产生较好的运动神经阻滞，成人一次限量为150mg。

三、局麻方法

（一）表面麻醉

将穿透力强的局麻药施用于黏膜表面，使其透过黏膜而阻滞位于黏膜下的神经末梢，使黏膜产生麻醉现象，称表面麻醉（Surface anesthesia）。眼、鼻、咽喉、气管、尿道等处的浅表手术或内镜检查常用此法。眼用滴入法，鼻用涂敷法，咽喉气管用喷雾法，尿道用灌入法。常用药物为1%～2%丁卡因或2%～4%利多卡因。因眼结合膜和角膜组织柔嫩，故滴眼需用0.5%～1%丁卡因。气管和尿道黏膜吸收较快，应减少剂量。

（二）局部浸润麻醉（Local infltration anesthesia）

沿手术切口线分层注入局麻药，阻滞组织中的神经末梢，称为局部浸润麻醉。操作方法：先用7号针头沿切口线一端刺入作皮内注药，药液形成一白色橘皮样皮丘，然后再取7号长10cm穿刺针经皮丘刺入，分层注药，若需浸润远方组织，穿刺针应经上次已浸润过的皮丘刺入，以减少穿刺疼痛，以此连续进行下去，在切口线形成皮丘带。注射局麻药液时应加压使其在组织内形成张力性浸润，达到与神经末梢广泛接触，以增强麻醉效果。如手术需达深层部位，看到肌膜后，在肌膜下、肌层内、腹膜逐层浸润。常用药物为加肾上腺素的0.5%普鲁卡因溶液，最大剂量为0.8～1.0g；0.25%～0.5%利多卡因，最大剂量为400～500mg。

局部浸润麻醉时应注意：

（1）注入组织内的药液需有一定容积，在组织内形成张力，借水压作用使药液与神经末梢广泛接触，从而增强麻醉效果。

（2）为避免用药量超过一次限量，应降低药液浓度。

（3）每次注药前都要回抽，以免注入血管内。④实质脏器和脑组织等无痛觉，不用注药。

（5）药液中含肾上腺素浓度1∶（20万～40万）（即2.5～5μg／mL）可减缓局麻药的吸收，延长作用时间。

（三）区域阻滞麻醉

将局麻药注射在病灶的四周及基底部的组织中，使通向病灶的神经末梢和细小的神经干阻滞，称为区域阻滞麻醉。此法常与局部浸润麻醉合用。

（四）神经干（丛）阻滞麻醉

将局麻药注射到神经干（丛）周围，使所支配的区域无痛的麻醉方法，称为神经干（丛）阻滞麻醉。例如颈丛神经阻滞用于颈部手术，臂丛神经阻滞用于上肢手术，指（趾）神经阻滞用于指（趾）手术等。常选用渗透力较强的局麻药，如利多卡因、丁卡因。若用普鲁卡因时，应取2%的溶液。

1. **臂丛神经阻滞**　臂丛神经丛由颈5～8和胸、脊神经前支所组成，有时颈4及胸2脊神经前支分出的小分支也参与。各前支从相应的颈椎和胸椎横突的椎旁沟分出，颈5～6合并为上干；颈7为中干；颈8和胸，相合为下干，其周围由椎前筋膜和斜角肌筋膜包裹形成鞘膜，于前斜角肌和中斜角肌之间下行，经过颈后三角走向第一肋骨。臂丛神经阻滞常采用以下几种方法。

肌间沟穿刺法：是将局麻药注入颈后三角的前斜角肌和中斜角肌间隙，阻滞臂丛神经的各神经干，阻滞范围广，包括肩关节、上臂、前臂和手，有时可高达颈部。患者取仰卧位，患侧肩下垫一薄枕，头转向对侧，肩尽量下垂，让患者作抬头动作以显露胸锁乳突肌，从该肌后缘向后可摸到一条细长的肌肉。左手固定前斜角肌，右手持针在锁骨上1.5～2cm处靠前斜角肌后缘刺入。穿刺方向为后、内、下方向。当刺入神经血管鞘并接触神经干时，有时有突破感，患者出现触电样异感，并向前臂或手指放射，回抽无血即可注药。常用2%利多卡因和0.3%丁卡因混合液20～30mL。优点：①易于掌握，对肥胖或不易合作的小儿较为适用；②小容量局麻药即可阻滞上臂及肩部；③不引起气胸。

锁骨上穿刺法：体位同肌沟法。穿刺点在锁骨中点上方1～1.5cm处作一皮丘，经皮丘向内、下、后方刺入，进针1～2cm可刺中第一肋骨表面，紧贴肋骨寻找臂丛神经，当出现异感后固定针头，回抽无血即可注药。在第一肋骨表面寻找异感时，不应刺入过深，以免造成气胸。操作时偶尔可刺中锁骨下动脉造成出血，如发现穿刺针溢出鲜血时，可将针头退出，局部压迫片刻再行穿刺。优缺点：本法的优点仅仅在于定位简便，对肌间沟触不清的患者适用，因有气胸发生率高的缺点，临床上已较少采用。

腋窝穿刺法：是将局麻药注入腋窝顶部的腋鞘内。患者取仰卧位，头偏向对侧，患侧肩下垫一薄枕，患肢外展外旋90°，前臂呈90°屈曲，先在腋窝处触及腋动脉搏动，在其最高点用左食指固定腋动脉，右手持针头直接从动脉上方刺入，针尖通过腋鞘时有突破感，但小儿不明显，找到针头搏动最明显处后，接上注射器，抽吸无回血，即可注药，一般应用2%利多卡因、0.3%丁卡因混合液25~30mL。

优点：

（1）臂丛神经分支均包在腋血管神经鞘内，因其位置表浅，动脉搏动明显，故易于阻滞。

（2）不会引起气胸。

（3）不会阻滞膈神经、迷走神经或喉返神经。

（4）无误入硬膜外间隙或蛛网膜下隙的危险。

缺点：

（1）上肢外展困难或腋窝部位有感染、肿瘤或骨折无法移位患者不能应用此法；

（2）局麻药毒性反应发生率较高，多因局麻药量大或误入血管引起，故注药时要反复回抽，确保针不在血管内；

（3）上臂阻滞效果较差，不适用于肩关节手术及肱骨骨折复位等。

2. 肋间神经阻滞　$T_{1~2}$脊神经的前支绕躯干环行，实际上是$T_{2~11}$。在肋骨角处它位于肋骨下缘的肋骨沟内贴着动脉的下面向前伸进。过了腋前线神经血管位于内外肋间肌之间，在腋前线处分出外侧皮神经。肋间神经支配肋间肌、腹壁肌及相应的皮肤。

由于腋前线处已分出外侧皮神经，故阻滞应在肋骨角或腋后线处进行。患者侧卧或俯卧，上肢外展，前臂上举。肋骨角位于距脊柱中线6~8 cm处；上面的肋骨角距中线较近，下面的离中线较远。摸清要阻滞神经所处的肋骨后，用左手食指将皮肤轻轻上移，右手持注射器在肋骨接近下缘处垂直刺入至触及肋骨骨质。松开左手，针头随皮肤下移。将针再向内刺入，滑过肋骨下缘后又深入0.2~0.3cm，回抽无血或空气后注入局麻药液3~5mL，腋后线注射法除穿刺点位置不同外，其余与此相同。

并发症：

（1）气胸。

（2）局麻药毒性反应：药液意外注入肋间血管，或阻滞多根肋间神经用药量过大和吸收过快所致。

3. 指（或趾）神经阻滞　用于手指（或脚趾）手术。支配手指背侧的神经是桡神经和尺神经的分支，手掌和手指掌面的神经是正中神经和尺神经的分支。每指有4根指神经支配，即左右两根掌侧指神经和背侧指神经，指神经阻滞可在手指根部或掌骨间进行。趾神经阻滞可参照指神经阻滞法。在手指、脚趾以及阴茎等处使用局部麻醉药时禁忌加用肾上腺素，注药量也不能太多，以免血管收缩或受压而引起组织缺血坏死。

（1）指根部阻滞：在指根背侧部进针，向前滑过指骨至掌侧皮下，术者用手指抵于掌侧可感到针尖，此时后退0.2～0.3cm，注射1%利多卡因1mL。再退针恰至进针点皮下注药0.5mL。手指另一侧如法注射。

（2）掌骨间阻滞：针自手背部插入掌骨间，直达掌面皮下。随着针头推进和拔出时，注射1%利多卡因4～6mL。

四、局部麻醉的一般原则

（一）术前准备和术中辅助用药

术前应向患者介绍手术和麻醉的主要过程，并向患者保证手术不痛，消除一切顾虑。详细询问有否手术、麻醉史，局麻药和其他药物过敏史。术前应注意对心、肺功能的估价，检查有无疑血机能障碍，纠正脱水和血容量不足、贫血、电解质紊乱以及酸碱失衡等。同时注意皮肤有无感染或疤痕组织，穿刺部位体表解剖标志是否清楚。术前应禁食6小时，术前2小时肌内注射安定成人5～10mg，或苯巴比妥钠0.1g，可使患者进入手术室前保持安静，减轻局麻药引起中枢神经毒性反应的症状如惊厥等。此外，较大手术时除上述药物外，宜另加吗啡10mg或哌替啶50mg肌内注射。

术中辅助药物的使用要及时，用量不宜过大，以免患者处于昏睡状态反而影响手术进行。若局麻效果安全，而患者情绪紧张不安，宜酌情增加安定用量；若麻醉效果不够完善，可以重复局麻穿刺，同时补充小量镇痛药；经上述处理后依然无效，可考虑更改麻醉方法。

（二）局部麻醉的用具准备

用具准备包括2mL、5mL和10mL注射器各一副；6～8cm20G注射针、24～25G皮内小泡注射针和抽局麻药液注射针各一根；药杯1只，供盛局麻药液用，容量50～100mL；镊子、锯刀、血管钳、海绵钳各一把；无菌巾、棉球、纱布等若干。用双层包布包好，经高压蒸气透热消毒（121℃，15磅压力，30分钟）后备用。临用前必须查看消毒日期，一般不超过一周。

上述的局部麻醉用具包可以根据不同的阻滞部位和方法而增添不同的注射针头和用具。临床上常用的神经阻滞有臂丛神经阻滞术，颈浅神经阻滞术、肋间神经阻滞术等。

（三）局麻的基本操作

（1）检查所用的器材是否消毒、齐全，不同的局麻方法准备不同的消毒器材包。

（2）患者置于舒适体位，防止穿刺过程中因体位移动而发生意外。

（3）根据手术和麻醉方法选择合适的麻醉药，并准备核对局麻药液标签名称和浓度。

（4）穿刺时应熟悉体表解剖标志，选择正确的穿刺点。

（5）注药前须回抽无血、无气、无液体（如脑脊液），然后将局麻药分次注入，并注意有无不良反应，反复测试局麻效果。

五、局麻药的毒性反应和防治

局麻药大剂量误入血管内，或局部组织血管丰富药物迅速吸收，血清中药物浓度骤然升高，当浓度超过一定阈值时就产生毒性反应，主要表现在中枢神经和循环系统。各种局麻药的毒性反应表现不一，作用愈强，毒性也愈大。为了比较各种局麻药和毒性反应强度，以普鲁卡因的毒性为1，则利多卡因为4，布比卡因为10，丁卡因为12。临床应用时，据此规定各种局麻药的最大限量，如普鲁卡因的最大限量在单位时间（指局麻药应用后维持作用，尚未消失影响的时间，普鲁卡因为40~60分钟）内1次使用不超过1g（14mg／kg），利多卡因不超过300mg（5mg／kg），丁卡因不超过60mg（Img／kg），布比卡因不超过150mg（6.5mg／kg）等，毒性反应除与药物本身的毒性大小有关系外，还与患者的身体状况（包括肝肾功能状态、脱水、酸中毒等）、中枢神经系统处在兴奋状态者，易引起中毒，若事先给较大量巴比妥药、安定，则局麻药的毒性反应可以大为减少。高热患者和脱水患者，可促进药物的吸收，易发生中毒。局麻药的浓度与毒性大小并非呈比例关系。局麻药中加入肾上腺素可以减缓药物的吸收，从而减少中毒的机会。若作气管支气管内表面麻醉，则禁用肾上腺素。因为肾上腺素可使气管支气管扩张，极大地增加局麻药的吸收面积，其作用几乎与静脉注射相同，增加了中毒的机会。此外，局麻药注射部位血管丰富，如头、颈部，或进行黏膜表面麻醉时，局部炎症充血或黏膜已有损伤，如咽喉、尿道则药物吸收较快，易使血浆内的局麻药浓度升高而引起中毒。

（一）毒性反应的症状

1. 兴奋型　主要表现为神经系统兴奋：多语、心悸、气促、烦躁、心率增加、呼吸加深加快、血压升高。病情进一步发展，患者恶心、呕吐、头痛、神志模糊及肌肉抽动。严重时惊厥、缺氧，如不控制则心率下降、心跳停止。

2. 抑制型　主要表现为中枢神经系统及循环功能抑制。轻度反应有嗜睡，神志消失。严重者心率减慢，血压下降，但无惊厥，周围循环迟滞，最后呼吸肌麻痹，心血管虚脱，心跳停止。

（二）毒性反应的预防

（1）严格掌握剂量，尤其是对老年、小儿和病情危重者。

（2）注射时先回抽无血方可注入。

（3）对无心脏病和高血压的患者，局麻药加入0.1%肾上腺素。

（4）单位时间内应用局麻药总量不要过大。

（5）术前应用巴比妥类药物。

（6）密切观察患者，如有反应、立即停药。

（三）毒性反应处理

（1）发现后，立即停药。

（2）轻者给予吸氧，无须处理。

（3）肌肉抽动或惊厥时，2.5%硫喷妥钠静脉注射，此药抑制呼吸，须缓慢注射，惊厥停止时停止注药。必要时用肌松剂，琥珀胆碱1～1.5mg／kg静脉注射，如疗效不持久可5重复1～2次，必须控制呼吸，充分供氧，维持足够的通气量。

（4）血压下降，心率减慢时，麻黄碱15～30mg静脉注射以升高血压，心率每分钟<60次，给阿托品0.3～0.5mg静脉注射。

（5）呼吸抑制给予辅助呼吸或控制呼吸。

（6）心搏停止时，立即进行心肺复苏。

第六节　椎管内麻醉

椎管内麻醉（Intrathecal anesthesia）是指将局部麻醉药注入椎管的蛛网膜下隙或硬脊膜外腔，从而使部分脊神经传导功能发生可逆性阻滞的麻醉方法。椎管内麻醉是蛛网膜下隙阻滞、硬脊膜外腔阻滞和腰麻—硬膜外腔联合阻滞（将腰麻与硬膜外腔阻滞联合应用以增强麻醉效果）的统称。椎管内麻醉时，患者意识清醒，镇痛效果确切，肌松弛良好，但对生理功能有一定影响，也不能完全消除内脏牵拉反应。

一、椎管解剖和生理

（一）椎管解剖

1. 脊柱的生理弯曲　脊椎上下重叠构成脊柱。脊椎前方的椎体和其后方的椎弓所围成的椎孔上下连接即为椎管。椎管上自枕大孔，下止于骶裂孔。正常脊柱有4个生理弯曲，即颈曲、胸曲、腰曲和骶曲。仰卧位时，其最高点位于第3腰椎和第3颈椎，最低点位于第5胸椎和骶部。这一生理弯曲对蛛网膜下腔内局麻药液的移动有重要影响，是通过改变患者体位调节阻滞平面的重要解剖基础。

2. 脊椎的结构　正常脊椎由椎体、后方的椎弓及其棘突三部分组成。位于上、下两个棘突之间孔略呈梯形称棘间孔，此孔是椎管内麻醉穿刺必经之路。颈椎和腰椎的棘突基本呈水平排列，而胸椎棘突则呈叠瓦状排列。

3. 韧带　连接椎弓的韧带与椎管内麻醉关系密切。从外至内分别是棘上韧带、棘间韧带和黄韧带。棘上韧带连接脊椎棘突尖端，质地较坚韧，老年人常发生钙化。棘间韧带连结上下两棘突，质地较疏松。黄韧带连接上下椎板，覆盖着椎板间孔，几乎全由弹力纤维构成，组织致密坚韧，针尖穿过时有阻力，穿过后有落空感。作椎管内麻醉时，穿刺针经过皮肤、皮下组织、棘上韧带、棘间韧带和黄韧带，即进入硬膜外间隙。如再刺过硬脊膜和蛛网膜即至蛛网膜下隙。

4. 脊髓 脊髓上端从枕大孔开始，在胚胎期充满整个椎管腔，发育到6个月时脊髓终止于第2腰椎上缘或第1腰椎。在腰椎穿刺时多选择第2腰椎以下的间隙，小儿应在第3腰椎以下进行腰椎穿刺，以免损伤脊髓。

5. 脊膜与腔隙 椎管内有脊髓和三层脊髓被膜。脊髓下端成人一般终止于L_1椎体下缘或L_2上缘，新生儿在L_3下缘，并随年龄增长而逐渐上移。故成人作腰椎穿刺应选择L_2以下的腰椎间隙，而儿童则在L_3以下间隙。

脊髓的被膜自内至外为软膜、蛛网膜和硬脊膜。硬脊膜由坚韧的结缔组织形成，血供较少，刺破后不易愈合。软膜和蛛网膜之间的腔隙称蛛网膜下隙，上与脑蛛网膜下隙沟通，下端止于S_2水平，内有脑脊液。在S_2水平，硬脊膜和蛛网膜均封闭而成硬膜囊。硬脊膜与椎管内壁（即黄韧带和骨膜）之间的腔隙为硬膜外间隙，内有脂肪、疏松结缔组织、血管和淋巴管。硬膜外间隙在枕骨大孔处闭合，与颅腔不通，其尾端止于骶裂孔。硬脊膜和蛛网膜之间有一潜在腔隙，称为硬膜下间隙。

6. 骶管 是硬脊膜外腔的一部分。骶管上自硬脊膜囊即第2骶椎水平，终止于骶裂孔，是骶管穿刺部位，其容积25～30mL。

（二）椎管内生理

1. 蛛网膜下腔麻醉的生理 脊髓的蛛网膜下腔与脑室相通，内含脑脊液。成人的脑脊液量为100～150mL，其中60～70mL分布在脑室，35～40mL在颅蛛网膜下腔，25～30mL在脊蛛网膜下腔。从第二骶椎算起，每增高1个椎体脑脊液量约增加1mL，这对估计不同平面蛛网膜下腔的脑脊液容积及确定麻醉药容积有参考意义。

脑脊液主要由脉络丛血管渗漏的血浆生成。正常人脑脊液压力在侧卧位时为0.69～1.67kPa；坐位时为1.96～2.94kPa。此压可因静脉压升高而增高；老年和脱水患者则偏低；血液渗透压改变、$PaCO_2$增高、脑脊膜感染或受化学物质刺激时则随之变化。

脑脊液为无色透明液体，pH值为7.35，比重1.003～1.009。每100mL脑脊液中含葡萄糖45～80mg；蛋白20～30mg，氯化物720～750mg。将局麻药注射到蛛网膜下腔，可直接作用于脊神经根及脊髓，从而产生传导阻滞作用。鉴于神经纤维的粗细各不相同，可出现不同的阻滞程序和阻滞平面。交感神经纤维的最细，首先被阻滞，次为感觉神经纤维阻滞，最后为较粗的运动神经纤维被阻滞。交感神经阻滞的平面为最高，可高出痛觉阻滞平面2～4个脊神经节段；运动神经阻滞平面常比痛觉消失平面低1～4个节段。临床所指的麻醉阻滞平面均以痛觉减退或消失平面为准。

根据脊神经阻滞平面的高低，可将脊麻分为：超过胸4脊神经水平者称高平面脊麻；胸6脊神经水平者称中平面脊麻；低于胸10脊神经水平者称低平面脊麻。仅阻滞骶尾神经者称鞍区麻醉。如全部脊神经被阻滞称全脊髓麻醉，属严重并发症，可迅速危及生命。

2. 硬膜外麻醉的生理作用　硬膜外麻醉与蛛网膜下腔麻醉的作用机理有所不同，前者的局麻药不能直接作用于裸露的脊神经根，必须通过脊神经鞘膜才能抵达脊神经组织，其中的机理还不完全清楚，多数认为注入硬膜外腔的局麻药需通过多种途径才产生阻滞作用。

因注入硬膜外腔的局麻药不与脑脊液混合，故可用较蛛网膜下腔麻醉浓度高的局麻药，并且其阻滞范围主要取决于药液容积的大小。因其阻滞范围较易主动控制，故对呼吸和循环的干扰亦较轻。

3. 硬膜外腔的压力　硬膜外腔呈现负压。许多因素可影响硬膜外腔负压，如年轻人前屈位幅度大，呼吸功能良好，使硬膜外腔负压增大；相反老年患者由于韧带硬化，脊柱屈曲受限，呼吸功能差，使硬膜外腔产生负压现象减少且不明显。

4. 脊神经根及体表标志　人体共有31对脊神经，包括8对颈神经、12对胸神经、5对腰神经、5对骶神经和1对尾神经。神经根可分为颈（C）、胸（T）、腰（L）和骶（S）段。脊神经对躯干皮肤的支配区按体表的解剖标志记述为：甲状软骨部位皮肤为C_2，胸骨上缘是T_2，双乳头连线是T_4，剑突下是T_6，平脐是T_{10}，耻骨联合部是T_{12}，大腿部为$L_{1\sim3}$，小腿和足背为$L_{4\sim5}$，大小腿后部及足底、会阴部由$S_{1\sim5}$神经支配。

二、椎管内麻醉方法

（一）蛛网膜下隙（腔）阻滞麻醉

将局麻药注入蛛网膜下隙（腔）从而使脊神经根、背根神经节及脊髓表面部分产生不同程度的阻滞称为蛛网膜下隙（腔）阻滞麻醉（Spinal block），又称脊麻或腰麻。

1. 分类　可根据给药方式、麻醉平面和局麻药药液的比重分类。

（1）按给药方式分类：可分为单次蛛网膜下隙阻滞和连续蛛网膜下隙阻滞。

（2）按麻醉平面分类

1）低平面蛛网膜下隙阻滞：脊神经阻滞平面达到或低于T_{10}。对呼吸循环无影响，适用于盆腔及下肢手术。

2）中平面蛛网膜下隙阻滞：脊神经阻滞平面高于T_{10}但低于T_4。适用于脐区（中腹）和下腹部手术，对呼吸和循环影响轻，且易于纠正。

3）高平面蛛网膜下隙阻滞：脊神经阻滞平面达到或高于T_4。适用于腹部手术，但可对呼吸和循环产生抑制作用，目前已罕用。

（3）按麻醉药比重分：药液比重高于、等于或低于脑脊液比重者分别称为重比重、等比重或轻比重腰麻。

2. 适应证

（1）下腹及盆腔手术：如阑尾切除术、疝修补术、膀胱手术、子宫及附件手术等。

（2）肛门及会阴部手术：如痔切除、肛瘘切除术等，如采用鞍区麻醉则更合理。

（3）下肢手术：如骨折或脱臼复位术、截肢术等，其止痛效果比硬膜外阻滞更完全，还可避免止血带不适。

3. 禁忌证

（1）中枢神经系统疾病：特别是脊髓或脊神经根病变，麻醉后有可能长期麻痹，应列为绝对禁忌。对脊髓的慢性或退行性病变，如脊髓前角灰白质炎，也应列为禁忌。疑有颅内高压的患者也应列为禁忌。

（2）全身性严重感染：穿刺部位有炎症或感染者，脊麻穿刺有可能使致病菌带入蛛网膜下隙引起急性脑脊膜炎，故应禁忌。

（3）高血压患者只要心脏代偿功能良好，高血压本身并不构成脊麻禁忌，但如并存冠状动脉病变，早应禁用脊麻。如果收缩压在21.3kPa（160mmHg）以上，舒张压超过14.6kPa（110mmHg），应慎用或不用脊麻。

（4）休克患者应绝对禁用脊麻。休克处于代偿期，其症状并不明显，但在脊麻发生作用后，可突然出现血压骤降，甚至心脏停搏。

（5）慢性贫血患者只要血容量无显著减少，仍可考虑施行低位脊麻，但禁用中位以上脊麻。

（6）脊柱外伤或有严重腰背痛病史者，应禁用脊麻。脊柱畸形者，只要部位不在腰部，可考虑用脊麻，但用药剂量应慎重。

（7）老年人由于常并存心血管疾病，循环储备功能差，不易耐受血压波动，故仅可选用低位脊麻。

（8）腹内压明显增高者，如腹腔巨大肿瘤、大量腹水或中期以上妊娠，脊麻的阻滞平面不易调控，一旦腹压骤降，对循环影响剧烈，故应列为禁忌。

（9）精神病、严重神经官能症以及小儿等不合作患者，除非术前已用基础麻醉。一般不采用脊麻。

4. 腰麻穿刺术　穿刺时患者一般取侧卧位，屈髋屈膝，头颈向胸部屈曲，腰背部尽量向后弓曲，使棘突间隙张开便于穿刺。鞍区麻醉常为坐位。成人穿刺点一般选 $L_{3\sim4}$ 间隙，也可酌情上移或下移一个间隙。在两侧髂嵴最高点作一连线，此线与脊柱相交处即为 L_4 棘突或 $L_{3\sim4}$ 棘突间隙。直入法穿刺时，以0.5%～1%普鲁卡因在间隙正中作皮丘，并在皮下组织和棘间韧带逐层浸润。腰椎穿刺针刺过皮丘后，进针方向应与患者背部垂直，并仔细体会进针时的阻力变化。当针穿过黄韧带时，常有明显落空感，再进针刺破硬脊膜和蛛网膜，出现第二次落空感。拔出针芯见有脑脊液自针内滴出，即表示穿刺成功。有些患者脑脊液压力较低，穿刺后无脑脊液流出或流出不畅，可由助手压迫患者的颈静脉，升高脑脊液压力使其流畅。穿刺成功后将装有局麻药的注射器与穿刺针衔接，注药后将穿刺针连同注射器一起拔出。侧入法穿刺时是在棘突中线旁开1~1.5cm处进针，针干向中线倾斜，约于皮肤呈75°角，避开棘上韧带而刺入蛛网膜下腔。适用于棘上韧带钙化的老年患者、肥胖患者或直入法穿刺有困难者。

5. 麻醉平面调控　临床上常以针刺皮肤试痛或用冷盐水浸过的棉棒试冷温觉测知阻滞平面。阻滞平面的调控是蛛网膜下腔阻滞操作技术最重要的环节，应在极短时间内，将麻醉平面控制在手术所需要的范围内，从而避免平面过高对患者过多的生理扰乱，或平面过低不能满足手术要求致麻醉失败。影响阻滞平面因素较多，如穿刺脊间隙的高低，患者身高、体位，局麻药的种类、浓度、剂量、容量及比重，以及针口方向和注药速度等。如果局麻药的配制方式和剂量已经确定，则穿刺部位、患者体位、针口方向和注药速度成为主要影响因素：

（1）穿刺部位：正常脊柱生理弯曲，患者仰卧位时最高点为L_3，最低点为T_5和骶椎，当注药后患者转为仰卧位时，从$L_{3~4}$注入大部分药液向骶段移动，则麻醉平面偏低，而从$H–L_{2~3}$穿刺注药时大部分向胸段流动，则麻醉平面偏高。

（2）患者体位：由于重比重药液在蛛网膜下腔向低处移动扩散，因此调控患者的体位对麻醉平面起重要作用，一旦平面确定后，则体位影响较小。故注药后一般应在5~10分钟之内调节患者体位，以获适宜阻滞范围。

（3）针口方向和注药速度：这两个因素应统一考虑，如针口方向朝头部，注药速度愈快，药液按针口方向愈向上扩散，麻醉范围愈广；如针口方向朝尾，即使注药速度较快，麻醉平面也不易上升，注药速度愈慢，麻醉平面愈窄。一般以1mL／5s的注药速度为宜。鞍区麻醉时，注药速度可减慢至1mL／30s，以使药物集中在骶部。

6. 并发症及处理

（1）血压下降、心率减慢：腰麻时血压下降可因脊神经被阻滞后，麻醉区域的血管扩张，回心血量减少，心排出量降低所致。血压下降的发生率和严重程度与麻醉平面有密切关系。麻醉平面愈高，阻滞范围愈广，发生血管舒张的范围增加而进行代偿性血管收缩的范围减小，故血压下降愈明显。一般低平面腰麻血压下降者较少。合并有高血压或血容量不足者，自身代偿能力低下，更容易发生低血压。若麻醉平面超过T_4，心加速神经被阻滞，迷走神经相对亢进，易引起心动过缓。血压明显下降者可先快速静脉输液200~300mL，以扩充血容量，必要时可静脉注射麻黄碱。心率过缓者可静脉注射阿托品。

（2）呼吸抑制：常出现于高平面腰麻的患者，因胸段脊神经阻滞，肋间肌麻痹，患者感到胸闷气促，吸气无力，说话费力，胸式呼吸减弱，发绀。当全部脊神经被阻滞，即发生全脊椎麻醉，患者呼吸停止，血压下降甚至心脏停搏。此外，平面过高可引起呼吸中枢的缺血缺氧，这也是呼吸抑制的原因。呼吸功能不全时应给予吸氧，并同时借助面罩辅助呼吸。一旦呼吸停止，应立即气管内插管和人工呼吸。

（3）恶心呕吐：多因呼吸和循环被抑制引起脑低氧所致。常见原因：①麻醉平面过高；②迷走神经亢进，胃肠蠕动增强；③内脏牵拉反应；④患者对术中辅用的哌替啶的催吐作用敏感。

（4）腰麻后头痛：发生率为3%～30%，常发生于麻醉后2～7天，多见于年轻女性患者。主要因硬脊膜和蛛网膜血供较差，穿刺孔不易愈合，脑脊液漏出导致颅内压降低和颅内血管扩张而引起血管性疼痛。腰麻后头痛的特点是抬头或坐起时头痛加重，平卧后减轻或消失。约半数患者在4天内症状消失，多数不超过1周，但个别患者的病程可长达半年以上。头痛发生与否与穿刺针粗细和穿刺次数有关，穿刺针较粗或反复穿刺者发生率较高。其防治措施包括：①麻醉时采用细针穿刺；②提高穿刺技术，避免反复多次穿刺；③围手术期足量补液并预防脱水；④腰麻术后常规采取去枕平卧4～6小时，以预防腰麻后头痛的发生；⑤对发生头痛者，予以平卧休息，可按医嘱给予镇痛剂或安定类药物，或采取针灸或腹带捆绑腹部。严重者可于硬膜外腔注入生理盐水或5%葡萄糖液。

（5）尿潴留：临床较常见。主要因支配膀胱的$S_{2,3,4}$副交感神经纤维很细，且对局麻药很敏感，被阻滞后恢复较迟，以及下腹部、肛门或会阴部手术后切口疼痛和患者不习惯卧床排尿等所致。

其防治措施包括：

1）术前准备：解释术后易出现尿潴留的原因，指导患者练习床上排尿，并嘱术后一旦有尿意，应及时排尿。

2）促进排尿：鼓励术后患者及时床上排尿，若无禁忌，可协助其下床排尿，以避免膀胱过度充盈、导致尿潴留。若排尿困难，可先予以热敷膀胱区或针刺足三里、三阴交、阳陵泉等穴位，也可按医嘱肌内注射副交感神经兴奋药（如卡巴胆碱）促进排尿。

3）留置导尿管：若上述措施无效，应予以留置导尿管，解除尿潴留。

（6）心率减慢：阻滞平面超过胸4时，心率减慢较著。处理：静脉注射阿托品0.5mg；如伴血压下降，可静脉注射麻黄素15～30mg。

（7）背痛：与其他麻醉方法一样，蛛网膜下腔阻滞后也可发生背痛，其发病率并不比全麻高，主要是由于手术时患者取仰卧位使腰背肌受压，又因术后病床床垫太软，对腰背部缺乏支持的结果。术前患者有腰肌劳损，慢性腰背痛者，术后可复发症状加重。治疗上对症处理即逐渐恢复。

（8）神经系统并发症：蛛网膜下腔阻滞并发神经损害，虽然并不多见，发生率很低，由于后果严重，应引起重视和警惕。但有许多并发症是可以预防的，例如化脓性脑脊膜炎、粘连性软膜蛛网膜炎（化学性、梅毒等）、直接损伤脊髓以及眼外展神经麻痹、第八对听神经障碍等。蛛网膜下腔穿刺误伤马尾神经丛，可出现马尾丛综合征。临床表现为会阴或肢端有固定的灼痛区，有的有明显的感觉或运动障碍，轻症可伴有尿潴留或排尿困难，重症有大小便失禁，一般经几周或几个月自愈。患者体位安置不当，神经局部长时间受压，如盆腔内手术时取截石位，腓总神经受压可引起下肢运动障碍。临床表现为周围神经损伤，但诱因不同，应作出鉴别。

（9）感染：由于消毒或无菌措施不够严密而致，硬膜外脓肿和脊髓炎均可致截瘫，脑膜炎也极其凶险。防治要求严格执行无菌操作，万一发生则须及早给予大量抗生素治疗；硬膜外脓肿的诊断确凿后，即须切开排脓减压。

（10）局部损伤：穿刺时损伤了软组织，事后局部压痛常需历3~4天才消失；损伤了骨膜或骨质，则不仅痛点明显，而且脊柱扭转时腰痛剧烈，2~4周才可逐渐好转。

（二）硬膜外腔阻滞麻醉

将局麻药注入硬脊膜外腔，使脊神经根产生暂时的阻滞称为硬膜外腔阻滞麻醉（Epidural block），简称硬膜外麻醉。硬膜外麻醉分为单次法和连续法两种，临床上一般都用连续法。

1. 应用解剖　椎管内的硬膜是硬脑膜的延续，称为硬脊膜。硬脊膜在枕骨大孔边缘与枕骨骨膜密着。从枕骨大孔以下分为内、外2层。外层与椎管内壁的骨膜和黄韧带融合在一起；内层则包绕脊髓，抵止于第二骶椎。此2层硬脊膜之间的潜在间隙，即为硬膜外腔。该腔在枕骨大孔处闭合，与颅内无直接相通。内有疏松结缔组织和脂肪组织，及丰富的静脉丛。在穿刺及置入导管时，操作要轻揉，避免损伤静脉丛发生出血，对于有出血倾向的患者更应注意。硬膜外腔前方较窄，并与椎管前壁相附着；后方较宽，一般在胸段为2~4mm，在腰段第二腰椎处附近可达4~6mm。硬膜外腔总容积为100mL，其中骶部占25~30mL。包绕脊髓的硬膜也包绕脊神经根经相应的椎间孔穿出椎管，一般终止于椎间孔内，偶有沿神经根出脊间孔数厘米者。椎间孔内神经鞘膜远比椎管内神经鞘膜为薄，能被一定的局麻药浸透，而使神经根麻醉硬膜外腔阻滞麻醉和蛛网膜下腔阻滞麻醉的不同点在于，前者用药后药物不会被脑脊液所稀释，因此所用局麻药浓度较蛛网膜下腔麻醉为低。但因局麻药不是直接作用于裸露的神经根，故所用剂量较大，其阻滞范围主要取决于药液容量的大小，硬膜外麻醉为节段麻醉，与腰麻比较其阻滞范围小，因此对循环的干扰也较轻。硬膜外腔穿刺时常呈现负压，一般认为其形成原因是病员采取极度前屈的体位，致使硬膜外腔增大所致。也可能是穿刺针进入硬膜外腔后，针尖将硬脊膜推向前方，使间隙增大而产生负压。硬膜外腔穿刺时，胸段负压发生率高，腰段发生率低，也不明显；而在骶部穿刺时则很少出现负压现象。

2. 适应证　因硬膜外麻醉不受手术持续时间的限制，适用于除头部以外的任何部位的手术，最常用于横膈以下的各种腹部、腰部和下肢手术。

3. 禁忌证　硬膜外麻醉禁忌证与腰麻相似。包括穿刺部位皮肤感染、凝血机制障碍、休克、脊柱结核或严重畸形、中枢神经系统疾病等。

4. 常用局麻药和注药方法

（1）常用药物有：①利多卡因（1.0%~2.0%）：起效时间需5~8分钟，维持时间1~1.5小时；②丁卡因（0.2%~0.33%）：起效时间10~20分钟，维持时间1.5~2小时；③布比卡因（0.5%～0.75%）；起效时间7～10分钟，维持时间3.5～5小时；④罗哌卡因（0.5%～0.75%）；起效时间10～20分钟，维持时间4～6小时。局麻药用于硬膜外阻滞时，其维持时间较用于神经阻滞为短。

（2）注药方法：①用起效时间短的利多卡因，先注入3～4mL的试探剂量，观察5～10分钟；②如无腰麻现象，可根据试探剂量所出现的麻醉平面和血压变化决定追加剂量；③试探剂量之和称为首次总量或初量。如麻醉作用完全即可开始手术，在初量作用将消失时，再注入第二次量，其剂量为初量的1/3～1/2。

5. 硬膜外穿刺术　硬膜外穿刺可在颈、胸、腰、骶各段间隙进行。由于硬膜外腔内无脑脊液，药液注入后依赖本身的容积向两端扩散，故一般选择手术区域中央的相应间隙穿刺。硬膜外穿刺有直入法和侧入法两种。穿刺体位、进针部位和针所经过的层次与腰麻基本相同。但硬膜外穿刺时，当针尖穿过黄韧带即达硬膜外腔。硬膜外穿刺成功的关键是不能刺破硬脊膜，故特别强调针尖刺破黄韧带时的感觉，并可采用下列方法来判断硬膜外针尖是否到达硬膜外腔。

（1）阻力消失法：在穿刺过程中，开始阻力较小，当抵达黄韧带时阻力增大，并有韧性感。这时将针芯取下，接上内有生理盐水和小气泡的注射器。推动注射器芯有回弹阻力感，气泡被压小，说明仍未到达硬膜外腔。继续缓慢进针，一旦刺破黄韧带时有落空感，注液无阻力，小气泡不再缩小，回抽无脑脊液流出，表示针尖已达硬膜外腔。

（2）毛细管负压法：穿刺针抵达黄韧带后先用盛有生理盐水和小气泡的注射器试验阻力，然后取下注射器，并在针蒂上连接有液体的毛细管，继续缓慢进针，当针进入硬膜外腔时，除有落空感外，管内液体可被吸入，此即硬膜外腔特有的负压现象。

确定针尖已在硬膜外腔后，可通过针管插入聚乙烯塑料导管，超过针尖3～5cm，退出穿刺针，留置塑料导管，术中可按需要随时经导管给药。

6. 麻醉平面的调节　主要决定因素有：局麻药的容积：注入的量愈多，扩散愈广，麻醉范围愈宽；穿刺间隙：如间隙选择不当有可能上或下，平面不符合手术要求而导致麻醉失败；导管方向：导管向头侧插时，药液易向胸、颈段侧扩散，向尾侧插，则多向腰骶段扩散；注药方式：同剂量下，如一次集中注入则麻醉范围较广，分次注入则范围缩小。另外药物浓度、注射速度和患者体位等均可产生一定的影响。

7. 失败原因分析　硬膜外阻滞操作方法比蛛网膜下腔阻滞难度大，且局麻药注入硬膜外腔后作用开始缓慢，麻醉失败率较高。分析失败原因，从中吸取经验和教训，采取有效措施，可以不断提高麻醉效果。

（1）患者选择不当：如患者术前严重脱水、大出血、心肺功能减退等，又未经充分准备，选择硬膜外阻滞，即便局麻药用量小，也可出现严重低血压、呼吸通气不足等，以致不得不改换麻醉方法。

（2）穿刺失败：除少数因患者有脊椎畸形、骨质增生、韧带钙化等外，大多由于技术不够熟练所致。

（3）导管插管问题：如导管插入过长偏于一侧或导管进入椎间孔；或导管进入硬膜外腔发生扭曲及方向改变；或导管过软、硬膜外腔阻力过大，导管不能进入硬膜外腔；导管插入太短或固定不牢；导管腔被血凝块堵塞或导管折曲等。

（4）阻滞的范围和程度不符合手术要求。

（5）用药不合理：如局麻药的种类、浓度、容量选择不够恰当，以致阻滞平面、范围、程度和时效不能满足手术要求。术前用药过量或不足都影响穿刺操作和麻醉效果等。

8. 操作和管理中注意事项

（1）掌握好适应证和禁忌证。

（2）根据手术要求，包括切口、内脏牵拉的神经支配范围，选择好穿刺点。

（3）确定穿刺点后，注意穿刺点的定位，按各单位常规选择直入或侧入法，针尖方向应指向脊柱后正中线。当针尖进入黄韧带后，每次进针应控制于1～2mm，切忌进针过深。能否识别黄韧带和感觉过黄韧带的落空感是掌握硬膜外阻滞的关键。

（4）辨别是否是硬膜外腔方法很多，常用的是阻力骤减，即针尖穿过黄韧带进入间隙时，感觉阻力突然消失，而推注射器芯时，阻力也顿时消失。

（5）检查导管的质量，测试导管畅通无阻，导管完整无损。测量从皮肤穿刺点至硬膜外腔的距离，导管插入硬膜外腔的深度不宜超过3cm。插管遇有阻力时，不可硬插，穿刺针未拔出前，导管切勿逆向后退。拔出穿刺针时，防止导管也随之带出。操作毕翻身安置体位时，须确切、可靠地固定导管。

（6）测量血压、脉搏后，上胸和颈硬膜外阻滞的患者须先作静脉穿刺输液。接着，于导管内注射局麻药数毫升，注射后5分钟内，用针尖刺下肢皮肤，注意有无感觉和运动改变或消失，若确认无蛛网膜下腔阻滞后，才可第二次注射局麻药。

（7）麻醉平面和范围的调节与以下因素有关：

1）患者情况和个体差异，对下列情况应提高警惕，例如老年患者、血容量不足、贫血、高热、脱水、肠梗阻、妊娠、肥胖等，对局麻药耐量小，局麻药扩散范围广；

2）局部药浓度、容量、剂量和注射速度；

3）穿刺点和导管位置，枕骨大孔至颈。硬膜外间隙狭小，局麻药液不易扩散，往往向胸椎硬膜外间隙扩散；

4）体位改变的影响不知蛛网膜下腔阻滞那样明显，调节体位对麻醉范围有所影响，但不是主要的，甚至毫无临床意义。

参照上述各项因素，结合患者情况和手术要求，进行综合性调节麻醉平面和范围。

（8）合理使用辅助药，使患者术中保持安静，消除内脏牵拉反应，必要时采用局麻或神经浸润，注意呼吸管理，准备好全身麻醉机、面罩给氧和气管插管等设施。

（9）手术时间较长，根据局麻药的维持时间，于作用消失前15～20分钟追加首次量（包括试验剂量在内的切皮前的总量）的40%～60%。各种局麻药多次反复使用容易产生抗药性，特别是利多卡因。

（10）术毕，根据要求继续留置或拔出导管，检查导管是否完好。

9. 并发症及处理

（1）全脊椎麻醉：是由于硬膜外麻醉所用局麻药大部分或全部意外注入到蛛网膜下隙，使全部脊神经被阻滞的现象。患者可在注药后几分钟内发生呼吸困难、血压下降、意识模糊或消失，继而呼吸停止。一旦发生全脊椎麻醉，应立即以面罩加压给氧并紧急行气管内插管进行人工呼吸，加速输液，并以血管加压药维持循环稳定。若处理及时和正确，可避免严重后果，否则可导致心搏骤停。为了防止全脊椎麻醉的发生，施行硬膜外阻滞时，必须严格遵守操作规程，穿刺时仔细谨慎，导管置入硬膜外间隙后应回吸无脑脊液，用药时必须给试验剂量，确定未注入蛛网膜下隙后方可继续给药。

（2）局麻药毒性反应：硬膜外间隙内有丰富的静脉丛，对局麻药的吸收很快；导管可意外进入血管内，使局麻药直接注入血管内；导管损伤血管也可加快局麻药的吸收。以上原因都可引起不同程度的毒性反应。此外，一次用药剂量超过限量，也是发生毒性反应的常见原因。

（3）血压下降：主要因交感神经被阻滞而引起阻力血管和容量血管的扩张，导致血压下降。尤其是上腹部手术时，因胸腰段交感神经阻滞的范围较广，并可阻滞心交感神经引起心动过缓，更易发生低血压。特点：①硬膜外阻滞起效较慢，故血压下降也出现较晚。②硬膜外阻滞的平面虽较高，如能控制麻醉范围比较局限，则血压下降幅度较小。③因局麻药用量较大，吸收后对心血管有直接抑制作用，可加重对循环的抑制。

（4）呼吸抑制：在颈段和上胸段硬膜外麻醉时，因部分呼吸肌麻痹，常有不同程度的呼吸抑制，操作者应经常注意观察患者有无缺氧征象，必要时及时给氧，并做好辅助呼吸的器械准备。

（5）神经损伤：脊神经损伤有2种类型。一种是穿刺针直接刺伤脊髓或脊神经根，造成身体某一区域永久性的运动和感觉障碍，应当绝对避免。另一种是间接压迫脊神经根或脊髓（硬膜外腔出血或脓肿），表现为某一部位有运动障碍或感觉过敏现象。这些症状可于麻醉后数日内得到改善，但完全恢复需数周或数月。症状严重者应及时进行椎板切开探查，以免造成永久性瘫痪。

（6）空气栓塞：行硬膜外穿刺，利用注气试验判断穿刺针是否进入硬膜外间隙，是常用的鉴别手段，也为空气进入循环提供了途径。硬膜外穿刺针粗，针口斜面大，易损伤硬膜外血管，而妊娠或腹部巨大肿瘤患者，硬膜外血管增粗，更增加损伤血管的机会。硬膜外穿刺注气量如仅2mL左右，则不致引起明显症状，若注气速度达2mU（kg·min）或进气量超过10mL，则有致死可能。

（7）硬膜外血肿：其发生率为2%～6%，多因硬膜外穿刺和置管时损伤血管而致硬膜外出血，血肿压迫脊髓可致截瘫；多见于凝血功能障碍或应用抗凝药物者。患者表现为麻醉后麻醉作用持久不退，或消退后再次出现肌无力、截瘫等。

其观察和处理措施包括：

1）完善术前准备：术前纠正凝血功能障碍。对有凝血功能障碍或正在接受抗凝治疗者，禁用硬膜外阻滞。

2）加强观察：注意观察患者有无进行性肌力减退，甚至肌无力或截瘫表现。

3）尽早发现和处理：一旦发现血肿压迫征兆，应及时作好手术准备，争取在血肿形成后8小时内进行椎板切开减压术，清除血肿、解除压迫。若超过24小时，一般很难恢复。

（8）硬膜外脓肿：多因无菌操作不严格或穿刺针经过感染组织，将细菌带入硬膜外腔引起感染而逐渐形成脓肿。患者表现为脊髓和神经根受刺激和压迫的症状，如放射性疼痛、肌无力和截瘫，并伴感染征象。

其预防和观察、治疗措施包括：

1）预防感染：严格无菌操作，避免从感染部位穿刺。

2）加强观察：观察患者体温、脉搏、肌力及白细胞计数等变化，注意有无全身感染征象及肌无力或截瘫表现。

3）积极处理：一旦明确为硬膜外脓肿，应按医嘱应用大剂量抗生素，并积极做好手术准备，尽早行椎板切开引流术。

（三）骶管阻滞麻醉

经骶裂孔将局麻药注入骶管腔内，阻滞骶脊神经，称骶管阻滞（Caudal block），是硬膜外阻滞的一种。适用于直肠、肛门和会阴部手术。

1. 穿刺体位　患者取侧卧位或俯卧位。侧卧位时髋膝关节尽量屈向腹部，俯卧位时髋关节下垫一厚枕，充分显露骶部，两腿略自然分开使臀肌放松。

2. 穿刺点定位　用手指先摸到尾骨尖，再沿尾骨中线向上（约4cm）摸，可摸到一呈"V"形或"U"形的弹性凹陷，即为骶裂孔。在孔的两侧可触到蚕豆大的骨质结节即为骶角。在此点向两侧髂后上棘分别连线及两峰连线成等边三角形，即为骶管三角区。髂后上棘连线处在第2骶椎水平，即硬脊膜囊的终止部位，骶管穿刺不得越过此连线水平，否则有误入蛛网膜下腔发生全脊麻的危险。

3. 穿刺术　皮肤消毒，铺无菌巾后，在骶裂孔中心皮肤作一小皮丘。用22G穿刺针垂直刺进皮肤，穿破骶尾韧带时有阻力消失感觉。此时将针体向尾侧倾斜与皮肤呈30°～45°角，顺势进针2cm即进入骶管腔。衔接注射器回抽无脑脊液无血液，注射生理盐水或空气无阻力，也无皮肤隆起，证实针尖确在骶管腔内，即可注入试验剂量局麻药液3～5mL，观察5分钟后如无脊麻现象，即可将全量局麻药分次注入。另外，也可用7号短针作简易骶管穿刺法，穿破骶尾韧带后即可注药。

4. 常用局麻药　骶管阻滞可用1.5%利多卡因或0.5%布比卡因（均加适量肾上腺素），成人用药量一般为20mL。其麻醉时间分别为1.5～2小时和4～6小时。采取分次注药法，先注入试验剂量5mL，观察5分钟，如无不良反应，再将其余15mL注入。

5. 并发症　骶管内有丰富的静脉丛，如穿刺时损伤血管，使局麻药吸收加快，可发生毒性反应。如穿刺针插入过深，进入硬膜囊内，则药液可注入蛛网膜下隙而发生全脊椎麻醉。此外，术后尿潴留者也较多见。如患者骶管畸形、穿刺点有感染、穿刺困难或回抽有血液者，可改用鞍区麻醉或硬膜外阻滞。

（四）蛛网膜下腔与硬膜外腔联合阻滞麻醉

蛛网膜下腔与硬膜外腔联合（combined spinal epidural，CSE）阻滞麻醉，简称为脊麻-硬膜外联合麻醉或CSE阻滞。近年来已广泛应用于下腹部及下肢手术，并取得了满意效果。CSE阻滞，显示出脊麻起效迅速，镇痛及运动神经阻滞完善的优点，同时也发挥硬外麻醉可经导管连续间断给药以满足长时间手术的需要并弥补了两者的各自不足。CSE阻滞有2种穿刺方法：

1. 两点穿刺法　先于$T_{12} \sim L_1$或$L_{1 \sim 2}$硬膜外穿刺，置入硬膜外导管；然后再于$L_{3 \sim 4}$或$L_{4 \sim 5}$棘突间隙行蛛网膜下腔穿刺，注局麻药行脊麻。

2. 一点穿刺法　一般选$L_{2 \sim 3}$或$L_{3 \sim 4}$脊间隙用特制的联合穿刺针穿刺，当硬膜外穿刺成功后，用25G脊麻穿刺针经硬膜外穿刺针管腔行蛛网膜下腔穿刺，当有脑脊液缓慢流出后，注入所需局麻药于蛛网膜下腔。然后拔出蛛网膜下腔细穿刺针，再经硬膜外穿刺针向头侧置入硬膜外导管3 ~ 4cm后，将硬膜外穿刺针拔出，固定好导管。将患者转为仰卧位，调节麻醉平面。25G脊麻穿刺针很细，注药时间需45 ~ 60秒钟，与两点穿刺法相比对患者损伤小，尤其几乎无脑脊液外漏，术后头痛并发症发生率明显减少。已为临床广泛应用。

第七节　麻醉期间和麻醉后的监测

为保证手术患者安全，手术中必须利用各种监测手段连续观测重要生理指标变化趋向，以便指导麻醉实施，并针对发生的病理生理变化及时给予恰当处理。

一、常规监测

麻醉下的常规监测，基本上还是物理诊断的延伸（视、触、叩、听）和生命体征的连续测定。例如皮肤颜色、毛细血管充盈度、皮疹、水肿、湿润度等；甲床颜色、毛细血管充盈度；黏膜颜色、湿润度、水肿；手术野的组织及血液颜色、出血速度、肌肉松弛度；出血情况：吸引血量、纱布块用量；运动：有意义的活动或反射、胸部呼吸动度；眼睛：结膜颜色、水肿、瞳孔大小、光反应程度；脉搏的充盈度、速率、节律速；肌肉张力；膀胱、胃的膨胀程度，气胸；肺部的呼吸音情况，心音；血压及鼻胃管定位情况等。此外，麻醉中还要经常测试痛触觉，神经肌肉阻断程度和范围，肌肉松弛度，麻醉呼吸机回路、气道通畅度、气体浓度、报警系统。静脉穿刺、动脉测压、取血、导尿。插管等操作都与常规监测工作有关。

二、患者的安全监测

保证患者安全与舒适是麻醉工作常规监测的内容之一，由于麻醉后自身保护防卫机制中如疼痛、躲避、肢体移动都将随着麻醉诱导而丧失，故对患者易损部位应给予一定的保护并经常查看。

1. 位置　要 根据手术情况调整好，易受损部位要加保护垫，注意麻醉患者的肢体及头部移动方向。

2. 眼睛　应使患者眼睛闭合，防止角膜擦伤、受压、干燥。

3. 感染　麻 醉医师要注意及提醒对消毒隔离技术的破坏行为，术前还要检查各类用品消毒的可靠性。

4. 避免用药和输血的错误　如养成查对习惯。

5. 电器烧伤　如 各类电子仪器均应有完好的接地与声光报警、电灼极片放置应平整可靠，各类电器故障应及时修复。

6. 其他　防止误伤，危险物品不应放在患者周围，床旁系好安全带等。

三、麻醉深度监测

在麻醉过程中，麻醉医师对麻醉的分离现象、止痛程度、记忆力丧失、肌肉松弛度、神经内分泌的反应程度、血流动力学稳定性均要做到心中有数，对麻醉的深度要仔细监测。

1. 全麻的深浅要依据镇痛、意识、呼吸、循环、骨骼肌张力、眼征反射来判断，根据表现随时加以调整，既要为手术提供方便，又要保证患者安全，避免用药过量。

2. 全麻维持中须注意患者各项生理功能改变，如肌肉松弛程度的变化和对强刺激的反应程度等。

3. 全麻过程中，要求麻醉医师能全面、快速、准确及时地观察与判断全麻深度的变化，给予相应处理，以适应手术操作的需要。

4. 麻醉药物作用强度，同吸入麻醉药物浓度或肺泡气最低有效浓度有关。

5. 镇痛完全是全麻的一项基本要求。全麻浅、肌肉松弛不完全，镇痛也不全，患者可出现皱眉、鼓唇、屏气、挣扎或躁动。

四、呼吸功能监测

手术过程中呼吸功能可发生一系列变化，主要是功能余气量（functional residual capacity，FRC）降低，肺泡通气与肺循环血流比例（VA／Q）下降，引起肺分流，肺泡氧分压与动脉血氧分压差增大，导致低氧血症。近年呼吸器已在临床广泛应用，术中监测各项呼吸功能指标尤为重要。因此，加强术中呼吸管理，仔细观察各项临床体征，通过监测呼吸功能指标，尽可能减少手术和麻醉对呼吸功能的干扰十分重要。

（一）临床观察

麻醉期间对患者呼吸的观察主要看呼吸频率、幅度和呼吸道通畅度，呼吸道不通畅又会影响及呼吸频率和幅度的改变。最简单的措施是应用一听诊器置于胸部前后细听呼吸音的变化，要善于识别呼吸异常情况。浅而快的呼吸是呼吸功能不全的表现，常使通气量锐减，引起低氧血症；呼吸道梗阻时往往表现为呼吸困难，吸气时胸廓软组织凹陷，辅助呼吸肌用力，出现鼻翼呼吸，甚至全身发绀。潮气量减低者，可能因麻醉过深使呼吸中枢受抑制，或肌松药的残余影响，或椎管内麻醉平面过高所致。

（二）呼吸功能的测定

麻醉、手术中除作上述观察外，还应做呼吸功能的测定，如潮气量、每分通气量、吸入气体O_2浓度、呼气终末CO_2浓度、通气压力等。对危重患者和大手术患者还应做血气分析和血氧饱和度测定。察看血液酸碱值及O_2和CO_2分压，供麻醉医师判断病情时参考。

呼吸管理是临床麻醉中一项重要基本操作，理想的呼吸管理应做到气道通畅，保证通气良好，换气功能接近正常，血氧饱和度95%～98%，$PaCO_2$在4.7～6kPa（35～45mmHg），血pH正常，不引起呼吸道和肺实质损伤，不降低回心血量、心排血量和血压。

五、循环功能监测

麻醉期间维持循环功能的稳定在麻醉管理中占有重要地位，循环系统的变化将直接影响患者的安全和术后的恢复。麻醉期间每隔5～10分钟测定和记录一次血压、脉搏、呼吸等参数，并记录手术重要步骤、出血量、输液量、输血量及用药等。麻醉期间引起循环障碍的可能原因包括：外科疾病和并存疾病的病理改变，麻醉方法和麻醉药物的影响及其相互作用，手术对循环的影响等。当发生循环障碍时，应对血容量、心脏代偿功能和外周血管的舒缩状态作出正确判断，并进行有针对性的处理。麻醉期间维持有效血容量是非常重要的，血压降低往往与绝对或相对的血容量不足有关。应根据术前心、肾功能及脱水情况，术中失血及体液丢失量进行补充。建立必要的循环监测措施有助于临床判断。麻醉的深浅程度对循环的影响是多方面的。麻醉太浅可引起机体的应激反应，使血压升高，心率增快。麻醉过深既可抑制心肌收缩功能，又可使外周血管舒张，引起外周血管阻力降低和相对血容量不足，结果使血压降低。因此，根据病情和手术要求及时调节麻醉深度，对于维持循环稳定是非常重要的，必要时可应用血管活性药物来支持循环功能。

六、肾功能监测

由于肾功能与患者的血流动力学变化关系十分密切，尿量及其成分的变化，是循环功能不全和血容量不足较敏感的指标，且术中有许多因素能影响肾功能，尤其是重危患者，术后并发肾功能不全也不少见。因此，术中对肾功能进行监测显然有其重要意义。术中肾功能监测主要涉及尿的收集，常用的监测方法是：

（一）安置稽留导尿管

记录每小时尿量，并作尿检查，但插导尿管容易并发尿路感染，应掌握其适应证如下：

（1）血容量不足（如脱水、出血）。

（2）严重创伤。

（3）需要大量输血者。

（4）体外循环手术。

（5）主动脉或肾血管手术。

（6）肾脏疾病。

（7）阻塞性黄疸，胆管系统大手术。

（8）败血症时，使用对肾功能有影响的抗生素。

（9）老年和重危患者施行大手术或长时间手术。

（10）复杂的产科手术（如胎盘早期剥脱等）。尿量<0.5mU kg／小时，提示有少尿症，但需结合临床情况，排除导尿管脱出、扭曲和黏液堵塞等。

（二）尿液检查和血液生化测定

术中除监测尿量外，同时作尿常规检查和镜检，急性肾功能衰竭时尿镜检有红细胞、透明管形等。糖尿病患者需检查尿糖和醋酮。疑有急性肾功能衰竭时，需测定血清尿素氮、肌酐等，血清肌酐值升高程度可反映肾小球功能损害的程度，血清肌酐的正常值为60～120μmL／L（0.7～1.4mg／dl），当肾小球滤过率减退50%，则血清肌酐为100～200μmol／L。血清尿素氮正常值为3～7μmol／L（20～40mg／dl），升高至16mol／L，提示肾功能严重损害。发生少尿或肾功能不全时，应经常监测血钾，防止高血钾症出现。

术中影响肾功能的因素很多，包括麻醉药、手术创伤、缺氧、大出血、低血压、休克、肝功能不全以及术前有肾脏疾病、肾功能不全等。因此，除术前应充分估计肾功能外，术中须采取综合措施，包括维护循环和呼吸功能，避免深麻醉，及时补充血容量等。当术中出现少尿时（指尿量<20mU小时或<400mU24小时），首先应针对引起少尿的原因采取措施，其原因大致分为：

（1）肾前性：如血容量不足（大出血、腹膜炎、大量利尿药）、循环功能不全

（心衰、心律失常、严重酸中毒、败血症）等；

（2）肾性：输血反应、各种原因引起的溶血、肝肾综合征等；

（3）肾后性：如手术操作意外等。

由于少尿可能是急性肾功能衰竭体征之一，除上述病因治疗外，进一步排除急性肾功能衰竭。若补充血容量，使肾脏获得必要的血液灌注而仍然无尿，或给利尿药如呋塞米、依他尼酸钠等又无尿，则考虑有器质性的急性肾小管坏死，此时治疗原则必须严格控制输液量，而按急性肾功能衰竭的要求给予处理。

七、其他监测

如对周身情况的观察，除注意患者神志变化外，还要注意患者对各种刺激的应激反应。休克时患者表情往往淡漠，对周围事物漠不关心；严重休克时患者甚至昏迷。麻醉、手术中患者发生缺氧时亦常昏迷不醒或苏醒延迟。局部麻醉药中毒轻度者起初常出现精神兴奋症状，中毒明显时则多从面部开始出现肌肉抽搐，接着扩展至全身发生惊厥。对体温变化的观察，要注意谨防高热的发生，特别是小儿其体温易受周围环境室温的影响，随室温上升或下降。因此，小儿麻醉中体温的连续监测为必不可少的项目。在监测体温时应观察中心的体温而非体表体温，所以，应将热电偶温度计的电极插入直肠或食管内进行观察，或将电极插入耳内测量鼓膜的温度以可靠地反映脑血流的温度，而非置于腋下或体表某处。观察眼球和瞳孔的变化，除有助于对麻醉深度判断处还可了解有无缺氧。眼球固定和瞳孔散大及对光反应迟钝、甚至消失均为脑深度抑制或缺氧的表现。

总之，麻醉期间各项生理指标的观察非常重要。密切而细致地观察患者，常能及早发现一些先兆，及时予以处理，使险情消失在萌芽之中；粗枝大叶的观察或漫不经心地了解情况，即使患者已明显地出现变化，有时也不易发觉出来，以致贻误病情，失去治疗良机，造成不可收拾的地步。

为了避免麻醉意外事件和总结经验，要求于麻醉期间把每隔5~10分钟测定的血压、脉搏、呼吸等各项数据与手术重要步骤及输液、输血和用药与患者反映和表现联系起来，详细记录在麻醉单上，参考患者原有的某些疾病特点，进行综合分析，找出成功的经验。

八、麻醉后苏醒期间的护理

麻醉停止后，药物对机体的影响仍将持续一定时间，在这期间患者的保护性反射都嫌不足，其潜在危险性并不亚于麻醉诱导时，随时可出现循环、呼吸、代谢等方面的异常而发生意外。因此，必须充分重视麻醉后、苏醒前的护理。

（一）专人护理

全麻苏醒前，患者应有专人护理。在接收患者时，立即测血压、脉搏一次，并听取护送人员介绍手术中情况。然后根据不同情况，每15～30分钟测脉搏、血压、呼吸各一次，直至患者完全清醒、循环和呼吸稳定。有的医院中设有苏醒室，备有各种监测仪器和急救设备。重大手术后或严重患者最好先进入苏醒室监测，以便随时抢救。

（二）呼吸系统的监护

全身麻醉后，由于麻醉药和肌松药残存的作用，或术中麻药用量过大导致患者延期苏醒，出现呼吸道肌肉松弛、舌根后坠或咽后壁阻塞。为了维持呼吸道的通畅，常将患者取侧卧位或置入口咽或鼻咽通气道。并严密观察呼吸道通畅程度、呼吸频率、呼吸幅度，以及氧饱和度（SpO_2）监测，发现问题及时处理。

（三）循环系统的监护

手术和麻醉对循环均有抑制，这抑制作用在麻醉后并未立即恢复，体位变动也会给循环带来影响，需下列监护。

（1）动脉压、脉搏、中心静脉压的监护。

（2）ECG连续监护。

（3）尿量的监护（应保持尿量在30mL／h以上）。

（4）水、电解质的监护。

（四）保持正常体温

多数大手术后患者体温过低，乃因手术中内脏暴露过久、大量输液输血等因素造成。患者有寒战，增加耗氧量及心搏量，应注意保暖；如无休克，宜给予50℃以下的热水袋，用布包好，以防烫伤。小儿体温调节中枢发育未全，全麻后常有高热抽搐，应给予吸氧、物理降温，抽搐不止时给硫喷妥钠肌内注射。

（五）疼痛的治疗

全麻苏醒或其他麻醉作用消失后患者均会感到疼痛难忍，患者常出现脉搏增快、血压升高及出汗。在开胸和上腹部手术后，由于切口痛可致呼吸抑制，很容易引起呼吸系统的并发症。手术后应用神经阻滞、硬脊膜外麻醉或注射镇痛药，可以使疼痛得到缓解。近几年来硬脊膜外腔注射吗啡镇痛是手术后疼痛治疗的新发展。操作方法简单，用量小（一般吗啡2mg溶于生理盐水10mL中作注射），但效果确切，维持时间较长。

（六）防止意外损伤

麻醉后的体位应安放妥适。患者苏醒过程中常出现躁动、不安和幻觉，应妥加保护。长时间未苏醒患者，应定时帮助患者翻身。如见患者眼球活动，睫毛反射恢复，瞳孔稍大，呼吸加快，甚至有呻吟、转动，是即将苏醒的表现。此时最易发生躁动，必要时需加约束，防止患者不自觉地拔除静脉输液管和各种引流导管，以免造成意外。

（七）清醒后护理

完全清醒乃指患者能认识事物和回答问题。除消化道手术外，在完全清醒后如无呕吐，4~6小时可开始饮少量水，手术次日起开始饮食。

第八节　低温在麻醉中的应用

全身低温即在全身麻醉下，人为地以物理方法降低患者的体温，又称低温麻醉。旨在降低全身及各组织器官尤其是脑组织的温度和代谢率，减少耗氧量，增强细胞对缺氧的耐受力，从而保护大脑及其他新陈代谢率较高的器官，免受局部缺血或缺氧的损害。低温按其程度分为浅低温（35~29℃）、中低温（28~23℃）。22℃以下为深低温。

一、低温的生理影响

（一）对代谢的影响

在无御寒反应的前提下，人体的代谢率随体温的降低而降低。大体上体温每降低10℃，代谢率降低一半，或体温每下降1℃，耗氧量约下降5%。各脏器耗氧量减少程度与全身耗氧量减少的程度并不一致，如脑的氧摄取量在31℃以上时较少改变。此外脏器耗氧量降低的程度与其功能的降低程度也不完全一致，例如肝脏的耗氧量在体温中等降低时其代谢却明显下降，药物在肝脏解毒的速度也减慢。

（二）对神经系统的影响

低温可阻断感觉神经纤维的传导活动，在周围神经中，较粗大的带髓鞘的纤维较易受到低温的抑制，所以"A"纤维比"B"或"C"纤维较早地受到阻滞，触觉比痛觉消失得早。在25℃以上的低温时，神经传导的速度减慢，但动作电位反而增强，故传入冲动能产生较强的中枢兴奋作用。

在34℃左右时记忆力减弱或消失，33~32℃时开始嗜睡，对简单的命令有反应，并能有随意运动，但表达能力减退。在32~31℃时开始有麻醉作用，随意运动失调。在26~25℃时瞳孔光反射、肌腱反射及呕吐反射全消失。在20~18℃时意识完全消失。

（三）对呼吸系统的影响

在无苯巴比妥类或吗啡类药物的影响下，体温下降，呼吸频率逐渐减慢，32℃时呼吸减至约每分钟10~12次，但自主呼吸的通气量和气体交换仍能满足当时机体的需要。低温使支气管扩张，因而解剖无效腔增加。低温时氧离曲线左移，血红蛋白与氧的亲和力增高。但低温使二氧化碳在血中的溶解量增加，$PaCO_2$的升高及组织所产生的酸中毒使氧离曲线右移，产生代偿作用，因此在低温下只能适宜地进行加强通气。

（四）对循环系统的影响

降温初期心率加速，随体温的下降，若无寒战时，心率可逐渐减慢，是低温对窦房结及希氏束传导的抑制所致。因此给予阿托品或迷走神经切断并不能使心率增快。

当体温下降时，心脏的收缩时间及等长舒张时间均延长。心电图上可出现P-R间期延长，QRS波群增宽及Q-T间期延长。当窦房结发出的冲动频率慢于房壁或房室结等次级起搏中心的频率时，可出现"游走性节律点"，游走性节律点可被房壁中较快的节律点所代替而产生心房扑动或房颤。低温时心肌细胞对缺血或缺氧反而敏感，降低了发生心室颤动的阈值。引起室颤的因素尚不完全明确，可能与低温时迷走神经比交感神经易于受到抑制，冠脉血流减少以及酸碱和电解质紊乱有关。在成人发生室颤的临界温度约在26℃。在儿童其敏感性比成人差，有时可降至20℃而不发生室颤。

（五）对肝肾功能的影响

低温时肝代谢率及肝功能均降低，胆汁分泌减少，肝解毒功能降低，对葡萄糖、乳酸和枸橼酸的代谢减慢。故低温时不宜输入大量的葡萄糖，输大量库血时要注意枸橼酸的不良反应。肝代谢率的降低可增加肝脏对缺氧的耐受力，是肝叶切除术阻断循环需要低温的依据。

低温可致血压下降，肾血管的阻力增加，肾血流量减少。体温每下降1℃有效肾血浆流量约下降8.2%，肾小球的滤过率约减少5.3%。低温也抑制肾小管的分泌和重吸收能力，故尿量未见减少。低温时钾的排出减少，而尿中的钠、氯增加。至26℃以下，尿量和钠的排出明显下降。低温可延长阻断肾循环的时间，对肾缺血有保护作用。

（六）对电解质和酸碱平衡的影响

低温时电解质和酸碱平衡的变化受到低温本身、寒战程度和通气情况等各种因素的影响。低温时易有代谢性酸中毒的趋向，尤其循环停滞时，组织缺氧，产生大量酸性代谢产物，更易发生代谢性酸中毒。降温早期由于寒冷刺激可能产生寒战和呼吸增快、加深而暂时形成呼吸性碱中毒；随着温度的下降，呼吸受到抑制，逐渐转为呼吸性酸中毒，pH下降。

血清中Na^+、Mg^{2+}、Cl^-在低温时变化不大，低温下Ca^{2+}的变化不一。但低温下的心肌细胞对Ca^{2+}的增加十分敏感，易引起室颤。

低温血清中K^+的变化比较明显，过度通气使pH维持在较高水平时，K^+向细胞内转移，血清钾减少，阻断循环时K^+便滞留在组织内。当恢复循环时，血清钾仍可低于正常。寒战时糖原分解，耗氧量增加，$PaCO_2$增加，K^+的释放也增多。

（七）对血液系统的影响

低温时液体从血管中向组织间隙转移，血浆容量减少，血液浓缩，血浆蛋白浓度增高，但总含量并无改变。低温下血小板和各种凝血因子包括纤维蛋白原均减少，凝血功能是降低的。

二、适应证

（一）心脏外科

心内直视手术阻断循环时间在6分钟以内能完成者，如肺动脉瓣切开术等，一般都可在低温麻醉（30℃）下进行。稍复杂的手术如房间隔缺损、瓣膜置换术及冠状动脉旁路手术等常合用体外循环降温及复温，控制体温在35～23℃。

（二）血管外科

如主动脉瘤或主动脉缩窄部分切除术，弓部或升主动脉手术也有用体外循环及深低温麻醉。

（三）颅脑外科

巨大颅内动脉瘤、颈内动脉海绵窦及脑血管瘤等。在控制性降压不能完成手术者，可考虑用低温麻醉。

（四）中毒性疾病或高代谢情况时应用

低温可以在甲状腺危象、病毒性脑炎以及恶性高热等高代谢情况时应用，可降低代谢、减少氧耗。同时也可在频繁发作痉挛的子痫时应用，以降低颅内压、降低代谢及保护肝、肾功能。

（五）肝和肾的手术

肝和肾是耐受缺氧较差的器官，在常温下一般阻断肝血流时间不得超过20分钟，阻断肾血流时间不得超过40分钟，特别在肝、肾有严重疾病功能异常时，耐受缺血缺氧的能力更差。要延长阻断时间，则需采用低温。全身低温操作复杂、并发症多，为满足手术需要可采用肝和肾局部降温。

三、麻醉处理

降温时若不能控制全身的防御反应，则引起寒战、代谢升高，体温难以下降，故降温必须在全身麻醉下进行。

麻醉前用药给哌替啶、异丙嗪及阿托品，静脉快速诱导气管内插管，静吸复合麻醉维持，亦可给小剂量氯丙嗪（0.25～0.5mg／kg），或辅助使用肌肉松弛药，防止寒战及血管痉挛，使末梢血管扩张，加速体表降温。体温下降后，静脉麻醉药的降解过程比常温时缓慢，体温降至32℃以下，明显减少麻醉药用量。

四、降温方法

（一）冰水浴、冰袋体表降温法

浅低温可采用体表降温法。采用冰水浸浴法时，将麻醉后的患者浸浴于10℃左右的冷水内，头部可置于冰帽内。然后加入冰块使温度逐渐降至4℃左右。在这期间应密切监测患者的体温，使体温达到预计温度。该方法降温迅速，身体各部降温较一致。冰袋降温法是将冰袋置于患者颈部、腋窝、腹股沟等大血管处，使体温逐渐降低。该法降温较慢，适合小儿的降温，成人常用于高热时的物理降温。

（二）变温毯的应用

变温毯，利用20%～30%的酒精溶液，经电降温或加热后，循环于褥垫的微细管道内，达到降温或升温的目的。变温范围，介于-10℃至+50℃，足敷应用。这种变温毯，操作方便，变温良好。既可辅助冰袋降温，又可单独应用，尤其对降温事先不能肯定时，可以预先辅在手术台上，根据手术需要，随时降温及复温。降温及复温的应用原则，与冰袋法相同。

（三）体腔降温

胸、腹腔手术时，可用0～4℃无菌生理盐水灌洗胸、腹腔，通过体腔内的大血管进行冷热交换。当水温升至10℃时给予更换，直至达到预计温度，一般约需1～2小时。该方法需要大量的无菌生理盐水，操作时需暂停手术。胸腔降温时冰水与心脏接触，可致心律失常，应严密监测。主要作为在体腔手术时采用低温的一种辅助手段和补救方法，一般不单独应用。

（四）体外循环血液降温法

在体外循环手术中，采用人工心肺机及热交换器（变温器）进行血流降温。该法系将血流引向体外，经热交换器冷却后，用泵将血回输体内的降温方法。该方法降温、复温快，可控性好，数分钟内可降至30℃，10～20分钟即可降至20℃以下。停止降温后可续降2～4℃。对血流丰富的重要脏器如心、脑、肝、肾的温度下降快，起保护作用，但皮下组织，肌肉温度下降缓慢。由于温度下降不均匀，温差较大，可致代谢性酸中毒。注意降温和复温时，变温器水和血流温差不宜超过8～10℃，以免溶解于血液中的气体释出，形成气栓。最高水温不宜超过42℃，以免红细胞破坏。

（五）体外循环与体表降温相结合的方法

先将患者行体表降温至32℃左右，再改用体外循环血液降温。在麻醉诱导后，通过使用冰袋和降温垫进行降温，此时手术可同时进行，开胸后即可连接体外循环机进行降温。这种方法主要用于深低温停循环的手术，近年来，由过去的体表深低温加体外循环的方法，发展至现在的以体外循环血液降温为主，体表降温为辅的方法。但应注意，无论是体表深降温停循环或体外循环深降温停循环，死亡率和脑功能障碍的发生率均较高。因此，都应严格地掌握其适应证和停循环的时限，只有在不能采取常规体外循环法施行手术时才可选用深低温停循环法。

（六）静脉输入冷液体（4～6℃）降温

一般在特殊情况下应用，如术中高热或严重创伤的手术。术中输血输液亦可降低体温、降低机体代谢而起到保护作用，但因受到输液量的限制，降温程度受限。本法亦可作为体表降温的辅助措施，但应注意冷液体输注过快可引起心律失常，应注意监测。

五、复温

用体表法降温时，中断降温后经2～3小时。体温开始回升，体温上升速度和所需时间与室温、停温时间等有关。体外循环时，心内操作即将完毕，应即复温。复温过程中，可适当提高室温，也可用电热毯等。缝合胸腔或腹壁前，体温应回升到31℃以上，以预防严重心律失常出现。术毕体温继续上升，至32℃以上才送回病房。复温过程中，应继续监测体温、血压和心电图。维持循环平稳，充分供氧，防止二氧化碳潴留，避免寒战反应。

六、低温麻醉的管理

有关全麻作法、呼吸管理及寒战制止，已见前述。如低温单纯用作治疗，尤其患者已陷入昏迷，不必做全麻；但对清醒患者，可先作人工冬眠，再作低温。

（一）监测

除血压、心率、心电图、中心静脉压、血气分析及尿量等的常用监测手段之外，体温的监测，甚为重要。在降温过程中，身体各部位温度下降是不均匀的，应同时监测几个部位的温度。常用监测部位是代表中心温度的鼻咽、食管及直肠。鼻咽温度可反映脑的温度，临床上常用，但鼻咽温度受周围气流的影响，必须注意。食管下段温度与心脏和大血管温度接近，直肠温度在降温过程中下降最慢，应与食管温度相比较。

至于血压的测定，降温至30℃以下，用间接法测压，可能有困难；必要时，可作动脉穿刺直接测量。此外，要重视对失血量的监测，低温患者对失血反应迟钝，往往在术终复温时才开始出现休克，应随时测知，及时补充。

（二）输液

低温可以引起血液浓缩、血量减少，输入液体时，尤对大手术患者，可适量输入低分子右旋糖酐（最多可输至10～20mL／kg）、乳酸林格液（最多可输用10mL／kg）。待复温进行，周围血管扩张，血容量又可出现相对不足，可适量输血或补充液体。

（三）低温期间的注意事项

1. 施行低温时，要避免御寒反应。发生御寒反应时患者寒战，血压升高，心率增快，立毛肌收缩，皮肤血管收缩，皮肤呈灰白和棘皮现象，代谢增高，耗氧量增加，还增加体表和中心体温的温差，影响降温的效果。

2. 冰水浸浴时，末梢部位如耳部、趾、指要露出水面，防止冻伤，心前区避免直接用冰覆盖。

3. 体表复温时，复温用具内水温不宜超过45℃，以免烫伤。复温后可出现反应性高热，可使用小剂量氯丙嗪和体表大血管处置冰袋以控制体温。复温过程中因血管扩张，可致低血压和心律失常，要适当补充血容量。

4. 应避免降温时身体各部位之间温差过大，而导致部分脏器缺氧和代谢性酸中毒，因此降温期间应防止血管收缩和降温过快。

5. 体表、体腔降温最应注意的是防止室颤和脑损害。对需要深低温或阻断循环时间较长的心脏手术，不宜采用体表、体腔降温，应选择体外循环血液降温，并严格掌握低温条件下阻断循环的时间。

七、低温的并发症

（一）御寒反应

如果麻醉深度不够或未采取适当措施，低温过程中可发生严重的御寒反应，患者的耗氧量会大幅度增加，甚至产生其他意外。防止御寒反应发生的主要措施有：适当加深麻醉、适当使用吩噻嗪类药和肌松弛药。

（二）心律失常

全身降温期间，有并发各种类型的心律失常，严重的有室性心动过速，频发室性早搏，体温低于28℃时更易发生心室颤动（室颤），这是低温最严重的并发症。引起心室颤动的因素目前尚不完全明确，但低温本身是室颤的重要因素。在成人发生室颤的临界温度约在26～28℃，在儿童则体温可降至更低而不发生室颤。低温时交感神经与迷走神经之间的不平衡、交感神经相对兴奋可能是因素之一；低温时酸中毒、碱中毒等酸碱平衡紊乱以及低钾血症、高钙血症等电解质紊乱，也是诱发室颤的原因。因此，低温期间特别是非体外循环时的低温应加强体温、心电图、血气及电解质、酸碱平衡的监测，避免中心体温低于28℃；充分供氧，避免过度通气和二氧化碳蓄积，维持内环境的稳定；及时纠正各种严重的室性心律失常，一旦室颤发生应立即按心肺复苏处理。

（三）酸中毒

低温时组织灌注不足氧供减少，可有代谢性酸中毒，应注意纠正。随着体温下降，呼吸慢而弱，可致呼吸性酸中毒。应加强管理。

（四）冻伤

体表降温时耳郭及指趾接触冰屑，或冰袋与皮肤直接相触，可造成冻伤。体表复温时，水温过高，如使用45℃以上温水，可造成烫伤。

（五）胃肠出血

长期低温或深低温患者，术后1周可发生胃的应激性溃疡而出血。或因低温期间血流滞缓，形成小肠动脉栓塞致内脏出血，若降温期间采用血液稀释的病例，这种情况少见。

第九节　神经外科危重病手术的麻醉

神经外科手术多为切除脑的病变部位，或姑息性地降低颅内压和清除各种原因所致的颅内血肿。随着神经显微外科和神经放射学的发展，多学科相互渗透和促进，使神经外科手术的麻醉技术日臻完善。神经药理学研究的深入、颅内血流动力学和颅内压研究的进展，使越来越多的神经外科危重患者可施行手术治疗，提高了疗效。由于神经外科手术的特殊性，患者常伴有不同程度的颅内压升高和颅内血液循环改变，有时还可能有精神症状或意识障碍。因此，麻醉医师必须掌握与神经外科有关的神经病理生理学和神经药理学知识，对围手术期患者实施良好的监测及正确的麻醉处理，促使患者恢复。

一、麻醉对脑血流、脑代谢和颅内压的影响

（一）脑血流量（cerebral blood flow，CBF）

成人脑的重量约为体重的2%，但脑血流量却相当于心排出量的12%～15%。脑血量的多少，受多种因素的影响。了解这些，便于麻醉时控制。

1. 低氧血症　PaO_2下降至50托左右，CBF增大。

2. 动脉血内二氧化碳分压　$PaCO_2$过低，低至25托，CBF减少正常值之半；降至20托，CBF就减至最低值。一般认为安全的低限，不宜低于25～30托。

$PaCO_2$过高，不仅使CBF增多，若脑内存在病变，可引起病变周围血管扩张，而病变组织血管因调节失常，流人血量减少，病变组织因而缺血，成为"脑内窃血"现象；反之，$PaCO_2$过低，病变组织的血量增大，即成"反窃"现象。

3. 血压　正常情况，收缩压在60～200托的范围内，很少有CBF的改变。若存在慢性高血压或脑内有酸血症，脑血管的这种自我调节能力就被破坏。静息时，如平均动脉压下降30%以内，CBF也很少变化。

4. 代谢活性　惊厥，疼痛，可使CBF上升；因巴比妥而致昏迷，则可减少。但自主神经的活跃，很少影响CBF。

5. 药物影响　应用全身性血管收缩剂，不直接影响CBF；巴比妥、利多卡因，则使CBF减少；阿芳奈特及硝普钠，CBF可增多。

6. 病变　出现脑水肿、脑梗死或脑组织受压，都能破坏脑血管自我调节机理，致有CBF的局部障碍。

7. 麻醉　全麻麻药多能透过血脑屏障，影响脑循环和脑的代谢，但不影响$PaCO_2$对

脑循环的作用。现用的强力全麻药,只要MAC不足0.6,就很少影响CBF;若MAC超过1.0,CBF就会有改变,其改变程度,按由强至弱的顺序,为:氟烷、安氟醚,异氟醚。

8. 其他

(1)低温时,脑血管阻力上升,CBF随之减少。

(2)坐位,CBF可减少20%~30%。

(3)血稠度降低,CBF增加;利尿时,则减少。

(二)脑代谢

脑是机体代谢率最高的器官。脑代谢率静息时脑平均增耗氧量约为3mL/(100g·min),相当于全身耗氧量的20%。脑能量来源主要依靠于有氧氧化提供能量,无氧代谢提供的少许能量无法维持脑组织代谢需要。因此,脑组织对缺氧的耐受性极差。脑能量消耗中,约60%用于支持脑细胞的电生理功能,其余则用于维持脑细胞的稳态活动。

脑依赖脑血流提供充分的氧和葡萄糖,而局部脑代谢产物如H^+浓度、细胞外K^+或Ca^{2+}浓度、腺苷、血栓素等则是调节脑血流的主要代谢因素。

(三)颅内压

颅内压(intracranial pressure,ICP)是指颅内的脑脊液压力。正常人平卧时,脑穿刺测得脑脊液压可正确反映颅内压的变化。其正常值为70~200mmH$_2$O(0.68~1.96kPa)。

颅腔内容物由神经组织(86%)、脑脊液(10%)及血液(4%)三部分组成。任何一部分发生变化将影响到其他两部分,若超过了生理限度,其间失去相互调节,将产生颅内压升高。

二、颅内高压常见的原因和处理

(一)颅内高压的原因

1. 颅内空间容积减少,如颅内占位性病变、颅内肿瘤、颅骨塌陷。

2. 头的位置若低于水平位,因重力的关系,脑脊液自脊髓段的蛛网膜下腔进入颅内,使颅内压上升。

3. 胸腔压增高时,使腔静脉受压,血液自脑回心受阻,脑静脉压升高,颅内压亦增高。

4. 缺氧或二氧化碳蓄积,使脑毛细血管扩张,血管阻力减少,脑血容量和血液循环量均增加,颅压也明显上升。

5. 输血输液过量,或其他因素使血压升高或脑血管扩张,均使颅压增加。

6. 脑组织直接创伤,组织水肿,可使颅压增高。

7. 麻醉药物如氟烷能直接扩张脑血管,增加脑血流量,增加颅内压。

（二）颅内高压的症状

1. 头痛　头痛是颅内高压的最常见症状由脑膜、血管或神经受牵扯或挤压所致。开始时为间歇性，以早晨清醒时及晚间头痛较重。部位多数在额部、枕后及两颞，后颅窝占位性病变常位于枕颈部并放射至眼眶。病程较短，头痛呈进行性加重。咳嗽、用力、打喷嚏、平卧、俯身、低头等活动时均可加剧。急性颅内压增高，头痛常很剧烈难忍，躁动不安，易进入昏迷状态。

2. 呕吐　由延脑中枢，前庭及迷走神经核团或其神经根受到刺激所引起。常出现于剧烈头痛时，多伴有恶心，表现为与饮食无关的喷射性呕吐。

3. 视盘水肿　是颅内压增高最客观的重要体征，颅内压增高早期，一般未出现视盘水肿，没有视觉障碍，视野检查可见生理盲点扩大，持续数周或数月以上视盘水肿可导致视神经萎缩，视盘逐渐变得苍白，视力逐渐减退，视野向心性缩小，最后导致失明。

以上3个表现是颅内压增高的典型征象，称为颅内高压的"三征"。但三征并不是缺一不可的，急性患者有时只在晚期才出现，也有的症状始终不出现。除了上述三征外，颅内压增高还可引起一侧或双侧外展神经麻痹，复视，视力减退，情感淡漠，脉搏缓慢，血压升高，大小便失禁，烦躁不安，癫痫发作等现象。严重颅内压增高时，常伴有呼吸不规则，瞳孔改变、昏迷。

（三）颅内高压的处理

降低颅内压的方法很多，应针对其原因着手。在麻醉及手术过程中，首先力求麻醉平稳，维持呼吸道的通畅，避免缺氧和二氧化碳积蓄，但为了控制颅内压麻醉者还可采取如下方法。

1. 脱水剂的应用　对颅内压增高危象，应立即经静脉快速推注或静脉滴注20%甘露醇250mL，一般认为甘露醇不易进入脑细胞，故用药后颅内压增高的反跳现象不严重，毒性也较低。但对充血性心力衰竭、低钾及糖尿病和肾功能衰竭者应慎用。此外在抢救颅内压增高时可用呋塞米40～100mg静脉推注，一般情况下用40～100mg加10%葡萄糖液中静脉滴注。此药因能严重扰乱水盐电解质代谢和产生肾脏损害，仅在抢救时使用。依他尼酸钠作用与呋塞米相同，一般用法为25～50mg加入50%葡萄糖液20mL，缓慢推注。50%葡萄糖液60mL静脉注射，也可用于降低颅内压。对休克或低血容量的颅内压增高患者，可选用低分子右旋糖酐（糖苷-40）500mL静脉滴注，此药也有利尿降颅压作用。此外甘油是良好的降颅内压药物，代谢分解后可作为能量被身体利用，可取200～500mL，静脉滴注2～3小时，因可能有溶血反应，需注意肾功能衰竭。

2. 肾上腺皮质激素　能提高机体应激力，改善血脑屏障，减轻脑水肿等，常用地塞米松10～20mg，肌内注射或加20%甘露醇中静脉滴注。

3. 体位的作用　颅内和脊髓段的蛛网膜下腔是相通的，应视为一个统一的液柱。

当完全水平卧位时，则腰椎段与枕部的脑脊液压力应相等，而当头高位时，由于重力的作用，液柱的高处压力下降，而低处压力则升高。故手术时，欲使颅压下降，应采取头高位。此种体位使脑的静脉压下降，有利于脑的血液回心，对颅压的降低有作用。

4. 脑血管收缩药物的应用　硫喷妥钠、安泰酮、利多卡因均为有效的脑血管收缩药物，能快速降低颅内压，特别是硫喷妥钠，可使脑血流量明显减少，脑氧代谢率下降，但不宜大剂量使用。

5. 过度通气　使$PaCO_2$明显下降，脑静脉压下降、脑血管收缩、脑血容量减少，颅内压可显著下降到2.67～4kPa（20～30mmHg）。但如脑血管已麻痹，则其对CO_2的敏感性降低，过度通气降低颅内压的作用将消失。如果及时纠正脑的酸中毒，则仍可以恢复脑血管对CO_2的敏感性。

三、麻醉前评估和准备

（一）病情估计

1. 神志　可反映脑受损的程度。Glascow昏迷计分，用以判断昏迷深浅，若各项计分相加得15，为正常；总分不到7，时间持续又超过6小时，说明脑损伤或损害严重，麻醉须高度重视。

深昏迷患者作开颅手术，自不需麻醉。但为使气道通畅，并作控制呼吸以减低颅内高压，可用肌松剂，对气管插管引起的循环反应，要作适当预防。长时昏迷患者，还容易有脱水、营养不良及贫血，须适当纠正。

2. 神经系统检查　作为麻醉前评估的重要内容，手术前必须对患者的神志、肢体活动度、瞳孔对光反射、有无视神经乳头水肿等作出全面判断。有条件者，术前应行CT或MRI（磁共振成像）等检查，以判断有无脑水肿、脑积水、中线移位以及占位性病变的位置，以便对手术时间、方式、风险、困难程度以及术中可能发生的问题作出判断，并作好相应准备。脊柱和周围神经手术时，术前应着重行与操作有关的结构和功能检查。

3. 水、电解质的变化　神经外科患者较常见脱水和电解质紊乱。主要原因为神经调节功能紊乱，医源性限水、神经内分泌异常、利尿作用和呕吐等可造成脱水和电解质紊乱。术前应作相应检查，并尽可能予以纠正。否则，会引起明显心血管功能紊乱。

4. 全身状况的评估　术前应了解患者全身重要器官功能，如心、肺、肝、肾功能检查。对长期服用抗癫痫、利尿、降压、抗心律失常、抗凝药等，术前不能停用，并注意麻醉期间药物的相互作用。对颅内动脉瘤患者，术前及麻醉期间应尽可能维持血流动力学稳定，避免诱发动脉瘤破裂出血。

（二）麻醉前用药

颅脑损伤和脑瘤的患者，多有颅内压增高的表现，易出现呼吸抑制，故吗啡类镇痛药不宜应用。无颅内压升高者，可给巴比妥类药。对颅内压增高病变压迫呼吸管理区（如下丘脑、中脑、脑桥及延髓）或有明显视神经乳头水肿，患者昏睡或处于抑制状态，可不给镇静药，镇静药有导致呼吸抑制的危险及混淆神经系统征象。

（三）麻醉药物的选择

由于麻醉药物对脑血流量和脑代谢有重大影响，故神经外科手术的麻醉选择，主要是注意使用的药物应对颅内压、脑血流量、脑代谢率、脑灌注压等的影响较小。同时选用那些安全、有效、苏醒快、对呼吸道无刺激、对循环及呼吸功能无明显抑制、苏醒后无恶心、呕吐的麻醉药物，以策安全。

1. 吸入麻醉药

（1）氧化亚氮：15%的氧化亚氮对颅内压及脑血流无明显影响，高浓度时则有扩张血管和增加颅压的作用，颅内压已升高的患者，吸入50%的氧化亚氮，颅压将进一步升高。在给氧完善的情况下，氧化亚氮和氧的比例为1∶1时，一般均较安全，氧化亚氮与氟类麻醉药并用可促进颅内压升高。

（2）安氟醚：如PaCO$_2$维持在3.32～3.99kPa（25～30mmHg），安氟醚可降低脑代谢率，但可诱发癫痫。

（3）异氟醚：异氟醚在增加脑血流量、脑血液容量及颅内压方面，均比氟烷和安氟醚作用为小。但异氟醚对脑自身调节机制已低下者，则可能增加颅内压。过度通气时应用异氟醚，也可防止颅内压增高，且切皮前注射含肾上腺素止血盐水致引起心律失常，是颅脑手术常用的吸入麻醉药。

2. 静脉麻醉药

（1）巴比妥类药：使脑血流及脑代谢减少，并与剂量相关。硫喷妥钠有增加脑血管阻力，降低脑血流量，使颅压下降，并能减少脑组织的需氧量，使脑代谢率降低55%，使脑脊液压力降低50%左右。在神经外科手术中，是较好的麻醉药。但多用作麻醉的诱导或其他麻醉药物的辅助用药，还可用于治疗颅内高压，对脑有保护作用。

（2）神经安定镇痛药：常用氟哌利多-芬太尼合剂。其优点为使颅压下降，降低脑的氧耗量，增加脑对缺氧的耐受性，循环功能保持稳定，周围组织灌注良好，术后苏醒较快，便于对患者的观察，苏醒后仍可耐受气管内导管，无躁动或恶心、呕吐等。临床常配合氧化亚氮、羟丁酸钠或普鲁卡因麻醉等，亦可与其他吸入性全身麻醉药合用。

（3）安泰酮：能降低颅内压，对脑血流、脑代谢的影响与巴比妥类药物相似，与硫喷妥钠比较，苏醒期短，便于观察神经症状，术后恶心、呕吐发生率低，避免因颅压升高而扰乱血脑屏障的功能。

（4）氯胺酮：氯胺酮有明显升高颅内压、脑血流量和脑氧代谢率的作用。对原有颅压增高的病员，其增加颅压的作用更为明显，如与安定合用能减少颅内压升高的程度。由于氯胺酮可使脑脊液压力增高，故如需测脑压以作诊断时，其结果往往不准确。

又因其增加脑血流量及颅内压的作用明显，对颅内创伤患者应避免使用。

（5）咪达唑仑：咪达唑仑使用后可由镇静至熟睡，抗焦虑，并有解痉、肌肉松弛及顺应性遗忘的作用。它也降低脑的氧代谢率，减少脑血流量，健康人静脉注射咪达唑仑0.15mg／kg，使脑血流量下降33％。

（6）普鲁卡因：普鲁卡因静脉注射有明显的镇痛作用，对中枢神经系统有轻度抑制，不使颅内内压升高，还可抑制交感神经节的传导，降低心肌应激性。单独使用普鲁卡因的麻醉性能较差，常配合哌替啶或酚噻类药物和肌肉松弛药。长时间的手术，可因输入液量过大，会促进脑水肿。

（7）羟丁酸钠：可通过血脑屏障，引起类似自然睡眠的麻醉现象。有降低颅压的，对脑血流量地明显影响。

（四）麻醉方法的选择

1. 局部麻醉　适用于头皮及表浅部位且手术时间短的手术，如头皮肿块、颅骨修补、脑室腹腔分流等手术，必要时可静脉辅用全麻药物。

2. 全身麻醉　多数神经外科手术均可在全麻下完成。全麻必须注意保持呼吸道通畅，通气良好，静脉压低，减少出血，无咳嗽和屏气，术后即能苏醒，不影响颅内压，不抑制神志和呼吸，利于术后神志变化的观察。目前，临床多采用静脉麻醉或静吸复合麻醉。

四、几种常见颅脑手术的麻醉处理

（一）颅脑损伤手术的麻醉

颅脑损伤包括软组织开放性损伤、颅骨骨折、脑实质损伤、颅内血肿等。颅脑损伤可产生急性硬膜外血肿，急、慢性硬膜下血肿，脑内血肿，出血性脑挫裂伤以及弥散性脑肿胀，术前CT扫描可作出鉴别诊断。

颅脑损伤多为交通肇事、工伤事故以及意外伤害。伤情复杂多变，均属急诊入院，难以做到充分的术前准备。颅脑损伤患者有以下特点：患者处于昏迷状态，难以询问病史及受伤经过；可能为饱胃后受伤，易产生反流误吸；意识不清，可致舌根后坠阻塞呼吸道，引起二氧化碳蓄积；外伤累及丘脑下部、脑干及边缘系统，常引起呼吸、循环、胃肠道功能紊乱及体温变化，可能有外伤性尿崩症；多伴有颅内压升高；常为多处损伤，并处于休克状态。

麻醉时应注意加强监测，测量颅内压；支持呼吸，保持呼吸道通畅，必要时先行气管造口，充分给氧；有颅内高压者，可采取药物降压，必要时可作脑脊液引流；对浅昏迷伴有躁动不安者；应保持患者安静。

（二）脑肿瘤手术的麻醉

脑肿瘤的主要特点：

（1）术前有颅内高压。

（2）病变部位顺应性降低。

（3）由于长期卧床、瘫痪、厌食而出现体弱、营养不良。

（4）使用过脱水剂而有电解质失衡。

（5）颅内压高或麻醉不当可出现急性脑肿胀。

由于颅脑肿瘤患者术前多有颅内压增高，麻醉诱导后即可静脉快速滴注20%甘露醇1～2g/kg，以便在切开脑膜之前颅内压已有一定程度的降低，以利手术的进行。

脑膜瘤瘤体多有沿静脉窦发展的趋势，由于血运丰富，术中极易出血；在分离肿瘤前施行控制性降压，麻醉力求平稳，避免缺氧及CO_2蓄积。

垂体瘤有垂体功能不足或下丘脑症状的患者，术中应给地塞米松或氢化可的松等。对施行经口鼻蝶窦入路行垂体瘤切除术者，须严格防止血液经口流入气管。

对于颅内动脉瘤，术前宜将血压控制在适当水平。麻醉诱导必须平稳，防止麻醉诱导时，由于喉镜刺激引起颅内压升高，而致动脉瘤破裂。术中如用控制性降压，可使瘤内压下降，瘤壁松弛，手术安全性提高。为了防止脑供血不足，平均动脉压以降至6.67～8.0kPa（50～60mmHg）为宜，此时脑的血流灌注得以维持，而瘤壁张力即已显著下降。但收缩压如低于12kPa（90mmHg）时，血管痉挛或梗阻的危险性增加。停止降压后，应补充血容量，以防止血压偏低时，出现脑血管痉挛。如术中出现血管瘤破裂，可将平均动脉压短时内降至4～5.33kPa（30～40mmHg），直至外科医生控制住出血为止。

（三）后颅窝手术的麻醉

后颅窝手术之所以重要，因脑干的低位生命中枢及关系脑脊液循环的导水管和第Ⅳ脑室，都在这里。麻醉处理不慎，可能危及生命。手术如刺激三叉神经根可出现血压突升；牵拉迷走神经又可出现心动徐缓，血压下降；如术中出现心动徐缓、呼吸紊乱，提示可能有脑干受损，预后不良。后颅凹手术，如采用坐位，虽有利于术野的暴露，静脉引流良好，静脉压低有利止血，不易伤及脑干等优点。但坐位可引起低血压，扰乱循环功能，以及脑干压迫性缺血，气管插管易于滑出，更为重要的是可能发生气栓、肺梗死等，必须早期诊断与处理。又由于后颅凹手术时间长，易致麻醉药物蓄积，出现苏醒延迟或反射恢复迟钝，呼吸道不易保持通畅，故不宜过早拔出气管导管，患者手术结束后，可能出现呼吸消失或严重抑制，要想到有颅内血肿或脑水肿的可能。术后宜送入ICU严密监测、护理和治疗。

（四）脑血管手术的麻醉

脑血管病多见于中年人，病死率高，后遗症多。通常分为出血性和缺血性两大类。

1. 出血性脑血管疾病 出血性脑血管疾病包括高血压性动脉硬化，颅内动脉瘤和脑动静脉畸形。因出血形成血肿使脑组织受压，对有临床症状者应紧急手术止血、清除血肿，对动脉瘤或动静脉畸形破裂出血者，对有临床症状者应紧急手术止血、清除血肿，对动脉瘤或动静脉畸形破裂出血者，常须施行切除夹闭术。高血压动脉硬化是脑出血的常见原因。患者常突然发病。剧烈头痛、呕吐、伴有不同程度意识障碍，大量出血或出血侵入脑干者，可很快进入深昏迷，几小时内即可死亡。此类患者常须急诊手术，术前应重点了解主要脏器的功能及服药史，有无饱胃。宜采用气管内全麻，麻醉诱导及维持，尽可能避免血压波动，对血压高于26.7kPa（200mmHg）者，可行控制性降压，将血压维持在20kPa（150mmHg）左右。昏迷患者术后应保留气管导管，以利于清除呼吸道分泌物，及便于机构通气，待病情好转后再拔除气管导管。

2. 缺血性脑血管疾病 缺血性脑血管疾病是指脑血栓形成和脑栓塞，脑缺血性疾病多见于老年患者，常合并有高血压、糖尿病、肾功能不全和肺部疾病，有较高发生脑卒中的危险。临床上多半表现为短暂性脑缺血发作、可逆性脑缺血发作、部分性脑卒中。手术主要采用颈动脉内膜剥脱术和颅内外动脉转流术。

行颈动脉内膜剥脱术，术前应行颈动脉造影，了解侧支循环程度。对高血压应适当控制，严重心肺功能障碍及半年内有心肌梗死病史者应列为手术禁忌。采用颈丛阻滞麻醉，术中可以持续了解患者神经系统状态，但易产生严重并发症。气管内全麻是常用的麻醉方法，为防止手术操作引起心动过缓或低血压，可在颈动脉鞘内注射利多卡因浸润。术中应避免低血压和缺氧，特别是在阻断颈总、颈内、颈外动脉后，即使短暂的脑氧合不足亦可导致永久性神经功能障碍，可应用巴比妥类药、扩血管药以及低分子右旋糖酐等进行脑保护，以及维持新吻合血管通畅，防止血栓形成。

颅内外动脉转流术，属于脑血管重建手术。多采用颞浅动脉和大脑中动脉吻合，此类患者多伴有全身动脉硬化，术前应注意充分评估血管情况。麻醉维持过程应能提供良好的手术野及充分的脑灌流。为降低呼吸引起的脑表面波动样活动，可采用低潮气量及低水平 PEEP 3 ~ 5cmH$_2$O 0.3 ~ 0.5kPa（2.17 ~ 3.67mmHg），不可作过度通气，以免侧支循环减少、吻合血管变细。芬太尼及硫喷妥钠既能保持麻醉平稳，又可对脑组织起保护作用。术中应维持适当麻醉深度，术后患者尽可能早清醒。

第十节　胸外科危重病手术的麻醉

胸科手术的发展得益于麻醉学的不断进步，手术领域不断扩大而安全性提高。胸科手术所引起的病理生理改变远较其他部位的手术为甚，而患者病情的复杂也增加了麻醉管理上的难度。胸部手术的部位涉及呼吸、循环和消化三大系统，包括心脏、胸内大血管、肺、食管、纵隔、胸壁等部位的手术，有时还需胸、腹联合进行手术。

一、开胸后的生理病理改变

开胸手术，患者多取侧卧位。从侧卧、全麻，直至胸腔打开，每一改变，无不影响患者呼吸和循环的正常生理。

（一）呼吸的影响

1. 全麻、侧卧、未开胸而又有自主呼吸的患者，上侧肺的通气，比下侧肺为好；功能残气量的情况，亦相同。此外，上肺的通气／血流比值（$V_A／Q$），较下肺为高；若处理不当，容易缺氧。

2. 若上述患者开胸，自主呼吸仍予保留，这时所出现的主要改变有：

（1）因上肺萎陷，血液流经无通气肺叶，形成右向左的分流。

（2）全麻抑制肺血管对缺氧引起的收缩反应，使未氧合血增多。

（3）纵隔下移，健肺扩张更受限制。

所有这些因素，使下肺通气量进一步减少，并加剧低氧血症。

3. 开胸、侧卧、自主呼吸的全麻患者，还会发生"矛盾呼吸"及"纵隔扑动"。

（1）矛盾呼吸：当患侧胸膜腔剖开肺萎陷后，吸气时有部分气体从剖胸侧肺被"吸"入健侧肺，呼气时有部分气体从健侧肺"呼"入剖胸侧肺，此种情况称为矛盾呼吸。往来于两侧肺之间的气体称为"摆动气"。由于此部分摆动气未能与大气进行气体交换而相当于无效腔气体，故可影响通气功能，招致缺氧和二氧化碳蓄积。反常呼吸的严重程度，视声门外呼吸阻力大于剖胸侧支气管呼吸阻力的程度而定，例如上呼吸道若发生梗阻或呛咳时，反常呼吸加重；若气管内插管所用气管导管内径大于剖胸侧总支气管内径，矛盾呼吸程度可减轻。

（2）吸气时，纵隔上提，呼气，纵隔下沉，形成纵隔扑动，不仅妨碍手术操作，还使循环系统不稳、潮气量更低。

4. 如果术前患者呼吸功能已经受损（尤其健侧肺），这种低氧血症和高碳酸血症，可更严重，患者的危险性也随之加大。

（二）循环的影响

开胸后最终问题，是心排血量降低。原因有：

（1）当一侧胸膜腔负压消失后，在一定程度上减少了腔静脉的回心血量，从而降低了右及左心室前负荷。

（2）纵隔摆动明显时，心脏也随着摆动，因而使上下腔静脉或右心房交界处曲折成一定角度，在一定程度上阻碍了腔静脉流向右心房。

（3）剖胸侧肺萎陷后，该侧肺血管床阻力增加，肺循环流向左心房的血量减少，也使左心室前负荷降低。

（4）剖胸后两侧肺气体及血流均受影响，V／Q比值不正常。

（5）如呼吸管理不善，发生缺氧及二氧化碳蓄积，也可影响肺血流量。

（6）手术操作中直接压迫心脏及大血管。

此外，通气功能紊乱引起的PaO_2降低$PaCO_2$过高或过低，均可诱发心律失常，手术操作时对心脏或大血管的直接刺激所引起的神经反射，也可能诱发心律失常。若术前无心律失常，胸科手术中发生严重心律失常并不多见。

（三）其他病理生理改变

剖胸后脑膜腔及肺内压的改变，手术操作对肺门等部位的刺激，均可引起一系列的生理及病理反射，导致呼吸、循环及内分泌的功能障碍。胸腔内存在丰富的物理性和化学性感受器，如全麻深度不够，未能完全阻断这些感受器的神经及内分泌反射活动，也可导致一些生理及病理反射。此外，胸腔剖开后，体热和体液的散失较其他部位的手术为剧。

二、胸外科患者麻醉前的评估与准备

胸科手术麻醉的危险性和术后心肺并发症比一般手术为高。术前充分的评估与准备有助于减少麻醉过程意外及术后并发症。

（一）麻醉前评估

患者一般状况的好坏、胸部病变的轻重及心肺功能水平，是开胸患者术前应加注意的重点。其中，对肺的了解，更为关键。

1. 一般情况评估　吸烟、年龄超过60岁、肥胖、手术较广泛而手术时间在3小时以上，均可认为是诱发术后肺部并发症的风险因素。吸烟使碳氧血红蛋白（carboxyhemoglobin，COHb）含量增加，使血红蛋白氧离解曲线左移；吸烟还增加气道的易激性和分泌物，且抑制支气管黏膜上皮细胞纤毛运动使分泌物不易排出。据报道，吸烟者大手术后肺部并发症的发生率为不吸烟者的3～4倍。老年人术后肺部并发症发生率较高，此与老年性生理改变有关。例如老年人第一秒用力呼气量（forced expiratory volume in first second，FEV_1）及PaO_2随年龄增长而降低，FRC及闭合气量增加，对低氧和高二氧化碳的通气反应减弱，上呼吸道的保护性咳嗽反射较迟钝等。

2. 临床病史及体征　应着重了解呼吸系统方面的情况：

（1）注意有无呼吸困难，如有，应了解其发作与体力活动的关系，严重程度，能否自行缓解等；。

（2）有无哮喘，其发作及治疗情况。

（3）有无咳嗽，干咳常示大气道的激惹，如持续存在则可能为气管或主支气管受压所致。如有呛咳，则应警惕肺内感染的扩散或气道受阻而致肺不张。

（4）有无咯痰，咯痰量及其色泽、气味如何，如经抗感染治疗而痰量仍未减少，应警惕恶性肿瘤的可能性。

（5）有无胸痛，胸痛的部位、疼痛程度、性质、持续时间及与呼吸的关系等。

（6）有无吞咽困难，严重的吞咽困难可导致患者营养不良或恶病质，梗阻的食管上端可扩大而潴留食物和分泌物，在患者神志丧失时可致反流。

体格检查时需注意患者有无发绀或杵状指，胸壁运动双侧是否对称、有无气管移位等，还应注意有无肺心病的迹象。胸部叩诊可发现患者有无胸膜腔积液或大范围的肺不张或有无气胸。胸部听诊也很重要，可根据有无喘鸣、有无干湿啰音以及啰音的粗细作了相应的判断。

对这类患者均需作X线胸片检查或必要是作CT等检查以判断肺及胸内病变和气管狭窄的程度与部位。

3. 肺功能测定　几种简易的心肺功能测定：

（1）体力活动负荷试验：除用于心脏功能测定外，在一定程度上也可以反映肺功能的优劣。应用"转动踏板"法测定时，如患者的转速为3MPH（3miles per hour），倾斜10°的条件下，不能坚持踏完2分钟，行全肺切除术时的危险性很大。

（2）吹火柴试验：患者在张口而不撅起嘴唇的口型下吹气，如能吹灭唇前5～7cm远的火柴火焰，说明此患者FEV_1大致正常，否则可能存在气道阻塞性肺疾患。

（3）时间肺活量（Timed vital capacity）：在最深吸气后作最大呼气，如呼气时间长于5秒，可能存在气道阻塞性肺疾患。

（4）屏气试验：在平和呼吸后如屏气时间不能达到15秒至20秒，或深呼吸数分钟后再深呼吸气时，屏气时间不能达到30秒，至少可提示心肺储备功能不足。

（5）登楼试验：医护人员陪同患者缓步登上第四层楼，如患者心率及呼吸频率能在10分钟内完全恢复登楼前水平且无心律失常，提示可较好地耐受心胸手术。

肺功能测定用最大自主通气量（MVV）及第一秒用力肺活量（FEV_1）较能说明问题。一般而言，若各项呼吸功能都在正常范围，作胸内手术问题较少。

（1）最大通气量（maximal voluntary ventilation，MVV），是在15秒内用最大通气速度测定的呼吸容量。若其值较正常为低，表示存在阻塞性肺疾患或严重限制性肺疾患。它可以反映气道阻塞、呼吸肌的肌力与患者合作程度的综合结果。据Mittman等报道，此值<50%，切肺后患者死亡率50%；>50%时的死亡率仅5%，相差竟达10倍。故MVV<50%，切肺的危险性就显著上升。

（2）肺活量能反映肺的弹性、有无限制性肺疾患和气道阻塞情况；若此值为潮气量的3倍，咳嗽咳痰当无问题。实测值如为预测值的50%以下，术后死亡率则高。

（3）第1秒钟时间肺活量（FEV_1），能作为阻塞性肺疾患患者能否切除肺叶的重要指标之一。此值<800～1000mL，术后死亡率显著。

（4）其他特殊检测，如用核素133氙或99锝作肺血流，分别测定两肺功能，具有定量意义。

（二）麻醉前准备

1. 全身准备

（1）改善营养：如术前须根据病情增加营养及纠正贫血，纠正水、电解质紊乱，必要时进行静脉高营养疗法或行胃造瘘术。严重贫血者术前应考虑小量多次输血或成分输血。

（2）停止吸烟：开胸手术患者，术前必须戒烟。重点问题是戒烟时间，一般认为：①使呼吸功能改善的至低戒烟时间为8周；纤毛活动完全恢复，约需12周；②禁烟3周，可使痰量和咳嗽次数都有所减少；③急症患者，能有24小时戒烟，碳氧血红蛋白血症和左移的氧解离曲线，能得到改善。

（3）控制气道感染，尽量减少痰量：抗生素的应用最好是根据痰液细菌培养及药物敏感试验的结果采用，一般也常采用术前预防性给药。术前减少痰液是一项非常重要的措施，因为痰液可增加感染、刺激气道甚至造成气道阻塞或肺不张等。控制气道感染固然是有效地减少痰量的措施，但更重要的是鼓励患者自行咯痰。使黏稠的痰液易于咯出的办法是使痰液适当地湿化，常用的方法有热蒸气或加用药物雾化吸入，加强液体口服，必要时进行输液等。应用稀释痰液的药物其效果不一定可靠，且可增加气道的激惹性和其他不良反应。对咳嗽乏力的患者常需用叩打背部的方法使痰液松动，助其咯出。对支气管扩张及肺脓肿等分泌物量大的患者，则常需采用"体位引流"的方法排痰。在排痰方面应重视物理疗法的作用。

（4）保持气道通畅，防治支气管痉挛：对有哮喘征象或正处于哮喘发作期中的患者应控制其发作。对有气道反应性（激惹性）增高的患者，如有哮喘史、慢性支气管炎或气道仍有某种程度感染的患者，应警惕在围手术期各种对气道的刺激均可诱发严重的支气管痉挛。除对有感染者应予控制感染外，常用的解除痉挛或支气管扩张药有：

1）茶碱类药物，主要为氨茶碱（有缓释制剂）。

2）肾上腺糖皮质激素，常用气雾吸入剂，亦有经全身给药者。

3）非激素类气雾吸入剂，如色甘酸钠，其作用机制尚不完全明了。常用于小儿的开始治疗，或用于撤除或减少肾上腺皮质激素的用量。

4）β_2-肾上腺受体激动药，有口服及气雾制剂。如应用后出现心动过速，可采用四价抗胆碱能药异丙托溴铵（ipratropium）。

（5）做好口腔护理：术前每日早晚及饭后均应刷牙。

（6）增加体力活动：为改善心肺储备功能，增加对手术的耐受能力，术前数天争取作适当活动。

（7）术前思想准备：术前耐心解释，消除顾虑，说明麻醉及手术过程，并告知患者术后应主动咳痰等，争取患者的主动配合。

2. 呼吸系统准备

（1）积极改善呼吸功能：对患有呼吸病变的开胸患者，应积极改善呼吸功能。主要包括：①术前积极进行深、慢的呼吸锻炼，有助于呼吸功能的改善及痰液的排出，有人主张利用肺活量计的测定，使患者增强锻炼的信心。②多痰又不易咳出的患者，须用体位引流、捶击背部、理疗及主动咳痰（即深吸气后再予猛咳）等方法，使痰外排；肺脓肿及支气管扩张等湿肺患者肺部分泌物甚多者，必要时需行"体位引流"法以排出之。③戒烟，极为重要。④控制气道感染。⑤雾化吸入。吸入微粒大小，与进入支细管或肺泡的深度有关。如结合吸入药物，使之到达肺泡，微粒的直径则以 $1 \sim 2 \mu m$ 为宜。⑥为扩张支气管平滑肌，有时需用支气管解痉剂，这对纤毛上皮功能的恢复、痰液的加速排出，具有意义；有些药物，还能加强心肌收缩力，可以一举两得。⑦必要时也可应用祛痰药物。但以上各种处理，都须由有经验的人进行指导，例如严重咯血患者，有些处理就不合宜。

（2）咯痰训练：术前即应令患者预习在手按假定手术创面部位的情况下进行咯痰，此举改善术后通气、减少肺并发症有很大好处。

（3）低浓度氧吸入：对某些存在低氧血症的患者（如肺心病、COPD、肺脓肿、巨大肺大泡等），术前可经鼻腔导管（2~3L）或面罩给氧。

（三）麻醉前用药

胸外手术患者麻醉前用药的基本原则和要求与其他大手术相似，但应注意下述特点：

1. 镇静镇痛药　呼吸功能减退或年老体弱患者吗啡、哌替啶等药物应慎用或不用；有气管支气管严重狭窄，尤其在静息状态下已出现哮鸣（Stridor）的患者，此类药物更应慎用或不用；有COPD或哮喘的患者，吗啡应禁用。

2. 抗胆碱能药　抗胆碱能药一般尚需应用。湿肺及呼吸道分泌物较多的病例，均应在尽量排痰（必要时行体位引流或纤维支气管镜吸引）后，方可注射此类药物；在心率偏快或发热的病例，应避免应用阿托品。

3. 对估计不合作的幼儿，应先给基础麻醉。

三、开胸的常用监测

（一）对呼吸的基本监测

1. 了解吸入氧浓度，有助于调整开胸后的低氧血症发生或防止。

2. 呼吸停止，不论是自主呼吸患者，或控制呼吸患者，都须高度重视，前者可能与麻醉过深过浅或病变有关；后者多由于呼吸器故障。

3. 分呼吸量的测定，对自主或控制呼吸患者，都具重要性。一般通过呼吸率、肺量计以测知；也可由贮气囊或胸廓活动作粗估。

4. 患者开胸前后的通气情况，通常用皮色或血色作观察，或由肺听诊以了解。较精确的测定，为血气分析。

5. 气道情况的掌握，常从患者呼气时间长短，同时作肺听诊发现有无支气管痉挛以知之。

有条件，可测气道压，或测肺顺应性、气道阻力等，以便用药或调整控制呼吸。

（二）心血管监察

一般患者以测血压及心电图即可；重症患者则应加测中心静脉压出入量。特殊患者还应测定肺动脉楔压、心排出量及血管阻力等，视需要而定。

（三）输液输血的掌握

胸腔内手术因创面失液较多，术中常规输液量应略多于其他部位的手术；由于术中失血可能较多（尤其在胸膜有慢性炎症粘连或再次手术病例出血可能甚多），且随着肺组织的切除而又失去一部分循环血，因此预计输血量应比其他手术为多。既往胸腔手术多主张"等量输血"甚至"逾量输血"，近年来认为血液稀释的概念也同样适用于胸腔内手术，对循环功能稳定而又非严重贫血的病例，在失血不多（200～300mL）的情况下，可先行充分补充功能性细胞外液而不一定输血；如失血较多，也可在充分补充功能性细胞外液及胶体液的基础上，适量补充全血或进行"成分输血"。估计术中可能出血较多的病例，应行中心静脉压或肺动脉楔压监测。如为全肺切除，由于肺血管床骤然大量减少，在肺组织循环钳闭后，输液输血均应适当的减速减量，以免发生急性肺水肿。

四、麻醉及术后处理

1. 气管内全麻患者应在自主呼吸完全恢复且潮气量符合生理要求，肌松药作用完全消失，神志基本清醒后，方可拔除气管导管。拔管前应尽量吸净呼吸道内分泌物及血液，并在基本吸净后应用加压通气以配合术者建立手术侧胸膜腔正常负压。对于支气管内插管或双腔导管插管的患者在未达到上述拔管条件前，应把支气管导管退到气管内，或把双腔导管拔除，改插气管内导管，然后继续进行辅助呼吸，待达到上述拔管条件后再拔除气管内导管。

2. 患者清醒后，切口痛可影响呼吸运动，术后应加强镇痛措施，除常用麻醉性镇痛药外，尚可应用连续硬膜外注药镇痛法。如患者仍需侧卧位，一般手术侧应向上，全肺切除患者，手术侧应向下。

3. 术后一般应常规给氧。

五、常见胸科危重病手术的麻醉

（一）肺部手术

肺部手术除可经胸腔镜进行者外，一般均需剖胸。剖胸手术现均用全麻，多采用静脉快速诱导的方式进行气管内或支气管内插管，根据情况用静吸复合麻醉或全凭静脉麻醉维持。由于这类患者有可能出现大量的输液、输血情况，故必须保证有安全、通畅、能进行快速输注的静脉通路。在监测方面，心电图、心率、动脉压、SpO_2是基本的。手术多采用侧卧位，如间断测压的袖套置于卧床侧上肢，则由于受压的因素其数据不一定可信。对患者情况差或有大失血可能或预计术中将可能牵拉纵隔者，以作动脉直接测压为宜。血气分析可根据情况进行。对大的手术应监测中心静脉压和尿量，对小儿或术时长的患者宜监测体温。

在改变体位时应注意避免因体位安放不当致上肢神经受损或下肢受压损伤。在改变体位前应检查麻醉深度是否合适，如偏浅应适当加深。在改变体位后应检查气管导管或支气管导管是否仍处于正确部位，如有问题应及时调整。

在关胸前应注意以20～40cmH$_2$O气道压测试支气管断端缝合处是否漏气，并在直视下将萎陷肺重新膨胀，在关胸接上水封瓶后应继续通过间歇正压将残留在胸腔的气体、血水等排出，让肺更好地膨胀。

必须在达到拔管标准和术后已无机械通气支持的必要时，才能拔除气管内导管或支气管内导管，拔管前应将气道内分泌物尽可能抽吸干净。有一部分患者术后是需一定时间的通气支持。

对所有术后患者均需给予一段时间的氧吸入，应注意气道的湿化、胸部物理治疗和鼓励咳嗽等以减少肺部并发症。合理的术后镇痛（包括患者自控镇痛，PCA）也有助于减少肺部并发症。

1. 肺癌患者的麻醉　主要特点如下：

（1）肺癌如属晚期，可使全身情况恶化及转移症状和体征。术前应麻醉会诊，以策安全。

（2）中心性肺癌术前应行支气管镜等检查，以了解同侧甚至对侧支气管有否被癌组织浸润或受压迫，必要时作分侧肺功能检查。

对于肺门已有转移性淋巴结或甚至已粘结成块，应做好大量快速输液输血的准备，预防手术剥离时可能大量出血。

2. "湿肺"患者的麻醉　临床上习称慢性肺脓肿、支气管扩张等，每天排痰量达数百毫升以上的肺部疾患为"湿肺"（Wet lung）。湿肺病例进行肺切除时，麻醉处理较为复杂，其要点包括：

（1）术前减少痰量。

（2）平顺的麻醉诱导：要求诱导力求平稳、快速，避免发生呛咳，致大量痰液堵塞呼吸道。

（3）必须应用双侧分别通气法。

（4）术中及时处理好呼吸道分泌物：如在手术过程中，采取麻醉机螺纹管听诊、背部或食道放置听诊器听诊等方法，及时发现呼吸道分泌物并立即吸除。

3. 大咯血患者的麻醉　一般系指在24小时之内咯血达200mL以上或48小时之内咯

血达600mL以上并引起急性呼吸道阻塞或严重低血压的急症病例。多数病例的病因为肺结核及支气管扩张，偶亦见于呼吸系恶性肿瘤、肺脓肿及肺包虫囊肿并发感染等病例。大咯血病例手术治疗的预后优于保守治疗，但手术中死亡率据国外统计仍达18%，其安危与麻醉处理关系密切。

麻醉处理要点：

（1）手术前主要关键之一在于明确出血部位及病灶性质，而支气管镜检查是目前最有效的诊断手段。病情较稳定的病例，可争取早行支气管镜检，病情较复杂的也应争取在进行急救处理后进行镜检，以便决定是否进行手术治疗并为气管插管方式等麻醉处理提供有力参考。在支气管镜检中如发现明显的出血点，可以用冰盐水灌洗、局部应用血管收缩药、支气管导管套囊阻塞及纱布条填塞等方法以求得暂时止血，避免症状恶化，创造手术机会。

（2）麻醉前应给予100%氧吸入，并吸除呼吸道积血。如无条件行支气管镜检，应争取尽早进行气管内插管（以双腔导管较单侧支气管导管可能更好，但应视其情况而定）。

（3）尽早开放两条较粗大的静脉输液管道，并充分备血，作抗休克处理。

（4）术前应行凝血象检查，如有异常应即予纠正。术前需给予相应的抗生素药物。

（5）镇咳药物以不用为宜，以免抑制患者主动咯出呼吸道积血的自我保护功能。

（6）病情允许，又有条件，可作双腔插管，对不明出血在哪一侧的患者，尤为适用。但双腔管的吸引，较多困难，发现确实无法吸引时，应换单腔管。如已知出血部位，作健侧支气管插管，较为合适，先作健肺吸引及加压呼吸，首先清理健肺是处理原则。此外，麻醉过程中应经常注意气管是否为血液或凝血块所堵塞，经常进行吸引。

（7）开胸止血后，发现患侧气道为凝血块所堵，可切开气管支以吸引血块。

（8）呼吸监测（SpO_2，$PETCO_2$及血气分析等）及循环监测（直接动脉测压、中心静脉压）应力求完备，其要求应高于其他胸科手术。

4. 切肺　切肺可分为肺叶切除及一侧全肺切除两类。麻醉处理除胸科手术的一般麻醉处理外，在一侧全肺切除手术的过程中，尚应根据其特殊影响及特殊手术操作，进行一些特殊的麻醉处理。

（1）可作单肺通气。如术后须继续应用呼吸器，术终改为总气管内单腔插管。

（2）麻醉方式，可作吸入，也可作静脉或平衡麻醉。原则上，用浅麻及高浓氧。一般认为加用肌松剂，既便于作控制呼吸，也可减少全麻药量，患者又无咳呛反应的出现，一举三得。

（3）氧化亚氮的应用，一方面影响吸入氧的浓度，另一方面禁用于肺大疱或有肺囊腔的患者，故须慎重；还须经常作PaO_2的监测。

（4）术中出现咳嗽或咳呛，可少量加用全麻药或肌松剂（适用于已用肌松剂的患者）；此外，静脉缓注利多卡因，成人50～100mg，也能减少全麻药量。

（5）在术者切除全肺组织前，麻醉者应明确手术侧双腔导管或支气管导管的位置并退回到总气管内，以免被切断；如已在手术侧肺动脉内置测压管和漂浮导管，亦应于全肺切除前及时退出；缝闭胸腔时应在术侧胸腔内灌注适量的等渗盐水等液体，以防止纵隔移向术侧，关胸毕最好能在X线透视下检查。

作一侧肺全切患者，为使纵隔尽可能回至正常位置，可在完全关胸后，从留在胸腔内的导管抽吸余气，一般不做长时负压吸引。

（6）要求患者早醒，及早拔支气管插管，术后不用正压通气，目的是不使气管支的残端缝线开裂。

5. 支气管胸膜瘘　支气管胸膜瘘可由于外伤、肿瘤、肺内脓腔破裂、术后支气管残端或吻合处破裂所致。此类患者几乎均有胸膜腔内感染液体聚积，患者情况可能很差，肺功能也可能严重受损，健肺处于被胸腔感染液体污染的危险之中。如给予正压通气，则气体可经胸腔引流处逸出而较少作用于肺泡；如引流不畅，则可因胸膜腔内压增加致感染液被挤入气管支气管系统造成肺部感染。故对于这类患者采用何种诱导方法意见分歧。有人主张吸入麻醉诱导，一般采用先让患者充分吸氧，静脉快速诱导，用短效肌松药如琥珀胆碱，插入双腔支气管导管，健肺通气，吸引来自患侧支气管内污染物，然后用非去极化肌松药行单肺通气。

（二）胸内食管破裂及穿孔

可因疼痛出现低血压、冷汗、呼吸急促、发绀、皮下气肿、纵隔气肿、气胸及液气胸等，食管造影可确定部位。对这类患者麻醉前即应进行抗生素治疗，静脉输液，给氧，维持循环功能。如穿孔在食管上半段，准备右侧开胸。如穿孔在下半段则准备左侧开胸，如患者体弱难以耐受剖胸手术，可在颈部分离行颈部食管造口，剩余食管经腹切口分离并行胃造口术以便喂食。

（三）胸部创伤患者的麻醉

胸部创伤临床多见，有人统计，在到达医院之前即已死亡的创伤患者中，约30%为胸部创伤，如合并颅脑、腹、四肢伤，则处理更为困难。由于胸部创伤多将影响正常通气功能，或合并大血管破裂，失血急剧，病情危急，患者多处于严重休克、神志不清状态，须立即手术以控制出血，麻醉须迅速配合，不能延误。

麻醉选择：采用气管内插管，静脉复合或静吸复合维持。处理总原则为施行浅麻醉，辅助肌松药，或尽量结合局麻或肋间神经阻滞，并通过控制呼吸，改善呼吸功能。此外，对于肺挫伤者，术中输血输液应严格限制，防止发生肺水肿。

第十一节 腹、盆腔危重病手术的麻醉

腹、盆腔脏器手术的类别众多，各具特点，要求不一。患者的情况也常常差异悬殊，互不相同。多种麻醉技术均可供腹、盆腔手术的患者选用。因此，这类患者的麻醉处理可谓临床麻醉之基础。

一、腹、盆腔手术的麻醉特点

腹、盆腔脏器主要包括消化、泌尿和生殖三大系统。其主要生理功能是消化、吸收和物质代谢，清除和处理体内的有害物质和致病微生物，参与机体的免疫功能以及分泌多种激素调节全身的生理功能等。这些脏器发生病变必致相应的生理功能改变及内环境紊乱。因此，需要良好的术前准备，尽可能使并发的病理生理变化得到纠正后再行麻醉和手术。

肝脾或其他腹、盆腔内癌肿根治手术，可因手术部位血液循环丰富和止血困难而发生术中大量渗血和严重低血压，需要开放可靠而通畅的输血通路，及时补充，维持循环功能。

某些特殊剖腹手术体位，例如盆腔手术时的头低位或膀胱截石位等，也会影响患者的呼吸、循环功能。应注意预防和及时解除。

腹、盆腔急症手术多，例如胃穿孔、消化道或输卵管妊娠破裂出血等，往往病情危重，不允许有充裕时间进行全面检查和术前准备就需实施急症麻醉和手术。必须同时补充血容量及纠正水、电解质紊乱。

腹、盆腔内手术对肌肉松弛的要求极高。松弛的腹肌，不仅使术者便于探查或深部操作，还能使内脏不致膨出，避免损伤；此外，关腹容易，不致引起腹膜撕裂等缝合困难。

腹、盆腔内手术操作常有内脏牵拉反应。出现腹腔迷走神经反射或盆腔反射，导致血压下降、心动过缓，甚至发生心搏骤停的意外。

腹、盆腔巨大肿瘤，严重腹胀或大量腹水的患者，术前常因腹压过高、膈肌运动受限而有呼吸功能障碍，头低位时更为显著，应取头高位，并给予适当的辅助呼吸。当剖腹减压时，腹内压骤降又可使腹腔血管反应性扩张，血液淤积，回心血量锐减，易发生严重血压下降之意外。遇此情况，切忌操之过急，应与术者合作，让腹内压缓慢下降，并同时适当加速输液，必要时可用血管收缩药如麻黄碱纠正。

二、腹、盆腔手术的麻醉选择

（一）局部麻醉

局部浸润、区域阻滞或肋间神经阻滞可用于小部分腹部短小手术。优点是实施方便，无须特殊设备，且对全身重要脏器功能影响轻微，术后恢复快。缺点为不松弛肌肉，牵拉内脏引起的反射剧烈。

（二）椎管内麻醉

1. 蛛网膜下腔阻滞　用腰麻作腹部手术，其肌松及止痛效果良好，只是麻醉平面不易控制，有时血压剧降，术后头痛等神经并发症较多，因此目前仅限于中下腹部手术。术中的频发呕吐，有时亦难以处理。

2. 硬膜外阻滞　镇痛、肌松和对循环及呼吸功能的影响都可控制在满意程度，且不受时间限制，术后尚可用于镇痛，是目前我国腹、盆腔手术中最常用的麻醉方法之一，但对上腹部手术、衰弱、休克、危重及需作广泛探查的患者，不属首选对象。

（三）全身麻醉

气管内插管全身麻醉适用于各种腹、盆腔手术，尤其是上腹部创伤大、手术困难以及一些老年体弱、体格肥胖、病情危重和有硬膜外阻滞禁忌证患者的良好选择。全麻的优点是麻醉可控性强、给氧充分、有充分发挥麻醉对机体生理功能的调节和控制作用。

全身麻醉的实施方法多种多样，临床常用的有吸入全麻、静脉麻醉和静吸复合麻醉等，均可根据手术需要和患者情况选用。

1. 吸入全麻　常用的强力吸入麻药，可以单独应用，使之产生止痛、入睡、肌松及消除内脏反应等作用；但这样做，需吸入较高浓度，同时也会带来不良反应及其毒性，除非患者对麻药较为敏感，一般很少考虑。

2. 复合全麻

（1）静脉与吸入全麻复合，较为常用，效果可靠，对重要脏器功能较少抑制。

（2）全麻加用局麻，如区域麻醉或局部浸润，方法简便、患者安全，可以采用。

（3）不同静脉麻药的联合应用，亦按全麻的三个要素作配合，即记忆缺失及入睡、止痛和肌肉松弛。其中，腹部手术肌松剂的应用最重要，以良好的配合手术需要。

三、腹部急症手术的麻醉

（一）急腹症患者的麻醉

临床急症手术中以急腹症最常见，其特点是发病急、病情重、饱胃患者比例大，继发感染或出血性休克者多，麻醉前准备时间紧，难以做到全面检查和充分准备。麻醉危险性、意外发生率及麻醉手术后并发症均较高。

1. 麻醉前准备

（1）麻醉医师须抓紧时间进行术前访视，了解既往病史、麻醉手术史、药物过敏史、进食或禁饮时间，重点掌握患者全身状况、神志、肝及肾功能。

（2）对有脱水、电解质及酸碱失衡或伴有严重合并疾病者，应给予及时纠正，有休克者应给予抗休克治疗，待休克改善后再麻醉。但对于病情紧急，也可在抗休克的同时进行紧急麻醉和手术。对大量出血患者，应尽快手术以免延误手术时机。

（3）对于饱胃、消化道穿孔、出血、肠梗阻或弥漫性腹膜炎患者，麻醉前须进行有效的胃肠减压。

2. 麻醉的选择及处理

（1）胃、十二指肠溃疡穿孔：患者常伴有剧烈腹痛和脱水，部分患者可继发中毒性休克。在综合抗休克的基础上，可慎用硬膜外阻滞，且需小量分次用药，严格控制阻滞平面。麻醉中应防止内脏牵拉反应，继续纠正水、电解质及酸碱失衡，预防肺部并发症。

（2）急性肠梗阻：可选用连续硬膜外阻滞，有严重水、电解质及酸碱平衡紊乱，呼吸急促，血压下降，心率增快的休克患者，应选择气管内插管全麻较安全。麻醉中继续抗休克、防止呕吐物窒息，维护心、肺、肾功能，防止心力衰竭、肾功能衰竭等。

（3）上消化道大出血：上消化道大出血多见于食管静脉曲张破裂、消化性溃疡、出血性胃炎、胃肠道肿瘤等，如经内科治疗48小时不能控制者，常需紧急手术。但术前要注意抗休克综合治疗，待休克初步纠正后可选用连续硬膜外阻滞。麻醉中应注意维护有效循环血量，保持血压在12kPa以上，维持呼吸交换，避免缺氧和二氧化碳蓄积，纠正酸碱失衡等。对出血性休克患者宜选用气管内插管浅全麻。

（4）急性坏死性胰腺炎：可选用连续硬膜外阻滞，对已发生休克治疗无效者，应选用对心血管系统和肝肾功能无损害的全身麻醉。麻醉应继续纠正水、电解质及酸碱失衡，防治低钙血症、循环衰竭等，并在血流动力学指标监测下，输入血浆代用品、血浆和全血以恢复有效循环血量，同时给予激素和抗生素治疗。此外，应防治ARDS和肾功能不全，注意呼吸管理。

（二）门脉高压症手术的麻醉

门脉高压症手术麻醉的适应证主要取决于肝损害程度、腹水程度、食管静脉曲张及有无出血或出血倾向。Ⅲ级肝功能者不适于手术麻醉，应力求纠正到Ⅰ或Ⅱ级（表2-1）。

表2-1 门脉高压症肝功能分级

		肝功能分级	
	Ⅰ级	Ⅱ级	Ⅲ级
人血白蛋白（g/L）	≥35	26~34	≤25
凝血酶原时间（min）	1~3	4~6	>6
转氨酶 金氏法（n）	<100	100~200	>200
转氨酶 赖氏法（n）	<40	40~80	>80
腹水	（－）	少量，易控制	大量，不易控制
肝性脑病	（－）	（－）	（＋）

1. 麻醉前准备　麻醉前应重点针对其主要病理生理改变，做好改善肝功能、出血倾向及全身状态的准备，如增加肝糖原，修复肝功能，减少蛋白分解代谢，有出血倾向者给予维生素K等止血药，纠正水、电解质和酸碱平衡紊乱，有腹水者应在纠正低蛋白血症的基础上采用利尿、补钾措施、并限制入水量。

2. 麻醉选择与处理

（1）麻醉前用药：阿托品或东莨菪碱应给予一般剂量。镇静镇痛药应减量或避免停用。

（2）麻醉药：氧化亚氮在无缺氧的情况下，对肝脏无直接影响。异氟醚在体内降解少，对肝功能影响轻微，可考虑选用。氟哌利多、芬太尼虽在肝内代谢，但麻醉通用量也不致发生肝损害，可用于门脉高压症手术的麻醉，但对严重肝损害者应酌情减量。氯胺酮、安定、哌替啶、喷他佐辛则均可选用。门脉高压症患者禁忌大量使用箭毒类药。门脉高压症分流手术的麻醉可选用下列方法：①硬膜外阻滞辅以依诺伐；②依诺伐、氧化亚氮、氧、肌松药复合麻醉；③氯胺酮、安定、氧化亚氮、氧、肌松药复合麻醉；④安氟醚（或异氟醚）、芬太尼、氧化亚氮、氧、肌松药复合麻醉。

麻醉中应注意维持有效循环血量，保持血浆蛋白量，维护血液氧输送能力，补充凝血因子，保证镇痛完善，输血、输液、纠正代谢性酸中毒、充分供氧等。

（三）腹部创伤患者的麻醉

腹部创伤多以肝、脾破裂常见，尤其脾脏破裂。因此，腹部创伤多合并有内出血，严重者有失血性休克。应对失血性休克进行有效的复苏，及时补充有效循环血量。休克初步改善后可在气管内浅全麻下手术。对于单纯胃肠损伤，可选用硬膜外阻滞。

（四）胰腺手术的麻醉

胰头或壶腹周围癌肿需行部分胰腺和十二指肠切除，手术复杂、冗长、创伤大，加之病者常为老年体弱，又有梗阻性黄疸和肝功能损害的患者，故麻醉处理远比一般胃或胆囊手术困难。

故术前准备，必须充分，以便耐受较长时间的手术及麻醉：

（1）补充热量及蛋白、多种维生素，以改善患者营养状况。

（2）显著消瘦时，可能伴有贫血及血容量不足，应多次少量输血。

（3）重视肝的保护，除给维生素K外，可用高渗葡萄糖（糖尿病患者则须妥加处理）-胰岛素-钾盐的极化液；有时还可考虑应用白蛋白。

（4）如有凝血障碍，须用维生素K、输新鲜血，必要时应用抗血纤溶芳酸等。

胰腺深藏腹内，手术操作困难，要求肌松完善、术野安静。硬膜外麻醉可以作为少数全身情况尚好患者的选择。但此类患者，大多数仍应采用气管插管全身麻醉。

假性胰腺囊肿及一般情况良好而又无特殊心脑血液并发症的其他胰腺疾患患者，可考虑用硬脊膜外麻醉（麻醉要求同肝）。否则，须用全麻。全麻的选药，应按肝功能及血糖水平来考虑。

并发糖尿病的患者，按《糖尿病患者的麻醉》处理原则；若为胰岛素瘤，麻醉前先输5%～10%葡萄糖，并做血糖监测，使血糖不致过低；待至腹内手术开始，须使患者保持正常低值的血糖范围，以便在瘤体切除后判断肿瘤是否已切净，有肿瘤遗留时，血糖值会进一步下降；反之，肿瘤已完全切除后，血糖在半小时左右的时间，趋于上升。总之，这类患者的术中输液，以生理盐水或平衡液（不带糖）为主，根据血糖值作适当调整。全麻一般不必加深，加用适量肌松剂、作高浓氧（50%以内）控制呼吸较好。如作硬膜外麻醉，应避免血压过降，故对心肺功能差、肥胖或脑有损害的患者，不宜应用。术中可能失血较多，输用新鲜血较妥，尤其黄疸患者；输入途径应保持两条静脉通路。

（五）盆腔手术的麻醉

盆腔脏器深藏于小骨盆内。其外科疾病以肿瘤居多，经腹手术为其主要途径。盆腔手术的难度和患者的情况也是差异悬殊。子宫和膀胱肿瘤患者常因慢性失血而有严重贫血。硬膜外阻滞可满足下腹、盆腔操作的要求，已成为这类手术的主要麻醉选择。实施时，无论采用一点或两点穿刺注药法，均需应用足量局部麻醉药，使上界阻滞平面达胸6节段，骶神经阻滞完善。这样，下腹肌肉松弛较好，对骶部操作的反应就很轻微。辅以适量镇痛镇静药物，麻醉效果更好。在一些创伤大的手术，例如宫颈癌扩大根治术、全膀胱切除结肠（或回肠）膀胱成形术或直肠癌根治术等，也常选用气管内插管全身麻醉。

第三章　腹部手术麻醉

第一节　麻醉前准备

根据要求对接受腹部手术的患者进行全面的病史采集和体格检查，以下问题也应该考虑到。

一、术前液体状态的评估

外科病理状态可引起容量稳态方面的严重紊乱，产生低血容量和贫血。液体缺乏主要源于摄入不足，水和电解质分隔至腹部组织，以及液体的丢失。

（一）液体丢失的机制

1. 患者摄入不足和不能摄入可出现在术前各个阶段。胃肠道梗阻可能妨碍患者足够的口服摄入。慢性疾病患者由于食欲缺乏会引起长期的口服摄入不足。

2. 呕吐或胃引流可以引起明显的体液丢失，尤其见于伴有肠梗阻的患者。呕吐物的量、性质（是否含有血）、持续时间以及呕吐的频率应予以估计。

3. 肠梗阻时体液分隔至肠腔，或腹膜炎时体液分隔至间质组织。

4. 出血来源于胃肠道，包括溃疡、肿瘤、食管静脉曲张、憩室、血管发育异常和痔，这可能会引起正常血容量或低血容量性贫血。由于血液浓缩，所测的血细胞比容会相对增高。

5. 腹泻由肠道疾病、感染或用泻药做肠道准备会引起明显的细胞外液丢失。

6. 发热可增加不显性体液的丢失。

（二）低血容量的体征

生命体征随体位的改变而变化（心率增快、血压降低），表明有轻度到中度的低血容量，严重的低血容量会引起心动过速和低血压。黏膜干燥、皮肤斑纹、皮肤的充盈及温度降低，表明低血容量导致外周组织灌注降低。

（三）实验室检查

包括血细胞比容、血清渗透浓度、血尿素氮-肌酐比、血清和尿中电解质浓度和尿量。这些检查有时有助于容量缺失的评估，但是没有一项实验室检查能肯定地表明血管内容量状态。

（四）有创监测

如果单独通过临床评估无法确定患者的血管内容量状态，那么中心静脉压和肺动脉压力有创监测就很有必要。

二、代谢及血液学的紊乱

常发生在需要行急症腹部手术的患者。低血钾代谢性碱中毒常见于大量胃液丢失的患者（呕吐或鼻胃管引流），大量腹泻或败血症能引起代谢性酸中毒。脓毒症也能引起由弥散性血管内凝血病。

三、手术持续的时间

受先前腹部手术的病史，腹腔内感染情况，放疗，类固醇药物的使用，外科技术以及外科医生经验的影响。

四、腹部急症手术的准备

所有行腹部急症手术的患者均应按照饱胃处理。为了把误吸的危险性降到最低，应当快速诱导时压迫环状软骨，或清醒插管。术前使用组胺受体（H_2）拮抗药和口服非颗粒状抗酸药可降低胃液的酸性。甲氧氯普胺可减少胃容量，但不适用于肠梗阻的患者。

第二节　麻醉方法

一、全身麻醉

全身麻醉是最常用的方法。

（一）优点

保护气道并保证足够通气，麻醉诱导快，并易于控制麻醉的深度和持续时间。

（二）缺点

1. 气道反射消失，可增加常规手术和急症手术期间误吸的危险性。
2. 全麻药物引起的潜在的不良血流动力学效应。

二、区域麻醉技术

区域麻醉技术用于腹部手术，包括脊麻、硬膜外麻醉、骶管麻醉和神经阻滞。患者通常需要补充抗焦虑药来消除紧张，稳定情绪。

（一）下腹部手术

下腹部手术（例如腹股沟疝修补术）通过区域麻醉产生T4～T6的麻醉平面来完成手术。

1. 硬膜外麻醉　常行连续硬膜外麻醉，"单次剂量"硬膜外麻醉适用于3小时以内的手术。

2. 脊麻　常行单次剂量注射，尽管也可以置入脊麻导管实施连续腰麻。阻滞时间取决于局麻药及辅助用药的选择。

3. 神经阻滞　神经阻滞也能为腹部手术提供满意的麻醉平面。

（1）髂腹股沟、髂腹下和生殖股的神经阻滞可为疝修补术提供满意的神经阻滞区域。麻醉医生很容易完成这些神经阻滞，但要求外科医生术中直接在精索结构上补充阻滞。

（2）双侧T_8～T_{12}肋间神经阻滞可产生躯体感觉麻醉，而腹腔神经丛阻滞则可产生内脏麻醉。

（二）上腹部手术（脐以上，T10以上）

单纯区域神经阻滞麻醉下患者常常不能很好地耐受上腹部手术。

1. 脊麻或硬膜外麻醉　在上腹部手术，脊麻或硬膜外麻醉要求感觉阻滞平面达到T_2～T_{14}。高平面胸段神经阻滞可致肋间肌感觉麻痹，使深呼吸功能受损，虽然能维持分钟通气量不变，但患者常感呼吸困难。腹腔内气体或上腹腔内的探查会产生C5分布区的钝痛（常常在肩部），这不能被区域麻醉所阻止，需要静脉内补充镇痛药来预防。

2. 腹腔丛神经阻滞　单纯的腹腔丛神经阻滞不能完全阻断上腹部的感觉，患者常不能忍受内脏牵拉。

（三）优点

1. 能保持患者自诉症状的能力（如胸痛）。

2. 保持气道反射。

3. 充分的肌松和肠腔收缩，能为手术野提供最佳的显露。

4. 交感神经完全阻滞使肠血流增加。

5. 通过硬膜外腔持续置管技术可以提供术后镇痛。

（四）缺点

1. 局部麻醉药误入静脉或吸收过快会导致局麻药的毒性作用。

2. 手术过程中神经阻滞的操作和安置体位均需要患者的配合。

3. 麻醉失败需在术中改为全麻。

4. 区域神经阻滞在有异常出血表现或穿刺部位有感染的患者中应该禁忌。

5. 交感神经阻滞产生静脉扩张和心动过缓，会促进严重低血压的发生。副交感神经活动引起肠收缩，使肠吻合更困难，这个作用可用格隆溴铵逆转，常用剂量为0.2～0.4毫克静脉注射。

6. 上胸段神经阻滞会影响肺功能。

7. 为了施行局部麻醉技术而延迟急症手术不恰当。

8. 清醒状态的患者常需要不断地交流才放心，这在复杂的病例中会分散麻醉医生的注意力。

三、联合麻醉技术

硬膜外麻醉加上浅的全身麻醉，这一技术常用于广泛的上腹部手术。

（一）优点

1. 硬膜外麻醉可减少全身麻醉的用药量，因而可减轻心肌抑制，并可缩短苏醒时间和减轻恶心。

2. 联合麻醉技术可减轻术后呼吸抑制，改善上腹部术后早期的肺功能，这对于易发生术后肺部并发症的高危患者（如肥胖患者）尤其有用。

（二）缺点

1. 硬膜外麻醉所致的交感神经阻滞作用能加重低血容量，使术中低血压的鉴别诊断更复杂。

2. 硬膜外腔的置管和试验麻醉平面延长了麻醉的准备时间。

第三节　麻醉管理

一、麻醉诱导

1. 补充血容量　在麻醉诱导前补充丢失的血容量，并仔细计算镇静药的麻醉前用药量，以提供更稳定的血流动力学状态。

2. 快速诱导或清醒插管　所有考虑"饱胃"的患者都要求快速诱导或清醒插管。适应证包括：胃排空延迟、腹腔内压增加，或食管下段病变。如创伤、肠梗阻、食管裂孔疝、胃食管反流、妊娠的4～9月、过度肥胖、腹腔积液以及伴有胃轻瘫和自主神经功能障碍的糖尿病。

二、麻醉维持

（一）液体治疗

要求适当给予维持液体，并补充缺失和正在丢失的液体。

1. 出血　失血应通过直接观察术野和吸引装置以及称量纱布来估计。在手术单下和患者体内的失血量可能被忽略。

2. 肠道及肠系膜水肿　由于手术操作或肠道疾病引起。

3. 蒸发丢失　从腹膜表面的蒸发丢失的液体与暴露区域直接相关。液体的补充由临床判断或有创监测来指导。一般来说，有明显肠暴露的超长时间的手术和术前出现血容量不足，要求按照$10 \sim 15mL \cdot kg^{-1} \cdot h^{-1}$的速度补液。然而，新的证据表明，对于低血压患者按照静脉注射液体和$4mL \cdot kg^{-1} \cdot h^{-1}$速度维持的补液方法，患者痊愈更快且并发症更少。

4. 腹腔积液突然排出　手术进入腹腔后，腹腔积液突然排出，由于腹内压力突然下降，肠系膜血管充盈，静脉回心血量下降，可引起急性低血压。术后腹腔积液再聚积能产生明显的血管内体液丢失。

5. 鼻胃管和其他肠引流　应予以计量并给予适当的补充。

（二）液体丢失

液体丢失应当用晶体液、胶体液或血液制品进行补充。

1. 等渗盐溶液　起初，应当补充等渗盐溶液。无法用公式来计算细胞外液丢失所需的液体量。适当的补液必须进行临床评估，血压、脉搏、尿量和血细胞比容是其参考指标，还应根据实验室指标来进一步治疗电解质和酸碱失衡。当等渗晶体液用于补充血液丢失时，约三分之二的液体进入组织间隙，三分之一的液体还留在血管内。因此，每1毫升的液体缺失至少需要3毫升的液体补充。

2. 胶体液　胶体液是一类含有大分子颗粒能产生胶体渗透压的液体。它们停留在血管内的时间比晶体液长。许多研究对晶体液和胶体液用于液体复苏时的作用进行了比较，发现使用胶体液并没有好处（甚至会出现不好的结果）。胶体液比晶体液贵很多，常规使用并不合理。对于有严重烧伤、肝肾疾病或急性肺损伤的患者，白蛋白的补充要优于晶体液。

3. 血制品　使用血液制品时应当参照血细胞比容，血小板计数，和凝血参数的测量结果。

（三）肌肉松弛

除了最表浅的腹腔内手术外，其他所有的手术均要求肌肉松弛；在关腹时充分的肌松很关键的，因为肠胀气、水肿或器官移植增加了腹腔内容物的体积。

1. 精确计算肌松药的剂量以取得四个成串监测中的单次抽搐为适度，这样可在关腹时提供满意的肌松，并在拔管时其肌松作用可以逆转。

2. 强效吸入麻醉药可阻断神经肌肉传导，并和肌松药有协同作用。

3. 采用局麻药进行轴索阻滞能提供极好的腹部肌肉松弛。

4. 屈曲手术台可减少腹部横切口和肋下切口的张力，有利于关腹。

（四）氧化亚氮（N_2O）的应用

可引起肠胀气，因为N_2O弥散入肠腔的速度比氮气弥散出肠腔的速度快；肠胀气的程度取决于N_2O的浓度，进入肠腔的血流和使用N_2O的时间长短。正常情况下，肠腔内气体的最初体积小，这个体积增加两倍或三倍也不会发生严重问题。肠梗阻是使用N_2O的相对禁忌证，因为肠腔内气体的最初体积可能大。肠胀气使关腹困难，肠腔内压的增加会使肠管灌注受损。

（五）鼻胃管

鼻胃管常在围术期放置。

1. 术前置管　用于胃内减压，尤其是外伤患者和肠梗阻患者，许多患者在进入手术室时已置入了鼻胃管。虽然通过一较粗的鼻胃管的吸引能减少胃内容物的容量，但不能完全将其排出，并可能会因为撑开下段食管括约肌而增加误吸。鼻胃管也会影响面罩的密闭性。在诱导前应抽吸鼻胃管。诱导过程中，鼻胃管应开放以便引流。当应用鼻胃管时，压迫环状软骨可以阻止反流。

2. 术中置管　在腹部手术过程中，要求术中置管以引流胃液及胃内气体。经鼻-或经口置入胃管的操作不应过分用力，使用润滑剂和患者头部的屈曲有助于置管。用手指在口咽部直接将胃管插入食管，或在喉镜直视下用钳置管。如果这些方法均失败，可用一根9.5毫米或更粗的气管内导管做引导管，将此气管导管经口插入食管，胃管通过已润滑的气管导管腔进入胃，将气管导管退出的同时固定胃管。

3. 放置鼻胃管的并发症　并发症包括出血、咽后部黏膜下的裂伤或插入气管内。在颅底部骨折的患者中曾发生过插入颅内的意外。应仔细固定鼻胃管以避免对鼻中隔或鼻孔过度压迫，造成缺血坏死。

（六）术中常见的问题

与腹部手术相关的术中常见问题如下：

1. 肺功能受累　为了扩大术野显露而使腹腔内脏器被压缩（如使用软的填塞物或硬的牵拉器）；腹腔镜时气体的吹入；或取头低足高位。这些操作可使膈肌抬高，减少功能残气量，引起低氧血症。呼气末正压通气（positive end-expir-atory pressure ventilation，PEEP）的应用可以对抗这些效应。

2. 体温控制　在开腹手术中热量丢失很常见。

3. 肠道操作所致的血流动力学改变（如低血压、心动过速和颜面潮红）　在血管内皮细胞和肠腔细胞发现的前列腺素F_{10}，一种类前列腺素物质，作为体液元素参与此改变。

4. 阿片类药物可能加重胆道痉挛　这种作用虽不常见，但阿片类药物作为术前用药和硬膜外腔用药时在一些患者中引起疼痛性的胆道痉挛。术中胆道痉挛会使手术修补困难或使胆管照影片解释困难，这种痉挛可被纳洛酮逆转。硝酸甘油和胰高血糖素也可通过非特异性的平滑肌松弛作用来缓解痉挛。

5. 粪便污染　常发生在消化道穿孔的患者中，因会引起感染和脓毒症。

6. 呃逆　呃逆是阵发性的膈肌痉挛，可自发产生或膈肌、腹腔内脏器受刺激而引起。其可能有效的治疗包括如下：

（1）增加麻醉深度以减轻对气管内、内脏或膈肌刺激的反应。

（2）去除引起膈肌刺激的根源，如胃扩张。

（3）增加神经肌肉阻滞的深度，这样可减弱痉挛的强度。完全的膈肌麻痹一般很难达到，只有在所用肌松药的剂量超过腹腔肌肉松弛所需的剂量时才可能达到。

（4）氯丙嗪静脉注射，每次5毫克。

第四节　特殊手术的麻醉处理

一、腹腔镜手术

随着仪器设备的改进和外科技术水平的提高，腹腔镜手术的开展越来越多，包括胆囊切除术、疝修补术、胃底折叠术、肾切除术和结肠切除术。腹腔镜手术的优点很多，包括切口创伤小，术后疼痛轻，术后肠梗阻发生率低，出院早，住院时间短和恢复正常活动早。

（一）手术操作

先在腹壁脐周做个小切口，通过这个切口将套管放入腹腔，然后通过套管向腹腔内充入CO_2，直到腹内压达到5.6~6.0kPa（12~15mmHg）。患者的体位应利于手术野的暴露，倾斜的头高足低位利于上腹部术野的暴露，头低足高位便于下腹部术野的暴露。

（二）麻醉问题

1. 血流动力学变化　腹腔镜手术血流动力学变化受许多因素影响，包括人工气腹后腹内压的变化。CO_2吸收入血的容量、患者血管内容量状态、体位和使用的麻醉药物。一般来讲，健康的患者可耐受5.6~6.0kPa（12~15mmHg）的腹内压。在健康的患者中，气腹会导致平均动脉压和体循环阻力增加，而心排血量不受影响。而在合并有心脏疾病的患者中，气腹会导致心排血量降低并产生低血压。CO_2经腹膜吸收后会引起高碳酸血症，导致交感神经兴奋，使得血压升高、心率加快和心排血量增加。

2. 功能余气量（functional residual capacity，FRC）下降　全麻下建立气腹后，会加

重FRC的下降。头低足高位时，由于腹腔内脏向横膈移位，腹内压上升，FRC会进一步降低；必须用PEEP来治疗肺萎陷。气腹增加气道峰压；然而，跨肺泡压并不升高，因为腹腔和胸壁的顺应性下降，导致呼吸系统的顺应性也降低。由于CO_2通过腹膜吸收，有必要增加分钟通气量来维持正常的CO_2值。

3. 体位 由于患者处于倾斜的头低足高位或头高足低位，必须预期和监测静脉回流的情况。并且，应当经常查看患者手臂以防止臂丛神经损伤。

4. 体温的控制 腹腔内注入冷的气体后会起引起热量的丢失。

5. 由于腹内压的升高，腹膜和胸膜、心包腔间胚胎源性通道的开放，可导致纵隔积气、心包积气和气胸。气体从纵隔向头侧弥散会引起面部和颈部皮下气肿。

6. 血管损伤 因穿刺针或套管针穿入引起的血管损伤，会导致突然的腹腔大出血，需要改为开腹手术以控制出血。

7. 静脉气体栓塞 很少见，但是在气腹时，如穿刺针或套管针误入血管或腹腔器官或气体进入门静脉系统后，气体栓塞也会发生。血液吸收CO_2能力强，也能迅速在肺内清除，这就增加了静脉误入CO_2后的安全性。但在高压情况下注入气体会在腔静脉和右心房发生"气体锁定"，这样会使静脉回流降低，心排血量下降，引起循环虚脱。肺循环气体栓塞的形成会导致无效腔量的增加，通气、血流比例失衡和低氧血症。在有大量气体进入体循环或气体通过未闭的卵圆孔进入血液循环时，会形成体循环气体栓塞（有时对大脑和冠状循环产生致命影响）。治疗措施包括：停止充气，给患者吸纯氧以缓解低氧血症，使患者头低足高、左侧卧位，促使气体从右心室流出道排出。过度通气可增加CO_2的排除。

（三）麻醉管理

腹腔镜手术通常要求全麻。气腹和倾斜的头低足高位会影响通气功能，必须进行控制通气以避免高碳酸血症。插入导尿管和鼻胃管（经常在全麻诱导后进行）便于观察，同时可降低在套管针插入时损伤膀胱和胃的风险。

二、食管手术

用于治疗胃食管反流疾病，可以采取经腹途径（如下所述），也可采取经胸途径。

（一）尼森胃底折叠术

尼森胃底折叠术是很常见的手术。即将胃底沿着食管下段包绕一周，形成一个圈，胃内压可使被缠绕的食管收缩，阻止胃内容物反流入食管。如果合并有食管裂孔疝，可同时在手术中修复。为了缩短住院时间，通常通过腹腔镜完成该手术。

（二）麻醉注意事项

手术通常采用全麻或全麻联合硬膜外技术（开腹手术时）来完成。接受手术的患者通常已使用了质子泵抑制剂、H_2受体拮抗剂或促胃肠动力药。他们应继续药物治疗直到手术当天。由于发生胃食管反流和误吸的风险较高，需要进行快速诱导或清醒插管。

（三）食管探针

可放置一个食管探针来测定胃底折叠术的口径。这样可确保食管腔的大小合适，从而降低术后吞咽障碍的发生。在放探针或下鼻胃管时，可能会使胃或食管穿孔。腹腔镜手术时，探针可以在明视下直接放入胃里。在这个操作中，为避免损伤，胃和食管成恰当的角度相当重要。扩张器和鼻胃管应当缓慢通过，且应该在直视下进行。对于食管狭窄的患者应当特别小心。

三、胃手术

一般在全麻或全麻联合硬膜外麻醉下进行。这种患者的误吸危险性高，要求快速诱导或行清醒气管插管。应该预期有大量第三间隙液体的丢失和潜在的失血。

（一）胃切除术

胃切除术或部分胃切除术加胃十二指肠吻合（Billroth Ⅰ 式）或胃空肠吻合（Billroth Ⅱ 式），常用于胃腺癌或难治性胃、十二指肠溃疡出血的手术治疗，少数用于 Zollinger-Ellison综合征（胃泌素瘤）的治疗。

（二）胃造口术

可以通过上腹部小切口或经皮内镜完成。衰弱的老年人，局麻药加适当的镇静足可以完成手术，而一部分患者则要求全身麻醉。

四、肠和腹膜手术

（一）小肠切除术

适应证包括穿透伤、克罗恩病、粘连性肠梗阻、麦克尔憩室、癌或梗死（源于肠扭转、肠套叠或血栓栓子）。患者常常是低血容量，且有饱胃的危险。

（二）阑尾切除术

可通过下腹部小切口或腹腔镜完成。发热、厌食和呕吐可导致低血容量，这需要在麻醉诱导前静脉补液。在少数没有脓毒症和脱水的病例，可行区域麻醉，否则要求快速诱导或清醒气管插管行全身麻醉。

（三）结肠切除术或半结肠切除术

用于治疗结肠癌、憩室病、克罗恩病、溃疡性结肠炎、创伤、缺血性结肠炎和脓肿。未行肠道准备而急症行结肠切除术者，由于粪便污染而致腹膜炎的危险性大。有些涉及结肠的急症手术，常先行结肠造口术，随后在肠道准备充分后再择期行结肠切除术。术前一定要估计患者是否有低血容量、贫血和脓毒症。所有急症行结肠切除术和结肠造口术的患者均应按饱胃处理，宜联合应用全麻和区域麻醉。

（四）直肠周围脓肿引流、痔切除术和毛囊肿切除术

这是创伤相对较小，简单的手术。毛囊肿切除术通常在俯卧位施行，脓肿引流或痔切除术可取俯卧位或截石位。如果在全麻下进行，有必要达到较深的麻醉或应用肌松药以便取得充分的括约肌松弛。截石位时脊麻要求用重比重液，而在俯卧折刀位或膝胸位时则要求用轻比重液，骶管阻滞在任何体位都适用。

（五）腹股沟疝、股疝或腹壁疝修补术

可以在局麻、区域阻滞麻醉（脊麻、硬膜外麻醉、骶管麻醉或神经阻滞麻醉）或全麻下进行。最强的刺激和严重的迷走神经反应发生在牵拉精索或腹膜时。术中和外科医生进行交流很重要，因为必要时可要求他们减少牵拉。如果选择全麻，应考虑用面罩技术（如喉罩）或深麻醉下拔管，以减少苏醒期咳嗽，否则可增加疝修补的张力。

五、肝脏手术

（一）肝部分切除术

用于治疗肝转移、癌的单叶切除、动静脉畸形或肝棘球囊。因为预期失血较多，标准监测须加动脉和中心静脉置管，开放大口径的静脉通路。在肝实质分离时，通过在肝蒂水平暂时阻断门静脉和肝动脉血流可降低失血。正常肝脏的储备功能相当大，只有在肝脏广泛切除后才使药物代谢受损。凝血功能状态正常的患者可行硬膜外穿刺置管。

（二）门静脉高压

门静脉高压的患者有肝衰的症状，需要等待肝移植。大多数患者采用药物疗法（如β受体阻滞剂、血管扩张剂），内镜硬化疗法或结扎急性出血的食管血管曲张和经颈静脉肝内门体分流术治疗。为减少血管曲张的出血和腹腔积液可作姑息性手术，手术治疗会增加脑病的风险并且不能显著改善长期预后。

1. 门腔静脉和脾肾的分流　通过手术吻合使门静脉血流直接转到下腔静脉（门腔分流）或间接通过肾静脉（脾肾分流）来缓解门静脉高压。因为门静脉血流完全转入下腔静脉会导致肝衰的快速发生，因此，常行不完全"H"型分流来部分减低门静脉系统的压力。分流能明显增加心室的前负荷而诱发心脏衰竭。对于内镜硬化疗法无效的顽固病例，需要分流手术降低食管血管曲张的压力，减少出血。因为脾静脉横跨胰床，脾肾分流手术要求完全游离脾静脉，在凝血功能障碍的情况下可能发生大量出血，且难于控制。分流手术现在大多已被微创的经颈内静脉肝内门体分流术所取代。

2. 腹腔静脉分流　用于治疗难治性腹腔积液。一些有瓣膜的管道，如LeVeen分流和Denver分流，是把腹腔积液从腹膜腔分流到静脉系统。这些操作可在局部浸润麻醉或颈浅丛神经阻滞麻醉下进行。但很少进行这种分流，因为分流会引起上腔静脉血栓形成、纤维性腹膜炎和分流梗阻的高发，需要再次手术治疗。分流诱发的弥散性血管内凝血是一种少见的并发症，需要立即去除这些管道。术后的管理主要是预防循环超负荷，

要求积极利尿治疗。

六、胆道手术

（一）胆囊切除术

胆囊切除术是一种常见的手术，可通过开腹术或腹腔镜术来完成。两种术式均要求全麻。在行腹腔镜胆囊切除术时，患者呈头高足低位，用烧灼术或激光将胆囊从肝脏游离，需要用肌松药提供充分的腹壁肌肉松弛。由于腹腔镜有限的视野和高倍放大效果，出血量很难估计，可能发生胆囊动脉或肝动脉出血。腹腔镜胆囊切除术的优点是术后疼痛较轻且恢复较快。大多数患者在术后第一天就可以出院。

（二）胆汁引流

胆汁引流包括对广泛胆总管结石施行的经十二指肠括约肌成形术；对胰腺肿物所致的胆总管远端梗阻施行的胆囊空肠吻合术；对于慢性胰腺炎、结石、胆道远端良性狭窄施行的胆总管空肠吻合术。内镜和经肝技术应用越来越普遍，但有时仍需要外科开放引流。失血量常较少，但体液丢失较明显。

七、胰腺手术

（一）适应证

尽管急性胰腺炎的初期采用支持疗法，但是为了控制胰腺炎的并发症，手术治疗也有必要。手术治疗的指征为感染性胰腺坏死、对于血制品复苏治疗无效的出血性胰腺炎和纠正凝血功能紊乱。胰腺假性囊肿需要引流，囊肿可吻合到空肠的Roux-en-Y袢、胃后壁或十二指肠。手术会导致大量出血和第三间隙液的丢失。在急性重症胰腺炎中，炎性介质的激活可导致脓毒症和多器官功能障碍，这需要通过液体复苏、机械通气和血管升压药进行支持治疗。

（二）胰空肠吻合术加胃空肠吻合术和胆总管空肠吻合术（Whipple手术）

适用于胰腺腺癌、恶性囊腺瘤或难治性胰腺炎的切除，仅限于切除胰头，这些手术失血失液较多。对于无禁忌证的患者置入硬膜外导管有助于控制术后疼痛。

八、脾切除术

脾脏的钝器伤或穿透伤应急症行脾切除术。择期脾切除术用于治疗特发性血小板减少性紫癜或何杰金淋巴瘤。要求全身麻醉和肌肉松弛。失血多，常需要输血，因而要求静脉穿刺针较粗。硬膜外麻醉和全身麻醉联合应用较适合，但应注意明显出血的患者伴有交感神经阻滞时可加重低血压。有时有必要行胸部切口以便控制巨脾的脾门血管。脾切除患者术后阶段应注射多价的肺炎球菌疫苗。

九、术中放射治疗

胰腺和结肠腺癌需要开腹行肿瘤一期切除术或大块切除术。专门设计的手术室为术中放射治疗提供了方便。如果必须把患者转运到放射治疗室，则需要在关腹前将麻醉的患者转入。患者在转运过程中要求持续监测和纯氧通气，并且要携带药物和复苏设备。麻醉可用静脉麻醉药（如异丙酚）维持。在放疗室要预先准备好麻醉机。在放疗室外通过电视监测患者，患者的血流动力学和通气必须稳定。将无菌的回旋加速器圆锥体放在腹部切口时，主动脉和下腔静脉可能受压。在纯氧通气的情况下，肿瘤对放疗最敏感。治疗一般要求5～20分钟，但若血流动力学或通气情况异常可终止。关腹可在放疗室或回到手术室完成。

十、肥胖患者的手术

60%以上的美国人都超重，肥胖症是个很重要的健康问题。体重指数是与体内脂肪总量密切相关的指标，其计算公式如下：

$$体重指数（BMI）=体重（kg）/［身高（m）］^2$$

体重指数超过25，则认为是超重；体重指数超过30，则认为是肥胖；体重指数超过40，则是病态肥胖。

（一）麻醉前应注意的问题

1. 耗氧量增加　肥胖患者循环血量和心排血量增加才能满足耗氧量增加的需求。即使是无症状的年轻人也可发现左心功能下降，这和肥胖程度相关。高血压也与肥胖明显相关。

2. 高胆固醇血症　肥胖患者发生高胆固醇血症的风险较大，这是导致动脉粥样硬化和冠心病的危险因素。有多个心脏危险因素的患者需要心脏科会诊，以制定最佳的围术期治疗方案，并决定进一步心脏评估的必要性。

3. 食欲抑制剂　服用食欲抑制剂右芬氟拉明或芬氟拉明减肥药超过4个月的患者发生心脏瓣膜紊乱的风险增加，尤其是主动脉瓣反流。肺动脉高压也与服用这些药物有关。围术期要做超声心动图来评估瓣膜的功能。

4. 呼吸系统　肥胖患者由于体重增加引起胸壁的顺应性下降，呼吸系统顺应性也降低。由于肺血流量的增加，肺的顺应性也轻度降低。FRC减少；仰卧位FRC进一步减少，导致通气血流比例失调和低氧血症。肥胖患者的代谢率高伴有氧耗增加和二氧化碳的生成增多，只有增加分钟通气量，才能维持血中二氧化碳含量的正常。

5. 阻塞性睡眠呼吸暂停　咽部黏膜下层脂肪含量的增加可导致在睡眠时易发生咽喉部塌陷，引起阻塞性睡眠呼吸暂停。长期的低氧血症，当出现红细胞增多症时，会导致肺动脉高压和右心衰。有严重睡眠呼吸暂停的患者在术后应立即加强监测。

6. 胃食道反流　胃排空时间的延长以及腹腔内压力和容量的增加，使症状性的胃食道反流增加。

7. 控制血糖　肥胖患者通常合并2型糖尿病、高血糖、高胰岛素血症和胰岛素抵抗。由于脂肪组织灌注不定，因此需要静脉注射胰岛素来控制高血糖。

8. 气道管理　由于肥胖患者颈粗短脸较大，其气道管理被认为是一个挑战。有研究报道，单纯肥胖或单独的体重指数虽然会增加颈部周径，马氏评分超过3分会增加插管的难度，但是不能作为困难插管的预测。然而，在这项研究中还没决定是否根据颈部粗短的程度来选择采用清醒光纤插管技术。需要仔细评估颈部和下颌活动度，检查口咽部和牙齿的情况。如果认为存在困难插管，则应考虑清醒插管，并与患者讲清楚。将患者上身垫高，使外耳道口与胸骨切迹成一直线，这样有利于直视喉镜下视野的暴露。

9. 精神疾病　许多肥胖患者都存在严重的精神疾病，如抑郁和自卑。

（二）减肥手术

减肥手术是目前治疗病态肥胖最有效的方式。身体质量指数（body mass index，BMI）≥35有肥胖相关的并发症或者BMI≥40的患者适合做减肥手术。手术至少能减轻50%的体重，可增加体力活动并降低高血压、糖尿病和睡眠呼吸暂停的发生率。目前，主要施行两种基本的减肥手术。

1. 垂直捆扎胃成形术　将胃分成胃小袋以限制摄入的食物容量。长期减肥会因不良的进食方式（摄入高能量的流质）或钉合线断裂造成吻合口漏而受限。

2. Roux-en-Y胃短路术　是将胃分成胃小袋，然后将胃小袋与近端空肠吻合。通过限制食物的摄入和通过短路的小肠减少对食物的吸收而达到减肥目的。术后患者可能会发生倾倒综合征，即在摄入高能黏稠食物后，出现恶心、腹部绞痛和腹泻，进而可引起行为学的改变。进行该手术的患者可能会引起铁和维生素B_{12}的缺乏。Roux-en-Y胃短路术也可以在腹腔镜下完成。

（三）麻醉管理

1. 手术台　标准手术台常常与肥胖患者的大小和体重不匹配。应当使用专为肥胖患者设计的手术台。即使是短小的手术也必须使用特别的垫料和皮肤保护。

2. 标准无创监测　对基本健康并带有导尿管的患者可采取标准无创监测。选择大小合适的血压袖带很关键。把大小合适的袖带绑在前臂要比太大的袖带绑在上臂要好。只有在需要严格的血压控制或反复做血气分析时才有必要进行动脉血压监测。静脉穿刺置管可能较困难。

3. 液体量和血容量的临床评估　肥胖患者液体量和血容量的临床评估很困难。尽管肥胖患者总的循环血容量增加，但是每千克体重的血容量仍低于正常体重人群。手术操作的难度会增加血液和体液的丢失。在健康人中根据血流动力学和尿量情况进行补液是安全的，但在某些人中需要有创监测来指导补液。腹内压的升高可传递到胸腔导致中心静脉压也增加。肺动脉导管用于监测充血性心衰和瓣膜疾病患者的容量状态。虽然腹内压升高使得充盈压也上升，但是这并不影响心排血量测定值的精确度。

4. 区域阻滞麻醉技术　这是一个挑战，因为定位解剖标志有困难。但是，硬膜外麻醉联合浅的全身麻醉很有优势，这利于术后高质量的镇痛，避免阿片类药物引起的过度镇静的风险以降低低氧血症和高碳酸血症的发生。脊柱中线在坐位比侧卧位更明显，便于硬膜外导管的置入，需要有长的硬膜外穿刺针（5英寸长）。病态肥胖患者硬膜外的局麻药量应当减少，因为其硬膜外腔的容量由于脂肪浸润和硬膜外静脉系统血容量的增加而减少。

5. 快速诱导插管或清醒插管　病态肥胖的患者需要快速诱导插管或清醒插管。

（1）肥胖患者由于胃排空延迟、腹内压增加以及存在胃食管反流疾病可能会增加误吸的危险。

（2）肥胖患者代谢需求的增加以及FRC的降低，这导致在呼吸暂停时会出现快速、明显，有时甚至是顽固性的去饱和作用。建议进行3~5分钟的预吸氧，但是建立的氧储备仍然很小。

（3）面罩通气通常因气体交换受限而变得困难。使用口咽通气道或双人呼吸囊-面罩技术也许会有帮助。

6. 困难插管　病态肥胖患者气管插管可能困难，对可能存在困难插管的患者建议采用清醒纤维支气管镜插管。较理想的插管体位是将患者的上胸部、头颈部适当垫高，使其处于斜坡位，这样有利于喉镜的暴露，提高插管的成功率。头低足高位或坐位也利于插管，但是需要麻醉医生站着插管。事先应预备好各种型号的喉镜片、喉罩通气道和带有管芯的气管内插管。肥胖患者的气管内导管的大小型号没有具体的建议。

7. 肺功能　全麻过程中病态肥胖患者的肺容量较非肥胖患者下降的多。容易导致肺不张、气道闭合和低氧血症。可以通过PEEP和增加潮气量来治疗肺泡萎陷。气道压力的升高源于胸壁顺应性的降低。

8. 药物剂量　肥胖患者由于基本生理功能的改变（如心排血量增加）以及药代动力学参数（如分布容积，肝、肾清除率）的变化，药物的剂量很难估计。肥胖患者按实际体重给药（$mg \cdot kg^{-1}$）可能会过量。另外，按照理想体重给药，需要量会超过估计量。

（1）总体来说，如果药物的分布限于非脂肪组织，可按照理想体重计算药量。如果药物的分布包括脂肪和非脂肪组织，则应根据实际体重计算药量。药物的维持剂量取决于肥胖患者对药物的清除率。总之，建议使用短效的药物。

（2）肥胖患者拟胆碱酯酶活性增加，应当按照实际体重计算所需琥珀胆碱的剂量。

（3）异丙酚的负荷量和维持量应当根据实际体重来计算。

（4）阿片类药物的剂量，包括瑞芬太尼，应根据理想体重计算。

（5）苯二氮类药物的负荷量根据实际体重来计算，维持量根据理想体重来计算。

9. 辅助用药　肥胖患者肌松药的滴定会较困难，神经刺激仪（由于皮下组织较厚）会低估肌松药的需求，引起肌松药药量的不足。使用氯胺酮和可乐定可节省麻醉药的剂量。在手术当天一人院就口服0.1毫克可乐定，可提供适当的镇静，并且没有呼吸抑制。一般静脉注射$0.5mg \cdot kg^{-1}$的氯胺酮作为诱导，然后以$0.25mg \cdot kg^{-1} \cdot h^{-1}$速度静脉维持直到苏醒前1小时，这样可减少术后镇痛时麻醉药物的总体需要量。

10. 适时拔管　在患者清醒，有足够的咳嗽反射，确定肌松药的作用完全消失后才可以在手术室拔管。因为仰卧位降低FRC，肥胖患者应尽早采取坐位。对于睡眠呼吸暂停的患者应尽早采取面罩气道正压通气，胃扩张似乎不是问题。

11. 加强监护　对于有严重的冠状动脉疾病、糖尿病控制较差的患者以及严重睡眠呼吸暂停的患者术后应当加强监护。

十一、原位肝移植

原位肝移植是肝脏疾病晚期根治性手术。常见病因包括肝脏肿瘤、硬化性胆管炎、威尔逊病、α_1抗胰蛋白酶缺乏、原发性胆汁性肝硬化和酒精性肝硬化。遗憾的是，供体供应有限，尤其是儿童。目前，有两种方法用于增加儿童肝移植的供应而不影响成人的供应：①从活体亲属供体内取左侧肝段移植给儿童。②劈裂式肝移植即从一个死亡尸体供体内把一个肝脏一分为二分别移植给两个患儿。因为离体分离同种异体的肝脏时间长，其缺血时间的延长会导致移植肝的损伤，其肝功能障碍的发生率也高。活体供体原位肝移植的开展越来越多，接受这类移植的患者存活率与那些接受整个肝脏和部分肝移植患者的存活率差不多。

（一）麻醉前

肝脏疾病患者麻醉前须考虑的问题。

（二）手术阶段

肝移植的手术分三个阶段进行。

1. 受体肝切除　包括胆囊和肝静脉的切除，有时切除部分下腔静脉。

2. 无肝期　由于下腔静脉的阻断导致静脉回流大大减少。无肝期静脉-静脉分流（典型的如左侧股静脉和门静脉到左侧腋静脉）常能改善静脉回流。

3. 无肝后期　供体肝的重新灌注标志着无肝后期，此期将高钾、低温和酸性的液体流入中心循环。患者情况一般在血管吻合完成后稳定。胆道吻合完成后，在供体胆囊切除、胆总管空肠吻合并且放置胆总管的引流管后，完成手术。

（三）麻醉中注意事项

1. 出血　在存在凝血功能障碍时会有大量的失血（失血量是血容量的几倍）。受体肝切除常常是出血多的阶段。无肝期纤维蛋白溶解可能会加重先前的凝血功能障碍。使用氨基己酸和（或）抑肽酶可能有帮助。

2. 低体温　在麻醉诱导前即采取强有力的加温措施以避免低体温。

3. 代谢紊乱常见

（1）少尿，由于低血容量和低灌注所致，可能导致肾衰和高钾血症。

（2）大量输注枸橼酸化的血制品，可能导致低钙血症和高钾血症。

（3）在无肝期，理论上有低血糖的危险，但由于含糖液的应用，高血糖症更常见。这一手术阶段常以进行性的代谢性酸中毒为标志。

4. 低氧　源于肺内分流、手术牵拉所致胸廓活动受限和头低足高位。充分的氧合需要高的吸入气氧浓度（fractional concentration of inspired oxygen，FiO_2）和使用PEEP。

5. 低血压　应该预期由于低血容量和心功能障碍所致的低血压，需要使用血管加压药和正性变力药直到其根本问题纠正为止。

（四）麻醉处理

1. 标准监测　加留置尿管和直接动脉压力监测是必须的。大多数患者还需要放置肺动脉导管，还要通过中心静脉或外周静脉来建立粗的静脉通路。应该提供最大的导管以建立在38℃时$1.0 \sim 1.5 L \cdot min^{-1}$速度输注的快速输血通路。

2. 麻醉的快速诱导　这些患者因饱食、腹腔积液或反应迟钝，而有反流的危险，因而常采用快速诱导。对于血流动力学不稳定的患者，氯胺酮作为麻醉诱导药也许有用。

3. 麻醉的维持　常采用中等剂量到大剂量阿片类镇痛药和挥发性麻醉药的平衡麻醉技术来完成。N_2O由于可加重静脉-静脉分流过程中气栓发生的危险性和肠扩张，应避免使用。

4. 术中化验检查　术中化验检查包括动脉血气分析、血糖、电解质、血细胞比容、血小板计数和凝血功能情况，用于指导治疗。

5. 输血疗法　输血疗法包括自体回输术野收集的血和输注库存的血制品。根据凝血功能的化验检查和临床情况来决定输注红细胞悬液、新鲜冰冻血浆或其他血制品。如果有可能，应推迟到静脉-静脉分流完成后输注血小板。冷沉淀物和氨基己酸可作为治疗的辅助用药。

6. 血流动力学紊乱的复苏　在再灌注期间治疗血流动力学紊乱可能很有必要。由于寒冷、高钾血症、供体器官酸性代谢产物的排出以及肠管和下肢的低灌注可导致恶性心律失常和心脏骤停；在再灌注前，将血清钾和酸碱状态调整到正常对这种情况有利。扩容以及应用碳酸氢钠、利尿剂、胰岛素、葡萄糖和小剂量的肾上腺素（$50 \sim 100$微克静注）也许有必要。过度通气用于治疗酸中毒。

7. 术后　供体肝脏恢复功能，凝血功能障碍一般能得到改善，所需液体量减少。患者需要添加麻醉性镇痛药来镇静镇痛。

十二、异位胰腺移植

异位胰腺移植常和异位肾脏移植同时进行。虽然受体可行一侧肾切除，但其胰腺保留完整。麻醉中应注意的问题主要与肾移植和糖尿病的处理有关。

（一）胰腺移植

手术将供体胰腺通过十二指肠的一部分与受体膀胱吻合，这样使外分泌腺的分泌流入到膀胱。要求经常监测血糖水平，因为随着胰腺的灌注，血糖水平快速降到正常。因为没有胃蛋白酶存在，所以胰蛋白酶原和糜蛋白酶原不能被激活。革兰阴性菌尿路感染可以激活这些酶并导致膀胱受损，这需紧急手术切除移植的胰腺。胰腺分泌的碳酸氢盐在尿中丢失，在肾衰过程中可发生严重的代谢性酸中毒。

（二）胰岛细胞移植

仍在实验阶段，但有可能治疗糖尿病。操作过程包括将死亡供体的胰岛净化，经门静脉注入肝脏。移植可在局部麻醉下经皮完成。

十三、脑死亡后移植器官的恢复

（一）供体的选择

在治疗终末期疾病时合适供体器官的供求存在显著的差距，为了增加供体来源，不再采取严格的排除标准（如年龄、并存疾病）。此外，有些医学中心对一些潜在的供体进行积极的治疗，以避免脑死亡时内环境的紊乱；选择无心跳的供体，虽然他们不满足脑死亡标准，但是由于预后差，家属准备放弃生命支持。来自获取器官机构的移植协调人员要筛选所有可能的供体。

（二）不适于移植器官的确定

根据供体年龄、器官损伤程度、疾病或大体异常可确定器官不适于移植。

（三）脑死亡供体

对传统的复苏产生抵抗，表现为心排血量下降，器官灌流不足，或乳酸酸中毒不断加重。在采用甲泼尼龙、精氨酸加压素和三碘甲腺原氨酸激素替代治疗后，能够增加移植器官成功的数量和降低移植器官功能障碍。

（四）麻醉管理

对于所获取器官的麻醉管理应集中在优化其灌注和氧合上。该手术涉及多个手术组来完成，外科医生、麻醉医生和手术室工作人员之间的有效沟通是必要的，并由器官和组织提供的协调者来实施。根据捐赠的环境，常需要特别的协议。

1. 器官的切除按如下顺序

心脏（30分钟），肺（1～1.5小时），肝（1～1.5小时），胰腺（1～1.5小时）和肾脏（30～60分钟）。

2. 一旦决定摘取所有器官，在供体内注入肝素（成人供体静脉注射2万～3万单位），同时阻断主动脉。行主动脉远端和下腔静脉插管，移植的器官在原位灌注，局部降温和经下腔静脉放血。

3. 主动脉阻断后，通气支持中断，麻醉医生中断所有的监测和支持治疗。但是在摘除心脏和肺时不能中断监测和机械通气。

4. 无心跳器官捐赠也就是指心脏死亡后的捐赠，指的是那些还没宣布脑死亡但其家属已决定放弃对其进行生命治疗，因为患者已被认为"没有希望了"。在准备手术摘除患者器官后，中断其生命支持治疗（机械通气，升压药）。在患者心搏暂停5分钟后，由一名非移植小组的医生宣布其死亡。然后通过主动脉插入的套管注入保护液，让机体迅速冷却，打开腹腔并快速摘除器官。该技术的一个缺点就是在器官摘除前有一段明显的热缺血时间。此外，在供体死亡前采用干预措施（肝素疗法）以提高移植器官的成活率，对此有许多伦理上的争论。目前，在美国麻省总医院由重症监护室的麻醉医生来参与患者支持治疗的撤离和宣告死亡，但是，该麻醉医生不参与摘除器官的手术。

（五）特殊器官注意的问题

肺、心-肺：在$FiO_2 \leq 0.4$和PEEP为0.5kPa（$5cmH_2O$）的情况下，维持动脉氧分压（PaO_2）在13.3kPa（100mmHg）以上，其目的是降低氧中毒的风险。手术组的医生早期应确认气管插管的位置以防止在缝合时造成可能的黏膜损伤。在主动脉阻断后，根据手术的需要，心/肺摘除时要求持续监测F_iO_2并进行低频机械通气。在摘除肺之前，采用纯氧使肺膨胀；在手术结束时进行吸痰和拔管。

（六）特殊情况处理

1. 低血氧 可由肺不张、肺水肿、误吸或肺炎所致。应调整F_iO_2和分钟通气量，维持$PaO_2 \leq 13.3kPa$（100mmHg），$PaCO_2 = 4.67 \sim 6.0kPa$（$35 \sim 45mmHg$），pH=7.35~7.45。每30~60分钟测1次动脉血气。为维持心排血量和避免气压伤，应避免使用高水平的PEEP。为减少可能发生的氧中毒，对于可能的肺供体应避免使用高的F_iO_2。

2. 体温改变 体温改变很常见。应预先估计有低体温，并尽早采取积极措施，减少热量丧失。

3. 高血压 伴随着脑死亡会出现一过性的高血压，并且很剧烈。此外，手术刺激也会反射性地引起血压升高乙在摘除器官过程中，可以使用短效的药物如硝普钠和艾司洛尔。但应预期低血压的发生，这比高血压更难控制。

4. 低血压 低血压很常见，由低血容量和血管舒缩药引起的神经源性紊乱所致。为使充盈压最佳需行中心静脉和肺动脉置管。低血容量可用晶体液、胶体液和血制品来治疗。血细胞压积应维持在30%以上。在血容量恢复后，可以使用血管加压药如多巴胺、肾上腺素，或去甲肾上腺素来治疗。心肌功能抑制可用多巴胺或多巴酚丁胺来治疗。

5. 心律失常 心律失常常见，尤其见于电解质失衡、体温低、颅内压升高、低氧血症和酸中毒以及脑干的心血管调节中枢功能障碍时。要求采取标准疗法。心动过缓用阿托品治疗经常无效，需要安装起搏器。

6. 多尿　由于血容量超负荷、渗透性利尿剂或尿崩症所致。尿崩症是由下丘脑-垂体轴功能紊乱引起。静脉注射抗利尿激素或去氨加压素治疗严重的尿崩症，治疗时应当和手术组人员进行商议。如果使用了这些药物；为减少药物分布不均和缺血性损伤的风险，在主动脉阻断前1小时停用这些药物要慎重。

7. 少尿　应当通过保证足够的血管内容量来治疗。低血压首选多巴胺治疗。当摘取肾脏时，首选快速的利尿剂。当血容量恢复而升压对尿量恢复无效时，可使用甘露醇和／或呋塞米。

第四章 胸部手术麻醉

第一节 术前评估

一、常规术前评估

胸科手术的患者应进行常规术前评估。

1. 任何择期的胸科手术，患者术前均应进行仔细检查，以明确是否有潜在的支气管炎或肺炎，并在术前给予适当的治疗。

（1）持续感染的患者：可采用支气管镜检查和肺组织活检等诊断手段。

（2）梗阻病变远端的感染：只有手术治疗才能消除。

2. 气管狭窄的患者，对其病史应注重体位性呼吸困难的症状和体征、静止状态与活动时的气道塌陷情况以及低氧血症的表现。病史也可提示病变可能的位置。

二、动脉血气（arterial blood gas，ABG）

ABG有助于明确潜在肺部疾病的严重程度，但不必作为常规检查。

三、肺功能测定

有助于评估肺切除术时肺部的风险。运动功能测定（最大摄氧量VO_{2max}）和呼吸量测定（第一秒用力呼气量）都是用来评估肺切除术分级风险的指标。对于少数病患，采用分侧肺功能放射性核素扫描和通气–灌注（V／Q）扫描来确定各肺和单肺肺段的有关供血情况。

四、超声心动图

在患者的功能性损害中，如果他的心脏疾病和肺部疾病相互影响并出现问题，应先评价患者的心功能。超声心动图能评估肺动脉压力及右心室功能。

五、影像学检查

如胸部X线片、计算机断层扫描（computed tomography，CT）以及磁共振成像，这些有助于确定是否存在气管偏移，肺部浸润、渗出或者气胸的位置，以及疾病进程中邻近组织的受累情况。

六、CT三维重建术

用于评估狭窄气道的口径，也可用于预测适合患者气管内导管的大小和长度，严重的气道狭窄可能会改变麻醉医师诱导和插管的计划。

第二节　术前准备

一、术前镇静

对患气管或肺部疾病的患者，术前镇静应谨慎。

（一）深度镇静

可能会抑制患者的术后深呼吸、咳嗽等气道保护。

（二）肺功能差的患者

当其呼吸驱动受到抑制时，更容易发生低氧血症。故对这些患者实施镇静时，应密切监测其氧合情况并给予供氧。

（三）患有气道阻塞的患者

必须慎用镇静。过分镇静能显著抑制通气，但是焦虑的患者往往可能行深大呼吸，而实施镇静时，气体湍流的增加会加剧气道阻塞，从而加重患者的焦虑。采取的最佳方案是选用苯二氮䓬类药物、对患者进行话语安慰、仔细的监测和快速的实施镇静。患有气道狭窄的患者可用氦氧混合气（氦气和氧气的混合物），因为它能降低呼吸气体的密度并减少气道的阻力。

二、预防误吸

因为误吸能明显地损害已受损的肺功能，实施较大的胸科手术时，患者应考虑口服组胺-2（H_2）拮抗药、枸橼酸钠和甲氧氯普胺。而且还应考虑到患食管疾病的患者其误吸的风险高。

三、格隆溴铵

0.2毫克静注，可减少口腔的分泌物。

第三节 监测

一、桡动脉置管

任何施行胸部大手术的患者均应放置桡动脉导管。

（一）血压检测

在胸廓切开术和食管或肺切除术期间，外科显露经常压迫心脏和大血管。而连续的血压监测能迅速反映血压变化。

（二）胸部表浅的手术

如胸腔镜下的楔形切除术，较少即刻影响到心功能。

（三）血气测定

对气管手术有所帮助，尤其在术后阶段更是如此。

（四）侧卧位手术

受压侧手臂的血流量可能会受到影响，应采用动脉导管测压或脉搏氧饱和度仪来监测受压手臂的搏动血流。

（五）纵隔手术（如气管重建术或纵隔镜检查术）

外科操作可能会压迫无名动脉，进而阻断右侧颈动脉和肱动脉的血流，因此应通过动脉导管测压（脉搏氧饱和度仪）来监测右侧手臂的血液灌注情况，并将监测的情况及时反馈给外科医生以减轻对无名动脉的压迫。

二、有创监测

根据患者的情况，决定是否行有创监测。如果放置肺动脉导管，则应注意如下事项。

（一）导管置入

习惯上从术侧的颈部开始，如果导管干扰手术切除，则先将导管退至主肺动脉，待术侧动脉阻断后，再向前推进。将导管套上较长的无菌鞘，可使导管在术中重新置入。

（二）肺动脉压力的测定（参照大气压）

虽受侧卧位和开胸的影响，但可通过它了解中心静脉压、肺动脉压和肺动脉嵌压的变化趋势，并可准确地测量心排血量和脉搏输出量。

第四节　内镜检查

内镜检查包括直接或间接的咽、喉、食管、气管和支气管检查。内镜可用于取活组织检查标本，明确上呼吸道解剖状况，取出梗阻异物，评估咯血，置入支架及导丝，放置放射性导管，提供光动力学治疗和进行激光手术。

一、纤维支气管镜检查

能进行从喉部到段支气管的直视检查。

（一）支气管镜的操作管腔

可用来吸引、给药和放置导丝器械。

（二）纤维支气管镜检查

必须保证通气，支气管镜管腔的直径范围从5毫米（标准成人型号）到2毫米（新生儿支气管镜无操作管腔）不等。

（三）表面麻醉

是通常采用的麻醉方法，有时还需麻醉医师对患者进行监测和镇静。

1. 禁食　患者检查前应行常规禁食。

2. 操作　通常选用利多卡因（4％喷雾）对口咽、鼻咽、喉及声带进行表面麻醉，其具体过程是将麻醉剂通过支气管镜的操作管腔喷入或者直接经气管穿刺注射来对气管进行表面麻醉。如果有耐心地进行该操作，可无须再加用其他的麻醉方法。

3. 局麻药　能通过口腔气管的黏膜被全身大量吸收，故操作时应注意局麻药的总量。

4. 术前用药　术前应用阿托品或格隆溴铵来限制唾液对麻醉剂的稀释作用，可使麻醉剂更快更好的达到预期效果。

5. 神经阻滞　可用于辅助气道麻醉。

6. 患者检查后应继续禁食，直到其自身气管和喉反射恢复（2~3小时）。

（四）全身麻醉

适用于术前焦虑、不能耐受或不合作的患者。若支气管镜检查是较大外科手术中的一个环节时，也应采用全身麻醉。

1. 麻醉药　支气管镜检查对患者的刺激很大，但不会引起术后疼痛，因此宜选用强效、作用时间短的麻醉药。

2. 表面麻醉　为了预防操作中患者出现咳嗽，通常需要肌肉松弛或对气管进行表面麻醉。

3. 气管内导管 选用的气管内导管应足够粗（内径7毫米或以上），以保证管镜周围有足够的环形空间来通气。

4. 置入喉罩气道（laryngeal mask airway，LMA） LMA更易于观察声带和近端气管。

二、刚性支气管镜

刚性支气管镜能进行从喉部到主支气管的直视检查。

1. 与纤维支气管镜检查相比，刚性支气管镜可提供更佳的视觉条件和更大的操作管腔。它可扩张狭窄的气道，便于接下来的气道管理。

2. 管镜自身的内腔可完成通气，并能更好控制末端气道。

3. 刚性支气管镜的放置需要全麻，为预防操作中患者的活动和咳嗽，需要行深度的吸入麻醉或肌肉松弛。

4. 将刚性支气管镜的侧臂与麻醉回路连接可进行常规通气。刚性支气管镜的近端是由一个洁净的镜片或一个能允许窥镜从中通过的橡胶垫圈封闭。

（1）麻醉机：能提供高流量的氧，以满足可变但潜在的大量漏气。

（2）麻醉技术的选择：可应用静脉麻醉或强效吸入麻醉技术。

（3）麻醉医师与外科医师应密切合作。因为使用内镜操作时可能要求中断通气，同样也可能需要停止外科操作来保证通气。

5. 自主通气对于病变严重的气道（如重度气道狭窄或气道破裂），应保留患者的自主通气。可吸入七氟醚进行麻醉诱导，并在深度的麻醉水平下置入刚性支气管镜。

6. 由于支气管镜周围可能存在通气泄漏，所以呼气末二氧化碳的监测结果可能不准确。应通过观察胸廓起伏和脉搏氧饱和度仪来评估通气是否充足，必要时可行血气分析。

7. 桑德斯刚性支气管镜可通过其特有的小侧管腔来进行喷射通气。

（1）中央管腔始终开放：若喷入的气体无法排出会造成严重的气压伤，因此在呼气时观察胸廓的运动非常关键。相反，无顺应性的肺通气也是无效的。

（2）必须采用静脉麻醉技术：为使气体喷射能够使肺充分膨胀，同样需要肌肉松弛。

（3）根据文氏效应，吸入气体会卷入其他气体，由于卷入的室内空气量无法控制，因此吸入的氧浓度也无法确定。

（4）在激光手术中，吸入氧的浓度应减小至0.4以下，方法是喷射空气或在喷射入口处使用空气混合器。

（5）此种喷射技术的优点是通气不因吸引或手术操作而中断，因为支气管镜的近端总是开放的，故桑德斯支气管镜适用于喉、声带或近端气管的激光手术。

（6）自动喷射通气机拥有新增的安全防护功能，当气道压力升高超过设定的阈值时，通气机会自动中止喷射，这可防止气体积聚和随后的气压伤。

8. 支气管镜检查的并发症包括插管时牙齿和喉的损伤、眼睛或唇的损伤、气道破裂、气胸和出血。出血、异物或脱落的肿块都可能造成气道梗阻。

三、纤维食管镜检查

纤维食管镜检查与纤维支气管镜检查一样可在局麻下进行，或在全麻诱导并行气管内插管后进行。选用小号的气管导管可使外科医师有较大空间在咽和近端食管处进行操作。

四、刚性食管镜检查

刚性食管镜检查通常在有肌肉松弛的全麻下进行。与纤维食管镜检查一样，使用小号的气管导管。

五、激光手术

激光手术用来治疗某些上、下气道病变，包括喉肿瘤、声门下蹼及喉乳头状瘤病。激光的波长决定了其穿透力和靶组织。这些手术可在刚性支气管镜、带有喷射通气的喉镜或传统的气管内插管下进行。

第五节　纵隔的操作

一、纵隔镜检查

可用于明确肺肿瘤的肺外扩展，并诊断纵隔的肿物。纵隔镜检查可在胸骨柄上方切口，纵隔镜贴着胸骨下进入，检查气管的胸肋面和肺门。

（一）全麻技术

只要患者保持不动，可使用任何一种全麻技术。尽管手术操作不是很痛苦，但却可发生间断的气管、隆突及主支气管的刺激。

（二）并发症

包括气胸、大血管破裂和气道损伤。如果无名动脉在纵隔镜和胸骨后表面之间受压，右臂进行血压测定则可反映其间断闭塞的情况。纵隔镜可能会间断地压迫气管，且患者的体位和外科医生的操作能增加突发呼吸回路中断的概率。

二、Chamberlain操作法

采用胸骨旁前切口以获取肺或前纵隔组织用于活检，或进行脓肿引流。

（一）操作

全麻诱导后，患者取仰卧位来进行此操作。如果不切断肋骨，此操作通常不是很疼。用局麻药浸润切口或应用小剂量的阿片类药通常可以提供充分的镇痛。

（二）肺活检

肺活检时虽不需要单肺通气，但手动通气有利于配合外科医师操作。

（三）监测

如果胸膜腔闭合时已排气，则术后不必放置胸腔引流管，但要密切监测患者有无气胸的任何体征。

三、纵隔手术

（一）正中胸骨切开术

应用于纵隔肿瘤切除及两侧肺的切除。纵隔肿物按发生率高低排序，依次包括神经源性肿瘤、囊肿、畸胎瘤、淋巴瘤、胸腺瘤、甲状旁腺瘤和胸骨后甲状腺。

（二）胸腺切除

可经正中胸骨切口，用于治疗重症肌无力。重症肌无力患者的麻醉。

（三）全身麻醉

全身麻醉可采用任何一种技术进行诱导和维持。

1. 肌松药　手术操作不必用肌松药，但其可作为全麻的辅助药，应注意肌无力的患者最好避免使用。

2. 并发症　胸骨切开时，患者的肺脏应放气并静止不动。即便如此，胸骨切开也可发生某些并发症，包括右心室、右心房或大血管（尤其是无名动脉）的裂伤及未被识别的任一侧气胸。

3. 术后疼痛　正中胸骨切开术后疼痛比胸廓切开轻得多，并可通过硬膜外或非肠道给予阿片类镇痛药物来治疗。

第六节　肺切除

一、外侧或后外侧切口开胸术

这是肺的新生物或脓肿切除最常用的方法。开胸前可发现进行支气管镜、纵隔镜或胸腔镜检查。如果这些操作能一次完成，麻醉应做好计划，以应对发现转移性疾病时手术时间缩短的可能。

二、支气管内插管

放置双腔导管适用于肺保护（对严重咯血或一侧肺感染患者），支气管肺泡灌洗，或外科手术显露。

（一）选择

1. 导管型号范围　双腔导管的型号范围为26～41F。通常，成年男性选用39～41F，成年女性选用35～37F。导管型号的选择还应以患者的身高为根据。

2. 右侧或左侧双腔导管　其设计符合右侧或左侧主支气管的大小，两者都可选用。每种导管都有独立的通道，一条用于该侧支气管的通气，另一条用于气管和未插管侧支气管的通气。右侧双腔导管还有独立开口，用于右肺上叶的通气。

3. 左侧或右侧导管的选择　取决于手术类型和术侧的选择。如果一侧主支气管缺如、狭窄、破裂或梗阻，则应在对侧置入双腔管，置入时最好有纤维光学的直接指导。大多数情况下，左侧与右侧导管的选择并非如此绝对，大部分手术操作应用左侧双腔导管即可完成。然而，在临床上，我们多选择对侧（非手术侧）支气管插管，这能保证气管内导管不会妨碍必要时进行的主支气管切除术。此外，如果术侧肺插管，则对侧肺通过双腔管的气管管道通气时可受纵隔压力的影响，将导管挤压在气管壁上，造成"球瓣样"梗阻。

（二）插管术

1. 插管前准备　应在插管前仔细检查支气管导管，包括双侧套囊和所有必需的衔接管。导管要涂润滑剂，并在支气管腔中放置管芯。

2. 步骤　置入喉镜后，要先将导管远端曲面向前送入气管，一旦进入气管后将管芯退出，并旋转导管，使其支气管腔朝向正确方向，然后将导管送至距离门齿或牙龈的平均深度为29厘米（女性27厘米），或小于该距离但遇到阻力为止的地点。

3. 纤支镜　还可以采用纤支镜，当导管送入气管后，经支气管腔将纤支镜送入，以引导导管进入正确的主支气管腔内。

4. 通气　一旦导管放置完成并与麻醉环路连接后，将气管套囊充气并开始手动通气。双肺膨胀应均衡，双侧都可听到呼吸音，且不漏气。然后夹闭气管侧衔接管，使其远端经通气口通向大气。对支气管套囊进行充气直至气管内不再漏气，并行胸部听诊。呼吸音应控制在存有支气管插管的一侧胸部。用钳子夹闭支气管衔接管并密闭气管通气口时，只允许非插管侧肺通气。

5. 当肺隔离后，可用纤支镜验证导管位置，因为体格检查有时困难或是结果错误。当纤支镜从气管腔进入时，应该显露隆突，并在主支气管中可见支气管套囊的近端。当纤支镜从支气管腔进入时，可显露左主支气管或中叶支气管，这取决于导管是左侧型还是右侧型，通过右侧型导管的侧腔可见右肺上叶开口。整个操作过程中纤支镜应随时备用。

（三）双腔管放置时最常见的错误

最常见的错误是放置过深而进入支气管，以致远端管腔只能进行单叶通气。

（四）其他

通过气管造口处进行支气管插管的步骤与上述步骤相似。当导管进入气管后可用纤支镜协助判断导管的深度是否适宜。

三、Univent导管

Univent导管是一种管径较大的气管内导管，包绕着一个嵌有支气管堵塞器的小管腔。Univent导管的适应证包括满足术后带管的需要，希望避免由双腔管换为单腔管，以及放置双腔管困难或禁忌的情况。其可能的并发症是堵塞器不慎移至气管内并充气，导致通气完全阻塞。

（一）插管术

Univent导管按常规方法插入气管并向术侧肺旋转。气管套囊充气后，在纤支镜的引导下将支气管堵塞器送入术侧主支气管并将气囊充气，因为Univent导管由硅胶而不是由聚氯乙烯制成的，故可彻底润滑纤支镜。

（二）手术侧肺塌陷

通过堵塞器远端的小开口放气和肺内氧气吸收可使肺泡塌陷，从而实现术侧肺塌陷。此过程缓慢，但在肺探查时，可将堵塞器套囊放气，并将麻醉回路断开，使术侧肺快速塌陷。一旦肺塌陷后，可将堵塞器再次充气并重新与呼吸回路连接。

四、支气管堵塞管

可在无法放置支气管内导管的情况下使用，尤其是在小儿、气道解剖异常或其他方法无法实施满意的肺隔离的情况下使用。

（一）插管术

选择适宜口径的Fogarty导管（8～14F静脉闭塞导管带有10毫升球囊），并在气管内插管前置于气管内。插管后，球囊尖端在纤支镜的指引下进入正确的主支气管并充气，肺在气体吸收下可缓慢塌陷。而非通气侧的肺无法进行吸引或连续气道正压通气（continuous positive airway pressure，CPAP）。

（二）Arndt堵塞管

这是一种专门用来进行肺隔离的支气管堵塞管，其远端的圆圈能套住支气管镜，使该堵塞器的放置更加容易。气道接头处带有独立的通路开口，可容纳堵塞管、支气管镜和通气回路。与Univent导管一样，该堵塞管有一小的中心管腔，可用于肺塌陷或CPAP。

（三）堵塞管

堵塞管可放置在气管内导管的管腔内或管腔外。一般说来，如果已经放置气管内导管，则只能选择管腔内途径。用支气管镜通过管腔放置堵塞管相对较容易，只要导管的管腔能同时容纳得下堵塞管和支气管镜。

五、肺隔离技术的并发症

包括梗阻段肺塌陷、气道创伤、出血和长时间插管时造成的误吸。插管期间和导管位置不当都有可能会发生缺氧和通气不足。

六、体位

开胸行肺切除术时最常采用的是侧卧位，此时手术台明显屈曲，半侧胸廓和地面平行。

（一）双臂

患者双臂通常置于身体前方，并且必须仔细垫好以免压迫桡、尺神经或防止动静脉套管梗阻。另外，必须检查对侧臂丛功能以避免张力过度。多种装置可使术侧手臂安全地支撑于对侧手臂的上方，这样一来，下面的手臂就可以留给麻醉医生做通路。双侧手臂外展均不能超过90°。

（二）颈

颈应保持自然体位，仔细检查对侧的眼和耳，保证其不受任何直接压迫。

（三）下肢

下肢应垫好以避免压伤。男性患者应防止阴囊受压。

（四）观察生命体征

在安置体位时应密切观察生命体征，因为若血液在下侧肢体淤积可造成低血压。

（五）体位变动

可造成支气管或堵塞管移位，并改变通气血流比例（V／Q）。体位变动后应重新评估肺的顺应性、肺隔离情况和患者的氧合情况。

七、单肺通气

全麻、侧卧位、开胸、手术探查及单肺通气均可改变通气血流比例（V／Q）。

（一）氧合

1. 肺内分流　在单肺通气期间，流经未通气肺的血流量（肺内分流）是决定动脉氧合的最重要因素。

2. 病肺　病肺多由于血管闭塞或血管收缩导致其血流灌注减少。在单肺通气期间，这可通过非通气术侧的肺来限制血液的分流。

3. 未通气肺的灌注也因缺氧性肺血管收缩而减少。

4. 侧卧位能减少肺内分流，因为重力作用，术侧肺的血流可减少。

5. 应使用脉搏氧饱和度仪持续监测氧合情况。

（二）通气

1. 单肺通气时其动脉二氧化碳张力应保持在双肺通气水平，但不应通过对通气肺的过度充气或过度膨胀来实现。

2. 开胸手术中必须控制通气。

3. 平台（或吸气末）气道压。应保持在2.5kPa（25cmH$_2$O）以下以避免肺过度膨胀。气道压过高通常由于导管位置不当或分泌物过多造成的，应立即检查。

4. 轻度二氧化碳分压增高通常可耐受。必要时，可增加呼吸频率以维持分钟通气量只要内源性呼气末正压（positive end-expiratory pressure，PEEP）和空气积蓄保持在最低水平。

5. 当双肺通气转为单肺通气时，首先行手动通气以使机体迅速适应肺顺应性的变化，并有助于肺隔离的估测。一旦通过手动通气明确了潮气量和顺应性并观察到肺塌陷，则可重新进行机械通气。

八、单肺通气管理

（一）麻醉管理

单肺通气期间，如果动脉血氧分压明显下降（如氧饱和度下降），则应减少或停用氧化亚氮。

（二）单肺通气时氧合障碍

可通过多种方法处理，如降低非通气侧肺的血流（减少肺分流率）、减少通气侧的肺不张，或向术侧肺增加供氧。

1. 导管位置　应采用纤支镜重新评估，必要时重新定位。同时，吸引导管来清除分泌物，以确保呼吸道通畅。

2. CPAP　用另一独立的回路对非通气侧肺施行CPAP。在直视下将塌陷的肺充气，然后放气至一个不干扰外科操作的容量［通常为0.2～0.5kPa（2～5cmH$_2$O）CPAP］。

3. PEEP　对通气侧肺加用PEEP来治疗肺不张，但如果更多的血流被挤入到非通气侧肺，则可致动脉血氧饱和度下降。

4. 呼吸暂停氧合　对非通气侧肺施行纯氧充气随后关闭呼气口，可进行呼吸暂停时的氧合。通过此法可维持肺的局部静止塌陷，但必须每10～20分钟用氧对肺进行重新充气一次。

5. 若持续低氧血症经上述处理未能纠正，或突发血氧饱和度骤降，应通知外科医师，并将术侧肺用纯氧重新充气。行双肺通气直至情况好转稳定后，再将术侧肺重新塌陷。对某些操作来说，整个手术过程中均应定期充气或双肺手动通气以维持充分的动脉血氧饱和度。

6. 全凭静脉麻醉技术（total intravenous anesthesia，TIVA） 全凭静脉麻醉技术与使用挥发性麻醉药相比更有优势，因为在进行改善氧合和通气的操作中，全凭静脉麻醉更易于维持一个稳定的麻醉深度。

7. 如果低氧血症持续存在，外科医师可通过压迫或钳闭术侧肺动脉或其分支来减少肺内分流。

8. 心肺转流 氧合极度困难时，可建立心肺转流来提供氧合。

（三）手动通气

当由单肺通气转为双肺通气时，手动通气几次可延长吸气时间，有助于塌陷肺泡的重新膨胀。

九、麻醉方法

全麻与硬膜外联合麻醉为首选，通常在胸段硬膜外腔置入导管。

（一）全身麻醉

有代表性的方法是，诱导采用丙泊酚（一种短效的麻醉药）和肌松药（如顺式阿曲库铵），并维持应用挥发性麻醉药——氧气。

1. 氧化亚氮可用氧化亚氮减少挥发性麻醉药的用量。

（1）单肺通气期间，肺内分流和低氧血症可能会限制氧化亚氮在某些患者中的应用。

（2）手术结束前行双肺通气时，使用70％氧化亚氮，患者苏醒的过程将比单用挥发性麻醉药平稳。另外，必须保持胸腔引流管通畅。

2. 肌松药是全麻的有效辅助药；虽然外科操作不需要肌松药的支持，但术中患者活动及咳嗽同样给手术带来一些风险。

（二）硬膜外镇痛

硬膜外镇痛能有效地解除患者开胸术后的疼痛。

1. 术中硬膜外镇痛 可采用局麻药、麻醉性镇痛药，或两者的混合剂。去氧肾上腺素的应用可对抗硬膜外阻滞引起的低血压。

2. 硬膜外镇痛 不能减轻因肺重新膨肺、支气管镜检查及支气管切开所引起的刺激，这些刺激会使原本麻醉良好的患者产生突然的反应。

十、苏醒和拔管

选择麻醉方法的目标是使患者在手术结束时清醒、感觉舒适，并能拔除气管导管。

1. 关胸前使肺膨胀到3kPa（30cmH$_2$O）压力，来使不张的区域膨胀，并检查是否有明显的漏气。

2. 置入胸腔引流管来引流胸膜腔并促进肺膨胀。除行肺切除术外，胸腔引流管通常置入水密封瓶内，吸引强度为2kPa（20cmH$_2$O）在肺切除术后，如果要使用胸腔引流管，则将其置于液面以下即可。而吸引可使纵隔移向引流侧并减少静脉回流。

3. 迅速拔管可避免气管内插管和正压通气对新缝合口的不良影响。如术后需要机械通气，可将双腔管换成带有高容低压套囊的普通气管导管，吸引压力应尽可能保持较低水平。

十一、术后镇痛

外侧开胸手术因涉及多层肌肉组织、肋骨切除和患者呼吸时胸壁持续运动而产生疼痛，故应在患者全麻苏醒前采取疼痛治疗措施。

（一）硬膜外镇痛

是治疗开胸术后疼痛的首选方法。开胸术的患者普遍主诉的肩痛为膈肌刺激所引起的牵涉痛，而硬膜外镇痛对其无效，但使用非甾体镇痛药治疗则效果明显。

（二）肋间神经阻滞

1. 当硬膜外镇痛无法实施或无效时，可行肋间神经阻滞。

2. 阻滞范围通常为五个肋间：切口处及上下各两个肋间。

3. 操作：消毒后，用22号针在腋后线肋骨下缘稍上方垂直刺入皮肤，并沿肋骨面向肋骨下缘滑动直至针尖脱离肋骨下缘。回抽无血后，注入含有1∶200 000肾上腺素的0.5％布比卡因4～5毫升。各肋间均重复此操作进行阻滞。此外，应用布比卡因在胸腔引流管周围行V形皮下浸润可减少胸腔引流管移动时所造成的不适感。

4. 如果有未装胸腔引流管，则应考虑肋间阻滞可能会造成气胸的危险。

（三）麻醉性镇痛药

如果有需要，应审慎应用麻醉性镇痛药。

（四）非甾体抗炎药

酮洛酸作为辅助的镇痛药被证实有效。但在老年、肾功能不全及有胃出血史的患者中应慎用。

第七节　气管切除及重建

一、一般注意事项

气管和主气道手术麻醉的风险大，包括气道连续性的中断和已狭窄气道潜在的完全梗阻。

1. **手术方法**　取决于病变位置和程度。颈部气管病变行颈横切口，位置更低的病变需劈开上段胸骨，远端气管和隆突病变行正中胸骨切开或右侧开胸术。

2. 尽量在手术结束时拔管以减少气管新吻合口处的张力。

二、诱导

1. 麻醉技术包括诱导和插管过程中保持气道通畅的方案、苏醒方案以及任何突发的气道失控的处理措施。

2. 如果气道极度狭窄，应在诱导过程中保持自主通气，因为此时如果呼吸停止，就无法经面罩进行肺通气了，宜选用挥发性麻醉药，且不要使用肌松药。七氟醚对气道无刺激性，适用于吸入诱导。手术操作前应达到深度的麻醉水平，这对于潮气量小和功能性残气量大的患者需15~20分钟才可达到。对老年或衰弱患者应用去氧肾上腺素进行血流动力学支持，以耐受所需的高浓度挥发性麻醉药。

3. 对已行气管造口术的患者，可用静脉诱导，随后选用带套囊易曲钢丝加强的气管导管经造口处插管。导管周围的手术野须消毒，手术开始时由外科医师将导管移出并更换成无菌的气管导管。

三、术中处理

因手术操作使气道的连续性周期性中断，因而术中处理很复杂。

1. 刚性支气管镜常在手术切开前应用，以明确气管解剖和管径。

（1）如果外科医师确认气管导管能通过狭窄节段，则应在支气管镜撤出后插入气管导管，然后安全地进行通气控制。

（2）如果病变节段过分狭窄或质脆而无法插管，则必须通过支气管镜持续进行自主通气和麻醉，直至手术操作到达气管远端。其他方法包括外科医师用刚性支气管镜将气管病变"剜除"，在狭窄远端行气管造口术，在病变上方插管或置入喉罩并保持自主通气，或使用喷射通气系统在病变上方进行通气。

2. 当气道存在危险或通气间断进行时应给予100%氧气。

3. 对于下段气管或隆突切除术，应选用易曲钢丝加强的长气管导管，这样可允许外科医师将导管尖端定位于气管或主支气管内，并且在其周围进行操作而不需要中断通气。

4. 当术中切断气管后，外科医师须将气管导管撤回到断口近端，并在远端放置灭菌的钢丝加强导管。在导管撤回至咽部前，可在气管导管内放置缝线，这有助于手术结束时把导管拉至气管内。

（1）通气：外科医师在导管周围操作时，常将导管取出和再插入，此时应行手动通气，以免环路气体外泄。

（2）一旦狭窄气管切除且后壁气管吻合结束，就应取出导管，再将气管导管从上面置入气管。应清除气管远端的积血和分泌物，随后将患者头部向前屈曲，以减少气管张力，完成前壁的吻合。

5. 在隆突切除时，如果远端气道太窄无法容纳气管导管，那么可由一位外科医师手持导管进行喷射通气。

（1）采用喷射通气时给予挥发性麻醉药十分困难，所以在此手术阶段应用静脉麻醉。

（2）喷射通气速率和压力：应通过手术野的直接观察来仔细调定。呼气梗阻可造成呼吸"堆积"、气道压增加和气压伤。

6. 手术结束时从下颏到前胸置一根粗的缝线使颈屈曲，使气道缝合线的张力可减少到最低程度，在苏醒、拔管和搬运期间应密切注意头位，将患者头部垫高有助于维持屈曲。

四、苏醒和拔管

（一）自主通气

术后应尽早恢复自主通气以减少对气管缝合处的损伤。大多数患者可安全地拔管，但患者若有解剖异常或分泌过多则不适于拔管，而应在气管修复的下方行小气管造口术。

1. 注意患者要完全清醒以维持自主通气和避免误吸，但在头部剧烈运动之前应拔管以避免损伤手术修复处。

2. 如果拔管后，气管塌陷、气道肿胀或分泌物使患者出现呼吸窘迫，应当用纤维支气管镜将小号无囊的气管导管重新插入，并且患者头部最好保持前屈位。

（二）支气管镜检查

术后可能需要在局麻下多次行床边支气管镜检查，以清除肺内分泌物。

（三）镇痛

静脉注射小剂量的阿片类药可治疗颈部切口的轻微疼痛。当患者完全清醒和应答，并且对可能发生的呼吸抑制实施监测后方可给予镇痛。

五、气管断裂

可由气道操作或胸部外伤所引起，表现为缺氧、呼吸困难、皮下气肿、纵隔积气或气胸。

1. 损伤部位常位于环状软骨、中段气管、隆突或任一侧主支气管处。损伤机制有几种，包括高气道压力、胸腔侧面的拉伸以及减速性损伤。

2. 正压通气会加重气体外漏，使气胸或纵隔积气症状迅速恶化。如有可能，应维持患者自主通气，实施气管严重狭窄的方案。

3. 已经麻醉的患者如果出现气管损伤，可将细的气管导管通过损伤处进行初步治疗。当气道异常，插管本身就可造成损伤时，应立即进行气管造口术，以保证远端气管通气。

4. 一旦导管通过或置于远端气管断裂处，就可开始进行控制正压通气。进一步的治疗与择期气道手术相同。

第八节　肺内出血

大咯血见于胸部外伤，肺动脉置管继发肺动脉破裂，或气管造口术、脓肿或气道肿瘤侵蚀到某一血管。

1. 应立即进行气管插管，纯氧通气。

2. 应尽量将气道吸引干净，最好用刚性支气管镜。

3. 如果确认是单肺出血，应实行肺隔离，以保护健侧肺并有助于手术矫正，肺隔离方法。气管导管梗阻的危险始终存在，必须经常进行气管内吸引。

（1）放置支气管阻塞管或双腔支气管导管可实施肺隔离。隔离技术的选择取决于操作者经验、现有装备及活动性出血的程度。活动性出血可使纤维支气管镜的气道显像模糊。

（2）紧急时，可将已置入的气管导管送入健侧肺主支气管内并将套囊充气。

（3）纤支镜是吸引血和确认肺隔离所必需的。

4. 出血通常采源于支气管循环，如果患者情况稳定，可在放射线下行血管栓塞。

5. 确定性的治疗需要开胸并手术治疗

第九节　支气管胸膜瘘

为支气管残支与外周胸膜之间的一种通道。主要症状包括呼吸困难、皮下气肿、持续漏气及胸管引流物的化脓性改变。

一、一般注意事项

1. 小的瘘管可自行闭合，出现持续的漏气表明累及较大的支气管。
2. 如果继发败血症，应使用抗生素及放置胸管引流进行治疗。
3. 有多种多样手术方法，包括经纤支镜应用纤维蛋白胶和使用带蒂的肌瓣行胸廓成形术。

二、麻醉管理

（一）胸腔引流管

如果大部分通气从瘘管泄露，则正压通气可能不宜使用。而胸腔引流管必须在诱导和正压通气开始前置入。

（二）吸入诱导

在保留患者自主通气的情况下进行吸入诱导，并经支气管内插管实现肺隔离以减少瘘管处的通气时间。

（三）高频喷射通气（high frequency jet ventilation，HFJV）

与传统的正压通气相比，能提供更低的气道峰压和平均气道压，从而有效地减少瘘管处的气体泄露，是进行肺隔离的方法之一。对于肺顺应性消失的患者（如急性呼吸窘迫综合征患者），HPJV则无效。如果选用标准的气管内导管进行机械通气，气流的重分配将不能标志呼吸的结束，因为瘘管处气体能以恒定速率逸出，导致机械呼吸持续不确定。

第十节　食管手术

包括食管新生物的切除术、抗反流术以及外伤或先天性疾病的修复术。

一、一般注意事项

（一）肠内或肠外营养

患者因全身疾病（如癌症）和解剖原因影响吞咽而造成长期的营养不良，故术前就开始给予肠内或肠外营养。

（二）食管癌和食管远端损伤

均与酗酒有关，患者可有肝功能异常、门脉高压、贫血、心肌病和出血倾向。

（三）低血容量

有吞咽困难的患者可能有明显的低血容量。术前应用化疗药物，其心脏毒素作用能加重心血管的不稳定性。

（四）误吸

大多数患者行食管手术时都有误吸的危险，故要进行适当的术前预防，计划实施快速诱导或清醒插管。

（五）监测

监测应包括桡动脉置管和尿管，且最好建立中心静脉通路。

（六）保温

应积极采取保温措施，通常是使用加热气毯覆盖下部躯体。

二、手术途径和麻醉

（一）食管上段憩室（Zenker憩室）

可行颈侧路切口，与颈动脉手术相似，此切口也可用于有吞咽困难的患者行上段食管肌切开术。

1. 体位　患者取仰卧位，颈部伸展，头部朝向对侧。

2. 全身麻醉　快速插管后可选择任一种方法进行全麻诱导和维持。颈部切口的术后疼痛和液体转移都十分轻微，术后可安全地拔管。外科医师可选择留置或不留置鼻胃管。

（二）癌症

1. 食管上段的病变　常通过三个切口进行手术，包括颈部横切口、腹部切口及右侧开胸切口，右侧胸部切口和腹部切口游离于胃和食管下段，颈部切口行食管近端和胃远端的吻合。

2. 食管中段的病变　常行右侧开胸，在主动脉弓上行近端吻合，腹部正中切口游离胃或空肠，此联合术式称为Ivor-Lewis术式。

3. 食管下段病变　用左侧延伸的胸腹联合切口，切除后，外科医师行食管胃吻合。有时，胃不能提供足够的远端吻合，外科医师将用空肠做roux-en-Y吻合。

4. 术后拔管　应在患者恢复对误吸的气道保护并且完全清醒后进行，较健康的患者行简单的手术可考虑术后立即拔管。

5. 事实上，可用任何一种麻醉方法。术后常应用硬膜外镇痛。

6. 如果术后需要保留插管，在切除术后常将双腔管更换为普通气管内导管。低垂部位的组织水肿可能使气道明显变窄，导管再插管困难。

（三）食管全程损伤（如服用碱性溶液）或广泛的癌

可能需做全食管切除，将一段结肠或空肠置于咽、胃之间作为通道。

1. 术前　需做2~3个切口，有些患者可经颈和腹部切口从后纵隔钝性分离食管，不必开胸，这称之为经裂孔食管切除术。

2. 术后　这些患者术后恢复期延长，并伴明显的液体转移和营养缺乏，且存在吸入性肺炎的风险。手术结束时应保留气管导管。

（四）胃底折叠术（如Belsey Mark Ⅳ，Hill或Nissen术式）

胃底折叠术可用于解除胃食管反流，具体术式取决于外科医师的选择和患者的解剖特点。

1. 手术方法　包括经腹行Hill和Nissen术式；经胸行Belsey Mark Ⅳ术式，后一手术需将左肺塌陷。

2. 液体转移　通常少于其他食管手术，这些患者在术毕可安全拔管。术后镇痛取决于所施手术的术式，硬膜外给药对大多数患者具有良好的效果。

第十一节　肺移植

适用于终末期的良性肺疾病。最常见的适应证包括严重肺气肿、α_1抗胰蛋白酶缺乏、囊性纤维化、肺纤维化及肺动脉高压。手术方式包括活体单肺叶移植、单肺移植、双肺移植、序贯单肺移植和心肺联合移植。肺部疾病的病因学通常决定了手术方式及要求心肺转流的可能性。此外，患者的体位取决于是否能够实现外科术野的充分显露（如侧卧位开胸行单肺移植术，蛤式切口仰卧位行双肺移植术和活体单肺叶移植术）。因此，明确患者的术前诊断有助于手术途径的选择。患者术前应进行全面评估，包括会诊、运动实验、心功能检测及其他检测。由于供体最佳的缺血时间应少于4小时，因此手术的时间非常关键。

一、监测和设备

1. 移植患者的免疫抑制显著，因此，所有步骤的无菌操作至关重要。除进行肺切除常规监测外，还应放置带有房室起搏功能的肺动脉导管，导管外有长的无菌鞘保护。对极可能行心肺转流的患者，应建立股动脉通路以及大管径的股静脉通路。脑电双频指数用于监测TIVA的麻醉效果是非常有用的。

2. 应备好治疗支气管痉挛、电解质紊乱、肺动脉高压和右心衰的药物，还应给予免疫抑制剂、类固醇及抗生素。所有血制品必须去白细胞并经滤器过滤输注。预期需要大量输血时，确保血制品的供应是很重要的。

3. 术后镇痛采用硬膜外放置导管进行术后镇痛，但极可能行体外循环和全量肝素治疗的患者应除外。

4. 少数情况下，需用另一个呼吸机对两侧肺分别进行最佳通气。

5. 如果低氧血症难以纠正，通过人工肺经外周动-静脉转流或静-静脉转流则应该有效。

二、麻醉方法

可选用任何能保持心血管稳定的麻醉方法，但对于通气受损的患者应首选静脉麻醉。由于供体器官的可用性难以预计，大多数受体均按饱胃患者处理。

（一）肺隔离

最好通过对侧支气管插管实现，在双肺移植中可应用左侧导管，左侧支气管吻合可在导管尖端远侧进行。如果患者术后需要继续机械通气，可在手术结束时将支气管导管更换为单腔气管导管。

（二）二氧化碳监测

可因严重的通气-灌注失衡而不准确。需多次进行动脉血气分析来评估通气情况。酸血症的加重同样表明组织灌注不足，原因有多种，如低血容量、气体积存和心排血量减少。

（三）完全心肺转流

对于因肺动脉高压而不能耐受单肺动脉阻断的患者应采用完全心肺转流。心肺转流的适应证包括肺动脉阻断后动脉血氧饱和度低于90％；尽管应用多巴胺和硝酸甘油，但心指数仍低于3.0L·min^{-1}·m^{-2}，或收缩压<12.0kPa（90mmHg）。连续心排量监测可用于估计心脏功能。心肺转流时对患者的处理。

（四）手术途径。

可经标准的后外侧切口行单肺移植术。双侧肋下开胸术适用于双肺切除术或活体单肺叶移植。

（五）新近移植的肺脏存在表面活性物质和血管内皮通透性的损伤

1. 需用PEEP和经常回复操作来预防肺膨胀不全。
2. 肺动脉高压将加重流体静力学肺水肿，使气体交换和肺顺应性进一步恶化。

三、患者术后应进行严密监护

1. 单肺移植患者，如术中平稳，手术结束时可拔管。
2. 多数患者术后保留气管插管直到移植肺开始有正常功能并且再灌注水肿和急性排斥反应症状得以控制为止。只有当患者血流动力学稳定，呼吸平稳时，才能拔出气管插管。
3. 连续动脉血气分析以确定移植肺功能，急性排斥反应表现为动脉血氧合恶化的肺顺应性降低。
4. 观察患者有无免疫抑制药的毒性反应，包括急性肾衰竭。
5. 囊性纤维化患者应注意术后有无败血症发生，这是其常见的并发症。

四、术后

术后需进行多次纤支镜检查和移植肺组织活检，可在局麻和静脉镇静下实施。

第十二节　肺减容术

用于严重的大疱性肺气肿患者，即虽经积极治疗，但仍有无力性呼吸困难者。手术的目的在于减轻胸廓膨胀、改善通气力学。患者要严格按照标准选择，并且术前要经过一定时期的心肺功能调整。由于患者呼吸储备非常有限，其诱导和拔管更加困难。

一、手术途径

可选择电视辅助胸腔镜术，开胸术或正中胸骨切开术。经CT扫描和术中观察，肺功能最差部分应首先切除，并用牛心包支撑U形钉将残端闭合以防止漏气。

二、麻醉方法

与肺切除相似，术后硬膜外镇痛很重要。

三、术后管理

术后拔除气管插管，并将患者送入ICU治疗。

1. 通常不按传统的拔管标准进行拔管。

2. 以下操作如坐位、通混合空气、雾化喷入支气管扩张药以及使用面罩或喉罩辅助通气作为完全拔管的过渡将对患者有益。

四、肺漏气

术后不常出现，如果需保留气管插管和机械通气，则应使用低的气道压力，使肺和缝合处的压力减至最低程度。

第五章　血管手术麻醉

第一节　术前评估与处理

目的在于确定并存疾病、优化特殊治疗并预测术中和术后可能出现的问题。

一、心血管系统

血管手术患者40%～80%患有冠状动脉疾病，这是发病和死亡的主要原因。术后早期死亡的患者中，约半数死于心肌梗死（myocardial infarction，MI）。心脏危险因素包括充血性心力衰竭、MI、高血压、心脏瓣膜病、心绞痛和心律失常。

（一）并存疾病

如跛行、中风后残疾及肺气肿，这些限制了运动耐量试验的进行，故无法评价心功能。

（二）特殊的心脏检查

如运动应激试验、伴或不伴核成像的药理学应激试验、超声心动图和心导管检查，有助于心脏风险的分级。

（三）双血压值

由于动脉粥样硬化具有广泛分布的性质，因此双臂所测血压值有较大差异并非少见，术前应予测定。

（四）危险因素分级

有助于确定围术期处理。对高危患者给予术前药物治疗、冠状动脉重建和（或）尽量简化手术操作将使患者受益。近期有研究表明，对于较稳定的冠状动脉疾病患者，冠状动脉重建术不能改善他们择期血管手术后的生存率，而应用 β 受体阻滞剂则能降低其发病率和死亡率。

二、呼吸系统

许多血管疾病患者有明显的吸烟史，其肺功能受损。

三、泌尿系统

肾功能不全较为常见。主要病因有动脉粥样硬化、高血压、糖尿病、灌注不足、容量不足及血管造影剂引起的急性肾小管坏死。

四、中枢神经系统

检查颈动脉有无杂音，询问有无短暂脑缺血发作（transient ischemic attack，TIA）或脑血管意外病史。如果存在这些疾病，在大血管手术前要做进一步的评估。

五、内分泌系统

糖尿病患者可有广泛的加速发展的动脉粥样硬化及末梢小血管疾病。长期患有糖尿病的患者可有自主神经病、无痛性心肌缺血、糖尿病性肾病及抗感染能力下降。术前应用胰岛素的方案及相应治疗。接受二甲双胍治疗的患者，在静脉对比造影前，应中断服药至少48小时，以防止发生严重的乳酸酸中毒。

六、血液系统

血管手术患者常应用抗凝药（普通肝素或低分子量肝素、华法林、双嘧达莫、氯吡格雷、噻氯匹定或阿司匹林）。还应询问下列病史，如皮下是否易出血、出现瘀点或瘀斑等，并检查凝血酶原时间、部分凝血活酶时间和血小板计数。既往有血栓形成或再次血栓形成的患者，应评估其高凝状态，既往使用过肝素的患者应检查其肝素抗体含量。潜在的凝血紊乱对麻醉方法的选择和术中失血均有影响。

七、感染

感染的患者行血管移植其病死率高。只要患者有任何感染迹象，术前就应给予相应的抗生素治疗，采用异种移植物的患者应推迟手术。

第二节　术前药

一、心脏用药

应持续至术晨，这对术前应用β受体阻滞剂治疗的患者尤为重要。术前没有使用β受体阻滞剂，并且无已知禁忌证的患者，可在诱导间开始应用此药。

二、抗凝药

长期接受抗凝治疗的患者，华法林至少应在术前3日停用；如有必要，可开始肝素治疗。如计划采用区域麻醉，可与手术者协商，于术前4小时停用肝素。低分子肝素应在区域麻醉实施前24小时停用。氯吡格雷在术前应停用1周，噻氯匹定则需停用10~14日。

三、镇静药

术前应用镇静药的目的和方案与用于其他大手术老年患者的相同。

第三节　颈动脉内膜切除术

一、概述

颈动脉内膜切除术用于颈总动脉及其分支颈内或颈外动脉狭窄或溃疡性疾病的患者。此类疾病往往伴有明显的颈动脉杂音，并可产生TIA或中风。

1. 动脉粥样硬化。通常存在广泛的动脉粥样硬化（特别是冠状血管）。

2. 血压和心率的基础值，可通过回顾病历而确定。

3. 明确神经功能不全。明确已经存在的神经功能不全，以便术后确定新出现的功能缺失。对于颈部过度活动可出现神经症状的患者，尤其应该注意其手术体位。

二、监测

（一）动脉导管

除标准监测外，还应留置动脉导管；必要时，少数患者需放置肺动脉导管，人路常选择锁骨下静脉、肘前静脉及对侧颈内静脉。

（二）脑电图（electroencephalogram，EEG）

全麻患者需监测EEG，以确保颈动脉阻断期间有充足的灌注，并确定患者是否需要行分流术以维持脑血流。

三、麻醉方法

（一）区域麻醉

1. 区域麻醉可选择颈浅神经丛和颈深神经丛阻滞，二者都有潜在的并发症。

2. 此种麻醉要求患者清醒、合作，并能在无菌单覆盖下能耐受头部侧位。体位的安置和无菌单的铺放应有利于麻醉医师随时能够观察到患者头部情况并控制气道，此点非常重要。大小合适的喉罩应备好，供随时使用。

3. 清醒的患者易于连续观测神经系统的功能。

4. 我们习惯选择颈浅神经丛阻滞，并由外科医师根据需要补充给药；它能够最大限度减少颈深神经丛阻滞引起的并发症，尤其是膈神经麻痹。

（二）全身麻醉

1. 全麻可控制呼吸，利于氧合，并可降低脑代谢需求。

2. 在诱导前应获得EEG的基础值。

3. 血压应维持在患者的正常高限，必要时可应用血管收缩药，如去氧肾上腺素。

4. 诱导时，应注意注入麻醉药要缓慢，以保障脑灌注并最大限度地减少血流动力学变化。调整通气，防止低二氧化碳性脑血管收缩。但高碳酸血症也无益处。

5. 维持稳定的浅麻醉，这样既不影响EEG监测，又可行术后早期神经系统检查。适当的使用肌松药，能将患者活动对EEG分析的干扰减少到最小。

四、颈动脉阻断

1. 手术牵拉颈动脉窦可强烈刺激迷走神经，导致低血压和心动过缓。应用局麻药行局部浸润可消除此反应，必要时可暂停牵拉和应用抗胆碱药。对于术前有明显的心脏传导异常、主动脉严重狭窄和不稳定心绞痛的患者，由于使用抗胆碱药可能会引起心肌缺血，术前应预防性行局麻药局部浸润。

2. 阻断前应肝素化（肝素5000U静注）。

3. 下列情况应放置分流管。区域阻滞时患者神经系统检查发生异常，患者EEG发生改变，对于未行神经系统监测的患者应常规放置。

4. 用血管收缩药所致的血压一过性升高可增加经威利斯环的脑灌注。

5. 开放阻断钳时，可出现反射性血管扩张及心动过缓。可给予血管收缩药以适应这种压力感受器的变化，必要时可沿用至术后。

6. 由于浅表小切口易于显露术野和控制出血点，故很少用鱼精蛋白对抗肝素，若必要，同外科医师协商后，也可应用。

五、术后神经功能障碍

术中低灌注或栓塞（来源于分流管或溃疡碎片）可致术后神经功能障碍。轻微的神经功能变化通常可缓解，但突发的严重变化须立即评价并重新探查。

六、术后处理

患者在向麻醉后恢复室转送过程中应对其进行监测，至恢复室后继续观察。应着重注意患者的神经系统状况、血压和心率的控制以及术后出血的征象，后者可迅速导致呼吸道梗阻。有时，斑片的摘除会改变压力感受器反应，导致低血压，并需用血管收缩药（去氧肾上腺素）来对抗，这样患者在麻醉恢复室的时间会延长。这种低血压并非容量不足，因此不宜采用过分的补液治疗。

目前国际上正着手比较颈动脉支架术与常规的颈动脉内膜切除术用于中风的高危患者时二者之间的风险和收益。

第四节　外周血管（动脉）手术

一、概述

外周血管手术是指架桥治疗血管阻塞性疾病或动脉瘤、摘除栓子、修复假性动脉瘤和导管损伤的手术。虽然外周血管手术不如主动脉手术对生理有影响，但它们围术期心脏的风险却相似。

二、股-腘和下肢远端的旁路移植术

下肢阻塞性动脉疾病最常应用自体大隐静脉行搭桥术。如果该血管难以取得或条件太差，可用臂静脉或冷藏异体静脉替代。静脉的准备及其与动脉循环的吻合耗时较长，但很少引起血流动力学的显著变化。某些特定的患者应用合成的移植物（如Core-Tex血管）可缩短手术时间。通常失血较少，但在修复既往做过手术的外周血管或手术困难的病例亦可能大量失血。

（一）监测

大多数外周血管手术的监测相似，个别情况除外。一般情况良好的患者行较局限的手术时，采用常规监测即可。若血流动力学不稳定、失血过多、尿量少或心肌缺血，应行有创监测（动脉、中心静脉或肺动脉导管），常规留置弗利导尿管。

（二）区域阻滞

通常采用连续腰段硬膜外麻醉，既可提供完善的麻醉，又可用于术后镇痛。如果手术保证可在预定时间内完成，亦可采用腰麻。手术时间较长、硬膜外麻醉困难或效果不满意时，可应用连续腰麻的方法。手术限于一侧肢体时，可联合应用腰丛阻滞和坐骨神经阻滞。

1. α肾上腺素能药物　如去氧肾上腺素，用以处理因交感神经阻滞引起的低血压。

2. 抗凝治疗

（1）接受抗凝治疗的患者，穿刺前必须纠正凝血异常（应用新鲜冰冻血浆、维生素K或鱼精蛋白），否则必须选用全麻。

（2）尚无证据表明硬膜外置管后的肝素治疗可增加硬膜外血肿形成的危险性。如果术后需用华法林治疗，则硬膜外导管应在其抗凝作用起效前拔除（首剂应用24小时内）。

1）区域麻醉时患者可诉胸痛或其他症状，这有助于发现心肌缺血。

2）长时间手术应用区域阻滞麻醉时，让患者感觉舒适尤为重要。背部和肩部用合适的软垫垫起，颈部和双臂要活动自如。适当应用镇静药，以减轻患者焦虑，但不可使其意识模糊、呼吸抑制或处于无应答状态。由于末梢血管扩张可导致明显的热量丧失，故采用保温毯和其他的保暖措施非常重要。寒战不仅令患者不适，而且还可造成有害影响。因为它使已经处于应激状态患者的氧耗进一步增加。

（三）全身麻醉

只要能维持血流动力学稳定，任何方法都可选用。

三、髂-股血管和髂血管远端旁路移植术

可采用腰麻或硬膜外麻醉。由于切口较长及为显露髂动脉而牵拉腹膜，而需较高的麻醉平面（即T_8）。

四、外周血栓切除术和股动脉假性动脉瘤修复术

此类患者通常有不稳定的心血管疾病。有些患者正接受抗凝治疗或近期曾接受溶栓治疗，因此不宜采用区域麻醉。未接受上述治疗者，腰丛神经阻滞即可提供足够的麻醉范围。有时亦可用局麻药行区域阻滞。切除血栓并从栓塞的动脉内冲洗出栓子，可引起显著的失血和低血压。

五、股-股旁路移植术

用于治疗症状性一侧髂血管阻塞性疾病。

六、外周动脉瘤

如腘窝动脉瘤，虽很少破裂，但常引起血栓形成和栓塞。

七、腋-股动脉旁路移植术

将动脉血流供给下肢。适用于有活动性腹部感染，或主动脉移植物感染，或不适于内科治疗的腹主动脉手术。除常规监测外，还需在非手术侧上肢行动脉插管。必要时可监测中心静脉和肺动脉（pulmonary artery，PA）。

八、上肢的血管手术

通常包括远端的血栓切除术和创伤修复术。虽然手术范围局限，但需要在血管修复远端切取静脉移植物。麻醉方法有局部阻滞、区域阻滞或全麻。近身体中央的血管手术（如胸出口综合征和椎管狭窄），需经胸内路径和（或）短暂阻断颈动脉血流。

九、术后处理

此类患者需严格控制血流动力学的稳定，并予以完善的镇痛。手术早期即可发生移植血管阻塞而需重新探查。术后应保留硬膜外导管。

十、经皮球囊血管成形术和支架术

在治疗动脉粥样硬化和其他血管狭窄性疾病方面已获得广泛认可。此种上肢或下

肢的手术须在镇静或全麻下，并在手术间血管成形室内进行。整个过程需应用大量的静脉造影剂，因而需采取措施预防造影剂所致的诱发性肾病。在我们医院，患者常规接受N–乙酰半胱氨酸和碳酸氢钠注射液治疗。

第五节　腹主动脉手术

一、肾下腹主动脉手术

（一）腹主动脉手术

用于动脉粥样硬化引起的阻塞性疾病或动脉瘤扩张。这些病变可侵及主动脉及其主要分支，导致缺血、破裂和大出血。95%的腹主动脉瘤位于肾动脉以下。腹主动脉瘤直径大于5厘米且尤其有扩张倾向的患者，如行择期切除术其预后较好。扩张至5厘米的动脉瘤，每年破裂的危险约4%。择期腹主动脉瘤切除术的手术死亡率小于2%，而动脉瘤破裂的总体病死率为70%～80%。

（二）手术方法

同经腹部径路相比，腹膜后径路手术可较少引起术后肠梗阻、肺部并发症、心血管并发症及液体转移。对于那些肥胖和既往腹部手术的患者，腹膜后径路更显优势。

（三）监测

除常规监测外，还需建立大的外周静脉通路（14号穿刺针）、中心静脉导管、动脉测压和弗利导尿管。如果需要，可放置肺动脉导管所有监测导管（除导尿管外）均于诱导前放置，记录其基础值以指导麻醉管理。中心静脉导管可在诱导后放置，其应用通常由患者的合并疾病决定。每例手术均应备好血管活性药（如硝酸甘油和去氧肾上腺素），其他的血管活性药也应根据患者的合并状况而备齐。

（四）麻醉方法

1. 概述　大多数患者采用联合全麻和中胸段硬膜外麻醉的方法。虽然亦可单独应用全麻，但联合使用两种麻醉方法可减少麻醉药量，有利于术后立即拔除气管导管，并同时提供术后镇痛。

2. 诱导　经硬膜外导管注入2%利多卡因，并且在实施全麻之前确定感觉平面。用去氧肾上腺素治疗硬膜外麻醉起效后所引起的血压下降。全麻诱导宜缓慢且控制平稳，根据血流动力学和麻醉效应来确定药物剂量。如果拟于手术结束时拔出气管导管，则不宜给予大剂量的麻醉性镇痛药。

3. 维持

（1）以2%利多卡因硬膜外阻滞为主，辅以氧化亚氮、肌松药及吸入低浓度的挥发性麻醉药。在术中经硬膜外可连续给予稀释的0.1%布比卡因和麻醉性镇痛药（盐酸氢吗啡酮或芬太尼）。

（2）保温：主动脉手术期间可有显著的热量丧失。

（3）肠道上操作：经腹部路径手术，术中为显露主动脉常需在肠道上操作，可伴有皮肤潮红、体循环血管阻力降低及血压显著下降，这些变化系由于肠道释放前列腺素和血管活性肽所致，持续约20~30分钟；其治疗包括静脉应用去氧肾上腺素、补充容量及减浅麻醉深度。

（4）液体管理：血管内容量可因失血、液体向肠道和腹膜腔转移造成的隐形丢失以及腹部大切口导致的液体蒸发丢失而减少。

1）晶体液：可用于补充容量，输注速度约为10~15mL·kg^{-1}，h^{-1}

2）胶体液：很少必须使用，仅用于晶体液扩容不明显或不能耐受大量晶体液的患者。

3）血红蛋白应维持在10g·dL^{-1}以上。失血超过2000毫升时，应监测凝血功能，并根据实验室检查适当补充血小板、凝血因子和钙。

4）自体输血装置：术中应使用自体输血装置以清洗回收手术的出血，但自体回输的血液常缺乏血浆、凝血因子和血小板等。

（5）阻断主动脉。

1）主动脉阻断前几分钟给予肝素（5000U静注）。

2）阻断主动脉后，心脏后负荷增加，心功能正常者尚可耐受。但左心功能不全者，可出现心排血量下降和（或）心肌缺血，硝酸甘油（个别情况下应用硝普钠）的应用可改善心肌的氧供需平衡。

（6）肾保护：肾下主动脉手术术后肾衰竭的发生率为1%~2%。术前行血管造影检查及原有肾疾患者，其危险性增加。肌酐水平长期增高（>2mg·dL^{-1}）者，血管手术后肾衰竭的发生率和死亡率也显著增高。肾下主动脉阻断后，由于循环紊乱、对肾素-血管紧张素系统的影响以及微血栓的形成，可使肾皮质血流和尿量减少。维持足够的液体量及尿量非常重要。如果给予足够的液体后尿量仍减少，可静脉给予甘露醇、呋塞米或非诺多巴（3μg·kg^{-1}·min^{-1}）。

（7）开放主动脉：主动脉钳开放后由于外周血管阻力下降和静脉回流减少，血管内容量必须维持在正常或较高的水平。补充容量，减浅麻醉，停用血管扩张药，给予血管收缩药，同时缓慢、控制地开放主动脉钳，可最大限度地减少低血压。下肢的再灌注可冲洗出无氧代谢产物并引起全身酸中毒，可能对心肌产生负性变力性作用，这与阻断时间的长短和侧支循环情况有直接关系。很少使用碳酸氢钠，如有必要，可调整分钟通气量使更多的二氧化碳排出。

（8）苏醒：多数患者术毕即可拔除气管导管，对于心或肺功能不稳定、进行性出血和体温过低（<33℃）的患者仍需保留气管导管。高血压、心动过速、疼痛和寒战应预期并防治。

（9）转送：所有患者在转送途中均应吸氧，并监测血压和心电图（electrocardiogram，ECG）。

二、肾上腹主动脉手术

手术修复可能需在肾动脉以上的不同水平阻断主动脉。麻醉处理与肾下主动脉手术相似，但需注意以下各点：

1. 较常应用PA监测。

2. 大出血可能性增加。

3. 由于阻断时间长和可能发生胆固醇栓子，肾动脉灌注受累的危险性更大。

4. 阻断水平高于腹腔动脉和肠系膜上动脉，可引起内脏缺血和严重的酸中毒，故开放前应常规给予碳酸氢钠。

5. 为了能最大限度地减少缺血性肾损伤的发生，阻断前可静脉给予甘露醇和非诺多巴。

三、肾动脉手术

肾动脉狭窄或动脉瘤，可用多种方法修复。主-肾动脉分流术和经主动脉的动脉内膜切除术，需先阻断主动脉；肝-肾（右侧）和脾-肾（左侧）动脉分流术无须阻断主动脉。麻醉处理与腹主动脉手术相同。术后要注意进行性高血压和肾功能减退。

四、血管内腹主动脉瘤修复术（endorcardial viability ratio，EVR）

（一）腹主动脉瘤的EVR术

是指在动脉瘤的管腔中放置一可扩张的人工移植物，将动脉瘤从血液循环中隔离，从而减少其破裂的风险。通常首先切开股动脉放置鞘管，在透视指引下，再置入移植物。与常规的腹主动脉瘤修复术相比，EVR术中失血更少；各种术后并发症，如肺部并发症、心血管并发症和肾并发症，其发病率也相应降低。另外，EVR术的应用可减少患者术后进入ICU的概率、更早活动并且住院周期更短。

（二）患者的选择及支架移植物的型号选择

高达60％的已知肾下腹主动脉瘤的患者可行EVR术。

（三）监测

除常规监测外，还需要建立大的外周静脉通路（14~16号穿刺针），放置动脉导管和Foley尿管。术中需转为开放式手术的情况相对少见，但每例手术均应做好可能行紧急腹主动脉修复术的准备。

（四）麻醉方法

大多数患者可采用硬膜外麻醉或腰麻和硬膜外联合麻醉。使用丙泊酚和（或）地西泮及短效麻醉药进行静脉镇静可使患者术中舒适。

（五）EVR并发症

包括腹主动脉瘤从动脉系统隔离失败（内漏）、栓塞、动脉损伤、支架移植物扭折、肢体缺血和感染。肾功能受损的患者有发生造影剂诱发性肾病的危险，应常规给予N-乙酰半胱氨酸和碳酸氢钠溶液。

五、急诊腹主动脉手术

就诊的患者可有不同的症状和体征，可分为两大类：

（一）血流动力学稳定的患者

常伴有扩张包裹破裂，其麻醉处理与上述相同，但术前准备必须迅速。

1. 应在诱导后放置弗利尿管和鼻胃管，以免发生瓦尔萨尔瓦动作（或高血压）而致加重出血或引发破裂。中心静脉测压管和（或）肺动脉导管可在患者清醒时置入。

2. 诱导前预先氧合，压迫环状软骨，缓慢谨慎地给予催眠药、麻醉性镇痛药和肌松药。诱导时应避免高血压，可辅以血管活性药。

（二）血流动力学不稳定的患者（破裂性动脉瘤）

血流动力学不稳定的患者需要复苏措施。补充血管内容量、正确应用血管收缩药以及快速的手术止血可降低死亡率。最好的结果（死亡率40%～50%）通常取决于低血压对生理的影响力和大量输血。心肌梗死（myocardial infarction，MI）、急性肾衰竭、呼吸衰竭和凝血机制障碍的发生率均高。

1. 一般注意事项

（1）大管径的静脉通路非常重要。

（2）立即送血标本行交叉配血，并进行其他相关的实验室检查。如果不能获得配型血应迅速备好血液成分输血，同时还应备好通用供体血（育龄期妇女用Rh阴性O型血，对所有其他患者用Rh阳性O型血）。胶体液也应准备好，通知自体输血组的成员备好设备。

2. 手术方法 首要处理的是在胸腔或腹腔内迅速阻断主动脉以控制出血。

3. 监测 在初始容量复苏阶段可应用最基本的标准监测，随后在时间和血流动力学情况允许下，再行有创监测。对于不稳定的患者，监测的建立及液体复苏不应延误手术直接控制破裂出血的进行。

4. 麻醉方法

（1）诱导：

1）对濒死的患者应立即行气管插管。

2）对低血压患者应快速而谨慎的诱导，但患者只能耐受小剂量的东莨菪碱、氯胺酮、依托咪酯和（或）苯二氮䓬类药以及肌松药。

（2）维持：

1）一旦阻断主动脉控制了出血，应继续进行复苏处理直至血流动力学稳定。根据耐受药物的情况，追加麻醉性镇痛药和麻醉药。

2）如有必要可给予血液制品（包括新鲜冰冻血浆和血小板）。连续的实验室检查有助于指导进一步的治疗。大量输液时应备好液体加温装置。

3）主动脉瘤修复术中常出现体温降低，导致酸中毒、凝血障碍及心功能失常，使手术更加复杂。术中保温和升温的方法。

4）为防止肾衰竭，可通过补充液体、给予甘露醇和非诺多巴以维持尿量。腹主动脉瘤破裂后发生肾衰竭的患者，死亡率高。

（3）苏醒：由于体液大量转移、低温、酸碱失衡、电解质紊乱和凝血机制异常，术后早期病情较为复杂。大多数患者在手术结束时仍保留气管导管及机械通气。

第六节　胸主动脉手术

胸主动脉疾病包括动脉粥样硬化、结缔组织退行性病变（马方综合征、埃勒斯-当洛斯综合征和囊性坏死）、感染（如梅毒）、先天性疾病（如缩窄或先天性主动脉窦瘤）、外伤（如穿透伤和减速伤）和炎性疾病（如高安血管炎）。而最常累及胸主动脉的疾病是降主动脉粥样硬化性动脉瘤，约占主动脉瘤的20%。当动脉瘤在近心段形成夹层时，可累及主动脉瓣或冠状动脉口；在远端形成夹层时可累及腹主动脉、肾动脉或肠系膜动脉分支。另一种常见的疾病是胸主动脉外伤性破裂；因穿透伤和减速伤引起的血管外膜假性动脉瘤，可发生在左锁骨下动脉远端、动脉导管韧带附着处。这些假性动脉瘤向前形成夹层，并累及主动脉弓及其主要分支。

一、升主动脉瘤

胸骨正中切开，经股动脉、升主动脉远端或主动脉弓插管行心肺转流。

二、跨主动脉弓修复

需胸骨正中切开、心肺转流以及深低温停循环。

三、降主动脉瘤

常采用左外侧开胸，一般在左锁骨下动脉远端阻断主动脉。

四、胸腹主动脉瘤

（一）胸腹主动脉瘤的Cramord分类

Ⅰ型：动脉瘤位于降主动脉，锁骨下动脉的远端，止于内脏血管的近心端。

Ⅱ型：动脉瘤起于锁骨下动脉根部，止于腹主动脉远端。

Ⅲ型：动脉瘤起于降主动脉中段，止于腹主动脉远端。

Ⅳ型：动脉瘤起于膈，至主动脉远端。

（二）相关问题

1. 气道偏移或受压，特别是左主支气管，会导致肺不张。

2. 气管移位或破裂，致使气管插管和通气困难。动脉瘤长期压迫可损伤喉返神经，导致声带麻痹和声音嘶哑。

3. 咯血，由于动脉瘤侵蚀邻近的支气管所致。

4. 食管受压可伴吞咽困难，并可增加误吸的危险。

5. 中心静脉和动脉解剖的扭曲和受压致使双侧脉搏明显的不对称和颈内静脉置管困难。

6. 动脉瘤的破裂或渗漏可导致血胸和纵隔移位，并影响呼吸和循环。

（三）主动脉分支血管阻塞

主动脉分支血管阻塞可导致远端灌注不良，引起肾、肠系膜、脊髓或末梢缺血。

（四）手术方法

修复动脉瘤时，游离受累的主动脉段，并插入内置移植物。近端血流给侧支血管只能提供远端灌注。通过肝素化的分流管或泵辅助旁路循环可提供额外的远端灌注。内置移植物技术涉及使用用于搭桥的移植材料包含腹腔动脉、肠系膜上动脉和肾动脉开口的同种主动脉。

（五）脊髓保护

1. 相关解剖

（1）脊髓前动脉发自颅底的椎动脉，与主动脉的根动脉相交通。后者从主动脉按节段发出，部分发自腰段和下胸段，但无一发自上胸段。

（2）阿达姆基维支动脉（通常位于T8和T12之间）尤为重要，阻断主动脉可减少其血流，从而影响脊髓前动脉供血，导致脊髓缺血。

2. 脊髓前动脉综合征　脊髓前动脉综合征表现为截瘫、大小便失禁，以及痛觉和温觉消失，但震动感和本体感觉尚存。脊髓前动脉综合征所致截瘫的发生率，依动脉瘤分型和其他危险因素的不同而异，介于1%～41%。危险因素包括阻断时间的长短、近端和远端阻断的部位、体温升高的程度、脊髓侧支循环的多少、开放阻断钳后再灌注的影响以及既往胸腹主动脉瘤手术的情况。应用躯体感觉诱导电位监测可能发现脊髓缺血，但这并不是常规监测。

3. 预防

（1）类固醇、巴比妥类药、自由基清除剂、脑脊液（cerebro spinal Fluid，CSF）引流、鞘内注射罂粟碱、镁剂、纳洛酮、硫喷妥钠及肋间血管再吻合术等措施均曾试用，但尚无证据表明上述措施可降低截瘫的发生率。

（2）低温具有保护作用，即阻断前即开始脊髓局部降温，直至移植血管再灌注。

（3）降低CSF压力有助于脊髓灌注，因此可在腰段留置CSF导管以监测和控制CSF压。

（4）避免应用含糖液体，因为实验表明，缺血时高血糖有害，并可使神经功能的恢复恶化。虽然没有术中血糖控制的相关资料，但术中高血糖可通过输注胰岛素治疗。

（5）监测：除常规监测外，还需下列监测。

1）右侧桡动脉置管（高位阻断时可累及左锁骨下动脉血流）。

2）肺动脉导管。

3）8.5F（法制编号）的导管用于输液。

4）在T12～L1水平置入4F的硬膜外导管，用于局部降温。

5）L2～L3水平置入带有热敏电阻的4F的蛛网膜下腔导管。

6）留置弗利导尿管。

（6）麻醉方法：

1）诱导前应备好血管加压药（去氧肾上腺素和去甲肾上腺素）、扩血管药（硝酸甘油和硝普钠）以及肾保护药（甘露醇和非诺多巴）。

2）术前放置胸段硬膜外导管和腰段蛛网膜下腔导管，经硬膜外导管注入2%利多卡因以达到所需的感觉平面。

3）全麻诱导。

4）用右双腔支气管导管以利于手术操作，并可防止左侧开胸时的左肺损伤。肺隔离还可以通过使用带有堵塞器的单腔导管或支气管堵塞管来实现。

5）肌松药通常选择顺式阿曲库铵。

（7）体位：患者于右侧卧位，并做好切口准备。

（8）麻醉维持：

1）麻醉维持，单肺通气。

2）液体管理：诱导后输注的液体应限于新鲜冰冻血浆、红细胞、血小板和胶体液，以防止凝血功能障碍和过度水肿。使用自体输血装置和高流速的血液加温器。

（9）主动脉阻断：

1）阻断前按预定方案调整CSF压力，并按规定行脊髓局部降温。

2）阻断主动脉近心端时血压普遍都明显增高，可应用硬膜外麻醉、硝酸甘油和硝普钠治疗。

3）术中由手术者在肾动脉开口处插入导管，经此处注入冰盐水以保护肾功能。

（10）开放主动脉钳时常导致血压下降。开放前及开放期间补充容量，缓慢开放主动脉钳，并给予血管加压药，直至心肌功能和血管张力恢复正常方可停用。

（11）分流术的应用：

1）主动脉阻断前，可将肠系膜分流近端的侧臂管缝合到人工移植物上。当近端吻合完毕后，血流经过冠状动脉导管到达侧臂管，从而实现了通过腹腔动脉或肠系膜上动脉对肠系膜的灌注。这使得在肋间血管、内脏血管和肾血管吻合期间，肠系膜可得到临时的血液供应。

2）术中使用滚轴泵建立心房（或肺静脉）-左侧股动脉转流，通过右股动脉导管监测主动脉远端灌注情况，这可实现对主动脉初始阻断部位远端阻断钳水平的逆灌，而且阻断钳可根据手术进程继续移向远端。

（12）主动脉开放后通常出现酸中毒，阻断期间输注碳酸氢钠有利于防止再灌注所致的严重酸中毒。

（13）苏醒：嘱患者活动四肢，神经功能检查完毕后，再次予以镇静，将双腔导管更换成标准的气管导管。如果使用了支气管堵塞器，则应将其取出，只在原位保留气管导管。组织水肿可使气道明显狭窄，故再次插管有一定困难。

（14）转送：将患者向ICU转送过程中应保持对患者的镇静，并监测ECG和血压。

（六）血管内修复

胸主动脉的某些外伤破裂、剥离及动脉瘤，目前可选择血管内支架治疗。支架植入及打开后，应进行仔细的影像学检查，以确定重要动脉（颈动脉、锁骨下、肠系膜及肾动脉）是否显影。血管内支架术常联合一些创伤性较小的开放性手术，当主动脉支架阻断了重要脏器的正常血供时，可通过这些手术所建立的旁路血管对脏器进行灌注。旁路分流术可在支架放置前或放置时进行，主要包括升主动脉-无名和（或）颈动脉分流、颈动脉-锁骨下动脉分流、主动脉远端（髂动脉）肠系膜动脉或肾动脉分流。

第七节　术后处理

大多数血管手术患者术后需加强监测。注意观察尿量、心排血量、末梢灌注情况、呼吸、血细胞比容和凝血状态。术后最常见的并发症有MI、肾衰竭、肠道缺血或梗死、胰腺炎、脓毒症、弥漫性血管内凝血、外周血管栓塞、呼吸功能不全以及截瘫。患者术后低血压会增加延迟瘫痪发生的风险，应注意避免。

第六章　麻醉类药物

第一节　局部麻醉药

局部麻醉药简称局麻药，是将其作用于机体相关部位，能可逆地阻断其周围神经传导，在神志清醒条件下使有关神经支配的相应区域出现暂时性感觉丧失，而神经组织不被破坏的药物。临床上应用的局麻药有酯类和酰胺类之分，前者主要为普鲁卡因、氯普鲁卡因与丁卡因等，后者则为利多卡因、布比卡因、罗哌卡因等。一般认为，酯类局麻药所含的对氨基化合物可形成半抗原，可引起变态反应。酰胺类局麻药则不能形成半抗原，故引起变态反应者极为罕见。

一、酯类局麻药

酯类局麻药主要通过血浆内胆碱酯酶水解，不同药物水解速率存在差异，氯普鲁卡因最快，普鲁卡因居中，而丁卡因最慢。

（一）普鲁卡因

1. 主要药理特性

（1）普鲁卡因为短效局麻药，其水溶液不稳定，受热、受光或久贮后易氧化呈淡黄色，随色泽加深其局麻效应也下降。临床上因普鲁卡因扩散及穿透性能差、起效慢、作用时间短，主要由手术医师用于局部组织浸润麻醉。而麻醉医师则很少用于部位麻醉以及硬膜外阻滞。

（2）由于该药静脉滴注对中枢神经有镇静与镇痛作用，故可与麻醉性镇痛药、静脉全麻药搭配，以实施普鲁卡因静脉复合全麻。

（3）普鲁卡因与琥珀胆碱作用于相同的酶，故两种药物复合静脉滴注时，可延长琥珀胆碱的肌肉松弛作用。

2. 临床应用

（1）0.5%～1%普鲁卡因溶液适用于局部浸润麻醉。

（2）全身麻醉病人持续静脉滴注1%普鲁卡因与0.08%琥珀胆碱溶液以及麻醉性镇痛药（哌替啶或芬太尼）组成的复合液，以输注普鲁卡因速度为1mg／（kg·min），其麻醉维持平稳，且有一定的纠正心律失常作用，术毕停药后病人苏醒较为迅速，但近些年来临床应用渐少。

3. 提示

（1）全身麻醉若以普鲁卡因复合液静脉麻醉为主，而忽视静脉全麻药的使用，病人术中易出现知晓。

（2）如不慎将普鲁卡因复合液输入剂量过大，还易引起急性局麻药中毒。

（3）若普鲁卡因复合液静脉麻醉用于先天性血浆胆碱酯酶异常病人，可使普鲁卡因代谢发生障碍，从而增加普鲁卡因的毒性。

（二）氯普鲁卡因

1. 主要药理特性　该药是普鲁卡因的氯化同类物，与普鲁卡因作用类似，在血内水解的速度较普鲁卡因快4倍，故起效短、毒性低，时效约为30～60分钟。

2. 临床应用

（1）1%氯普鲁卡因溶液可用予局部浸润麻醉，一次最大剂量为800mg。

（2）2%～3%氯普鲁卡因溶液适用于硬膜外阻滞和其他神经阻滞，由于该药毒性低，宜适用于产科与体质较差的病人。

3. 提示

（1）氯普鲁卡因溶液的pH为3.3，若不慎将大量溶液注入蛛网膜下腔，有可能引起较为严重的神经并发症。

（2）该药与布比卡因混合应用时，后者有可能抑制氯普鲁卡因的代谢，也可引起神经毒性。

（三）丁卡因

1. 主要药理特性　丁卡因（也称地卡因）为酯类长时效局麻药，麻醉强度约为普鲁卡因的10倍，且穿透性能较强，脂溶性高，作用维持时间也较长，但毒性却是普鲁卡因的10～12倍。

2. 临床应用

（1）临床上常将1%丁卡因溶液用于黏膜表面麻醉（表麻），尤其困难性气管内插管病人用于呼吸道沿途表麻。

（2）麻醉医师也将1%丁卡因溶液1mL（10mg）与葡萄糖液、麻黄碱液（30mg）各1mL配制成1∶1∶1重比重溶液，用于蛛网膜下腔阻滞，一般时效可达120～180分钟。此外，1%丁卡因溶液也常与2%利多卡因溶液搭配，使其浓度淡化，实施硬膜外阻滞。

3. 提示　丁卡因毒性大，麻醉指数小，应严格掌握剂量。

二、酰胺类局麻药

酰胺类局麻药则主要在肝内降解，利多卡因还有小部分通过胆汁排泄。

（一）利多卡因

1. 主要药理特性　利多卡因为中效局麻药，盐酸盐水溶液稳定，高压消毒或长时间贮存不分解、不变质，具有起效快、穿透性强与弥散广的特点，其毒性随药物浓度的提高而增大。

2. 临床应用

（1）黏膜表面麻醉常用浓度为2%～4%，表面麻醉方法除同1%丁卡因溶液外，还可采用超声雾化吸入方式实施呼吸道表面麻醉。此外，可将利多卡因与丁卡因混合，用于呼吸道表麻，以减少单独使用1%丁卡因溶液的毒性。

（2）1.5%～2%利多卡因溶液常用于硬膜外阻滞，临床上成人一次用量为400mg，目的是防止过量使用而中毒。

（3）0.25%～0.5%利多卡因溶液常用于局部浸润麻醉。

（4）利多卡因除作为局麻药外，还因具有显著的抗心律失常作用，也常用于治疗室性心律失常。

（5）利多卡因可作用于支气管平滑肌，产生轻度的支气管扩张作用，通常采用雾化吸入或通过气管内插管直接注入气管内，以扩张支气管或抑制刺激性呛咳。

3. 提示

（1）2%～4%利多卡因溶液虽可用于蛛网膜下腔阻滞，但由于阻滞的范围不易调节，一般临床上少用，甚至不用。

（2）若将0.16%～0.2%的利多卡因溶液实施全身复合麻醉或静脉局部麻醉，应在有经验的麻醉医师的指导下进行，防止过量使用而中毒。

（3）全麻诱导时在给予芬太尼前1分钟静脉注射利多卡因1～1.5mg/kg，可明显降低芬太尼诱发咳嗽的发生率。

（二）布比卡因

1. 主要药理特性　为长效局麻药，起效快，作用时间长，镇痛作用时间为利多卡因的2～3倍，主要用于部位神经阻滞、硬膜外或蛛网膜下腔阻滞。

2. 临床应用　0.2～0.3%布比卡因溶液适用于神经阻滞及硬膜外阻滞。临床上常将布比卡因与利多卡因混合液用于各种神经阻滞。

3. 提示　布比卡因的毒性与丁卡因相当或稍弱，目前是唯一对心脏直接存在毒性的局麻药，尤其误入静脉或用药量过大，可引起心脏停搏，且难以复苏。当存在高钾血症、高碳酸血症、低氧血症或其他酸中毒情况时更易发生，故临床应用须严格注意。

（三）罗哌卡因

1. 主要药理特性　罗哌卡因（商品名耐乐品）是一新型长效酰胺类局麻药，其临床作用虽与布比卡因类似，但具有如下优点：

（1）药理学特性对神经感觉纤维阻滞优于运动纤维，使其运动与感觉阻滞分离程度显著，除用于各种神经阻滞外，更适合于术后镇痛治疗与分娩镇痛，可提高妇产科手术病人麻醉与分娩镇痛的安全性。

（2）罗哌卡因对中枢神经系统与心脏的毒性较布比卡因小，即使中毒心脏复苏的成功率也高。

（3）具有血管收缩作用，临床用药可无需加用肾上腺素。

（4）对子宫—胎盘血流无影响。此外，罗哌卡因高浓度（0.75%～1%）使用能同时阻滞感觉与运动神经，是有效的区域手术麻醉药。

2. 临床应用　罗哌卡因适用于各种神经阻滞与硬膜外阻滞，常用浓度为0.5%～1%。

3. 提示　不良反应与布比卡因相似，偶有低血压、恶心、呕吐、心动过缓、感觉异常，但极少发生心脏毒性反应。

三、局麻药的不良反应与防治

临床应用局麻药不当很易引起相关不良反应，乃至中毒。

（一）毒性反应

所用局麻药浓度或剂量过大、注药速度过快、药液误入血管内或注入血管丰富部位而致吸收过快，以及病人体质差，药物在体内蟹化降解减慢而蓄积，均可使血液中局麻药浓度超过机体耐受力而出现一系列中毒症状。其轻重程度顺序为：口唇或舌体麻木、头晕、耳鸣、视力模糊、言语不清、语无伦次、精神错乱、意识丧失、惊厥、呼吸停止与发绀，以及血压下降、心律失常等，严重者直接心搏骤停。

（二）变态反应

变态反应也称过敏反应，属抗体抗原反应。如以前用同种局麻药未发生反应，再次接触时用量不大即迅速出现相关症状，如荨麻疹、呼吸道黏膜水肿、支气管痉挛、呼吸困难、发绀、过敏性休克等。通常临床上酯类局麻药引起的变态反应远较酰胺类多见，同类局麻药因结构相似可能出现交叉性变态反应。

（三）高敏反应

极少数病人应用很小剂量局麻药即出现毒性反应，其高敏反应一旦发生，表现较为迅猛、强烈，有时甚至危及生命。

（四）预防

临床预防应从多方面入手，方能做到理想的防范。

（1）了解病人有无局麻药过敏史，对有过敏史者或曾多次用过局麻药的病人（因体内可能已产生抗体，容易引起变态反应），再次使用该药应予以重视，可先小剂量试探性用药观察，再作决定。

（2）对可疑病人应做相关药物试验，如将该药的淡浓度溶液滴入左或右眼结膜内一滴，5～10分钟观察两眼结膜差异变化，结果可供参考。

（3）若事先已知何种局麻药过敏，应更换另一类药物，如对酯类局麻药过敏者，可改用酰胺类。

（4）局麻药用量应按常规实施，避免过量使用。若病情许可，局麻药在无禁忌情况下应加入所需肾上腺素，以减慢吸收速度与延长麻醉时效，且注射前先回抽查看有无血液回流。

（5）备好相关抢救药品与呼吸支持设施。

（五）处理

（1）发生局麻药中毒首先给予面罩纯氧吸入或给予呼吸支持，以防止与避免机体重要器官（脑、心、肾等）的缺氧。

（2）局麻药中毒一般常用拮抗药为地西泮、咪达唑仑或硫喷妥钠，其特点是针对惊厥有较好的脑保护与逆转作用，且对机体正常生理功能干扰轻微。

（3）开放静脉通路输液，以维持血流动力学稳定，应用相关药物控制心律失常。

（4）若病人出现荨麻疹、呼吸道黏膜水肿、支气管痉挛与过敏性休克，除给予皮质激素治疗外，还应采取相关对症处理。当病人发生严重呼吸困难或呼吸停止，应即刻实施气管内插管或建立其他人工呼吸道（如喉罩等）予以呼吸支持，心脏停搏者应快速实施心肺复苏。

第二节　吸入全麻药

凡将气体药物或经挥发器流出的气体药物经呼吸道吸入肺泡，通过血循环而产生中枢神经系统抑制（全身麻醉），致使吸入者意识消失的药物称为吸入全麻药。其麻醉深浅与药物在脑组织中的分压有关，当药物从体内排出或代谢后，病人逐渐恢复清醒。

一、吸入全麻药的特点

与静脉全麻药比较，吸入全麻药具有麻醉效能强，且易于控制的优点，因而在全身麻醉病人的使用中仍占有相当比例。

（一）麻醉可控性

吸入全麻药较静脉全麻药可控性强，其可控程度主要与血／气分配系数有关，即血／气分配系数越小，其药物在血液中的溶解度越低，在中枢神经系统的分压差越易控制，如血／气分配系数较小的氧化亚氮（N_2O）、地氟烷、七氟烷、异氟烷及恩氟烷，均为可控性较好的吸入全麻药。

（二）麻醉强度

吸入全麻药的油／气分配系数则与麻醉强度相关，该系数越大，麻醉强度越高，其肺泡气最低有效浓度（minimum alveolar concentration，MAC）越低，如甲氧氟烷的油／气分配系数高达825，故麻醉强度为最大，其MAC值仅为0.16（表6-1）。临床使用吸入麻醉药期间，常用MAC值这个概念，是指挥发性麻醉药与纯氧同时吸入后，其50%的病人对手术切皮刺激不会产生反应（如摇头、四肢活动等）的浓度，即肺泡气最低有效浓度。

表6-1 常用吸入全麻药（37℃）分配系数及MAC值

药物名称	血／气分配系数	油／气分配系数	MAC（%）
氧化亚氮	0.47	1.4	105
地氟烷	0.42	18.7	7.25
七氟烷	0.62	53.9	1.71～2.6
异氟烷	1.40	94	1.15
恩氟烷	1.80	98.5	1.68
氟烷	2.3	224	0.77
甲氧氟烷	13.0	825	0.16

（三）对循环系统抑制作用

强效吸入全麻药均有降低心肌收缩力的作用，只是同时增加其儿茶酚胺的分泌，常伴有交感神经兴奋，而不易被察觉。若病人合并心功能不全，这种负面影响则显著。

（四）对呼吸的影响

所有吸入全麻药对呼吸功能存在不同程度的抑制作用，如恩氟烷、异氟烷引起呼吸抑制较氟烷明显。

（五）对颅内压的影响

所有吸入全麻药均能使颅内压增高，尤其当快速提高吸入浓度时更显著。若提前给予巴比妥类药或丙泊酚等静脉麻醉药，然后逐渐增加吸入全麻药的浓度，则能减少此种不良反应。

（六）代谢问题

所有吸入全麻药均有少部分在体内代谢，而大多随肺呼出气而排除。

二、吸入全麻药的摄取、分布及清除

了解吸入全麻药的摄取、分布及清除的规律，可指导临床应用，提高麻醉质量，减少相关不良反应，保障病人术中安全。

吸入全麻药依气体弥散定律按其分压梯度而进入中枢神经系统发挥作用，一般在体内需跨过多种生物膜，如肺泡膜、毛细血管膜、细胞膜等，只有通过这些屏障，药物才能分布、抵达靶器官。在流程过程中，吸入全麻药的扩散能力、速度受各生物膜两侧的浓度差（分压差）、药物的溶解度、药物的分子量、扩散面积，以及温度等诸多因素的影响。

（一）吸入全麻药摄取与分布

（1）一般情况下，吸入药物浓度越高，进入肺泡的药物浓度分压上升越快，如麻醉气体流经麻醉机挥发器所流出的药物浓度，在气体回路进口处应与挥发器所标示的刻度大致相同。

（2）吸入全麻药在肺内的分布主要是肺泡气直接经肺泡膜与血液进行交换的气体，因而吸入全麻药进入肺泡内的浓度直接与麻醉深度有关。

（3）若每分钟麻醉气体总流量大于病人的分钟通气量，吸入浓度几乎等于挥发器刻度浓度，当每分钟气体总流量小于病人的分钟通气量，吸入浓度则偏低。

（4）了解吸入全麻药的血／气分配系数（即麻醉药在血液中的溶解度），可得知血、气两相对吸入全麻药的摄取能力，吸入药物在血中溶解度越大，摄取量也越多。就临床麻醉而言，诱导与苏醒速度与血／气分配系数成反比。

（5）肺泡气与静脉血之间吸入全麻药分压差越大，药物摄取也越多，但在整个麻醉过程中，该差值是可变化的。由于诱导期吸入麻醉药不断随血液转运至组织，故肺泡气与静脉血之间麻醉气体分压差较大。随着吸入麻醉时间延长，其组织及静脉血麻醉气体分压上升，与肺泡气差值缩小，摄取也减少。

（6）吸入浓度恒定时，血／气分配系数高，提示该药吸入肺泡后经肺循环大量溶解于血液中，但肺泡内分压上升缓慢，难以达到有效麻醉水平，故麻醉诱导时间长，且苏醒慢。反之，血液中的溶解度低，诱导时间短，则苏醒快。

（二）吸入全麻药的清除

吸入全麻药从体内清除的过程与其诱导相反，常用的吸入全麻药大都通过肺呼出气而被清除，很少部分则在体内进行生物转化，其代谢产物随尿排出。吸入全麻药血／气分配系数越大，则清除速度越慢。据此，清楚速度依次为递减的药物，如：地氟烷→氧化亚氮→七氟烷→异氟烷→恩氟烷→氟烷→甲氧氟烷→乙醚。此外，麻醉时间长短、肺通气／血流比值，以及各分压差的大小也均能影响吸入全麻药的清除。

三、常用吸入全麻药

目前临床上经常使用的吸入全麻药有如下几种：

（一）氧化亚氮（N_2O）

亦称笑气，是无色且带有甜味、无刺激性气体。在常温常压下为气态，装在钢瓶内 N_2O 为液体，无燃烧性，但同可燃性麻醉药混合使用有助燃性。

1. 主要药理特性　作为气体麻醉药的 N_2O 其麻醉30%差，N_2O 使用容易出现缺氧，必须与氧同用，且两者按一定比例混合，氧浓度至少在30%以上。N_2O 的副作用较其他吸入麻醉药小，对循环系统基本无抑制作用，对呼吸道无刺激性，不增加分泌物与喉部反射，对肝肾等实质器官也无影响。因此，也是全身情况欠佳病人的常用麻醉药。

（1）麻醉可控性：N_2O 的血／气分配系数为0.47，在常用的吸入全麻药中仅大于地氟烷，故麻醉诱导迅速，维持平稳，苏醒快，即使长时间吸入，停药后病人也可在 $1\sim4$ 分钟内完全清醒。

（2）麻醉强度：N_2O 的油／气分配系数为1.4，MAC值为105%，其麻醉效能低，但镇痛作用很强，且随浓度的增加而增强。临床上常将 N_2O 与其他麻醉药合用，以利于互补，减少各自药物的用量。

（3）对心血管与呼吸功能抑制作用：N_2O 的副作用很小，对循环系统基本无抑制作用，一般也不引起呼吸抑制，也无呼吸道刺激作用或分泌物增加。

（4）其他影响：使用高浓度时易产生缺氧。此外，需提醒的是，若临床上 N_2O 长时间（6小时以上）且高浓度（超过50%）吸入，可能对红细胞生成系统有一定影响，故需手术中补充维生素B_{12}，以减少其副作用。

2. 临床应用　N_2O 的肌肉松弛作用差，麻醉效能弱，通常临床上不单独用其做麻醉，大都同其他含氟吸入全麻药、静脉麻醉药、麻醉性镇痛药、肌松药复合应用。N_2O 除可加速诱导外，还可使复合应用的吸入全麻药MAC明显降低，如吸入70% N_2O 可使恩氟烷的MAC由1.68降至0.57，故能减少其他吸入全麻药的用量。N_2O 临床应用浓度一般为 $50\%\sim66\%$，吸入达 $60\%\sim65\%$ 时，病人则充分进入睡眠状态，并具有明显的镇痛效果。

3. 提示

（1）当体内存在较大的闭合性空腔时，N_2O 可进入闭合空腔而使其容积增大，因此肠梗阻、气胸等病人不宜使用 N_2O，以免加重病情。

（2）出于病人安全考虑，应控制吸入浓度在70%以下，且与一定比例的氧混合应用，氧流量至少维持在每分钟600mL以上，O_2-N_2O 混合气体达到额定浓度，以防止机体发生缺氧。

（3）麻醉结束时，如果将 O_2-N_2O 混合气体直接转换为空气，体内大量 N_2O 可迅速从血液进入肺泡，致使肺泡内的氧被稀释而分压降低，造成机体弥散性缺氧，因此，在停止吸入N$_2$O后应继续吸纯氧数分钟。

（二）恩氟烷

恩氟烷为无色透明挥发性液体，无明显刺激性，化学性能稳定。

1. 主要药理特性

（1）麻醉可控性：其血／气分配系数为1.80，麻醉诱导一般迅速平稳，苏醒也较快，麻醉深度易于调节。

（2）麻醉强度：其油／气分配系数为98.5，MAC值为1.68%，麻醉效能较高，有一定的镇痛作用。恩氟烷的肌肉松弛作用较氟烷强，停止给药后肌松作用便迅速消失，此特点适用于重症肌无力病人，该病人应用恩氟烷，术中可不用或少用肌松药，以避免对非去极化肌松药的过度敏感。一般临床上常用恩氟烷浓度为0.5%～2%。

（3）对心血管与呼吸功能抑制作用：该药对循环系统存在抑制作用，其抑制程度随吸入浓度增大而加重。恩氟烷对呼吸功能抑制作用较强，但无明显呼吸道刺激，不增加呼吸道分泌物，适宜扩张支气管，对哮喘病人有效。

（4）其他影响：恩氟烷对肝脏影响较轻，对肾功能有轻度抑制作用，存在肾功能不全的病人应慎用。恩氟烷虽无绝对禁忌证，但癫痫病人及颅压增高者不宜使用。

2. 临床应用　恩氟烷在临床麻醉中可与各种麻醉辅助药搭配，麻醉诱导及维持均可应用，当达到所需麻醉深度后，则浓度应逐渐减低，一般为0.5%～2.5%即可充分维持麻醉。恩氟烷自身肌松作用较强，若与肌松药合用，剂量应减少。除各种手术病人外，恩氟烷还适用于重症肌无力与嗜铬细胞瘤手术病人。该药价格便宜，优点较多，符合国情，临床应用很广泛。

3. 提示　该药虽无绝对禁忌证，但当颅内顺应性异常时应用恩氟烷可使颅压升高。此外，癫痫病人也不宜使用。

（三）异氟烷

异氟烷是一无色透明液体，理化性质与恩氟烷相近，化学性质非常平稳。

1. 主要药理特性

（1）麻醉可控性：异氟烷的血／气分配系数为1.40，高于地氟烷与七氟烷，而低于氟烷和恩氟烷。异氟烷麻醉深度易调节，且麻醉结束后苏醒较恩氟烷快。

（2）麻醉强度：其油／气分配系数为94，MAC值为1.15%，麻醉效能高，有中等的镇痛作用，临床上常用浓度范围为0.5%～1.5%。此外，异氟烷可明显增强非去极化肌松药的神经肌肉阻滞作用。

（3）对心血管与呼吸功能抑制作用：异氟烷对循环系统的抑制低于恩氟烷与氟烷，通常麻醉不深，其血压往往稳定。但增加其浓度，则能扩张血管，降低周围血管阻力，可使血压下降，故临床上可用于病人控制性降压，其降低血压程度与麻醉深度呈正比。异氟烷对呼吸抑制作用则与剂量相关。

（4）其他影响：异氟烷的毒性很低，不良反应少而轻。

2. 临床应用　异氟烷优于思氟烷，虽价格高于恩氟烷，但可适用于各年龄段，各部位及各种手术病人的麻醉，因此，国内应用广泛。异氟烷因有难闻性气味，常限制其吸入麻醉诱导，主要用于麻醉维持。此外，异氟烷有一定降低脑代谢、减少脑氧耗的作用，用于神经外科麻醉较其他吸入全麻药还算优越和适宜。目前尚未发现异氟烷有肯定的禁忌证。

3. 提示　因增加子宫出血，不适于产科手术病人。

（四）地氟烷

地氟烷是一新型吸入全麻药，无色透明，具有刺激性气味，化学性质非常稳定。

1. 主要药理特性　由于组织溶解度低、麻醉诱导快、苏醒迅速、对循环功能影响小，以及代谢后毒性产物极少等特点而备受青睐。

（1）麻醉可控性：地氟烷的血／气分配系数为0.42，在现有吸入全麻药中最小，故麻醉诱导与苏醒均很迅速，可以较精确地控制肺泡内浓度及调节麻醉深度。

（2）麻醉强度：地氟烷的麻醉强度小于异氟烷，约为异氟烷的1／5。

（3）对心血管与呼吸功能抑制作用：地氟烷对心血管功能与心肌收缩力的抑制作用呈剂量依赖性，但与异氟烷相比较弱。地氟烷对呼吸功能抑制作用也呈剂量依赖性，随吸入浓度的增高，潮气量明显减少，尽管同时呼吸频率代偿性增加，但肺泡每分钟通气量仍下降。

（4）其他影响：地氟烷在体内几乎无分解代谢，是已知体内生物转化最小的吸入全麻药，因而对肝、肾功能无毒性或极低，但恶性高热易感病人应慎用地氟烷。

2. 临床应用　由于地氟烷对呼吸道有刺激作用，临床上很少单独用于麻醉诱导，尤其儿童不宜使用。通常预先采用静脉麻醉诱导，或与其他吸入全麻药（如氧化亚氮）复合麻醉，或同静脉麻醉药搭配维持麻醉。地氟烷有显著的肌松作用，能延长非去极化肌松药的时限，两者合用可创造良好的手术条件。该药价格昂贵，用量较大，且需专用特殊挥发器，故临床应用受到显著限制。

3. 提示　临床目前虽尚未发现地氟烷有诱发恶性高热的报道，但卤族吸入麻醉药复合琥珀胆碱对恶性高热敏感病人存在诱发倾向，故该类病人禁用地氟烷。

（五）七氟烷

七氟烷无色透明，无呼吸道刺激性，且不燃不爆，但化学性质不够稳定。

1. 主要药理特性　临床应用麻醉诱导迅速，麻醉维持平稳，且术后苏醒快。

（1）麻醉可控性：七氟烷的血／气分配系数为0.62，故麻醉诱导与苏醒均很迅速。病人用后很少引起咳嗽、恶心与呕吐，其麻醉深度也容易调节。

（2）麻醉强度：七氟烷的油／气分配系数为53.9，MAC值为1.71%～2.6%，麻醉效能稍弱，但与N_2O合用可使MAC值显著降低。

（3）对心血管与呼吸功能抑制作用：七氟烷对循环系统与呼吸功能均有剂量依赖性抑制作用。对呼吸抑制作用可产生剂量依赖性，但停药后消失较快。

（4）其他影响：七氟烷对肝、肾功能影响小，但有恶性高热倾向者应慎用。

2. 临床应用　一般适用于各种手术病人，因对呼吸道无刺激作用，尤其适用于小儿麻醉诱导和门诊手术。因七氟烷和钠石灰作用后产生有毒分解产物，当二氧化碳吸收剂温度升至45℃时，其有害代谢产物更多，因此不宜使用钠石灰的全紧闭麻醉。

3. 提示　卤族麻醉药过敏者与恶性高热敏感者禁用。

（六）氟烷

氟烷为无色透明液体，无刺激性，有水果香味，其化学性质不太稳定，遇光可缓慢分解。

1. 主要药理特性　氟烷麻醉效能高，但镇痛作用差。

（1）麻醉可控性：氟烷血／气分配系数为2.3，故麻醉诱导迅速。该药特点在于病人诱导吸入舒适、平稳，苏醒也快，但麻醉深度调节一般，安全范围较小。

（2）麻醉强度：由于油／气分配系数为224，MAC值为0.77%，麻醉效能强，但镇痛作用弱。

（3）对心血管与呼吸功能抑制作用：氟烷对循环系统有明显抑制作用，且随麻醉加深而增强。氟烷使心肌对外源性儿茶酚胺的敏感性增加，麻醉期间禁用肾上腺素与去甲肾上腺素，以防止严重心律失常，甚至心室纤颤。氟烷无呼吸道刺激性，不引起咳嗽及喉痉挛，还可抑制涎腺与气管及支气管黏膜分泌，这有利于保持呼吸道的通畅。但氟烷对呼吸存在着显著抑制作用，且随着麻醉加深分钟通气量逐渐降低，直至呼吸停止。

（4）其他影响：氟烷具有潜在的肝毒性，尤其短时期内反复使用氟烷麻醉，对肝功能影响显著增大。因此，3～6个月内不应重复使用。

2. 临床应用　由于氟烷对呼吸与循环系统抑制作用强，且镇痛效能差，现多不主张单独应用，大多用来辅助其他麻醉药，尤其因其具有水果香味和无呼吸道刺激性，主要用于小儿面罩麻醉诱导。

3. 提示　心功能不全、休克病人、肝脏疾病、颅压增高及剖宫产病人应列为禁忌。

第三节　麻醉性镇痛药

阿片及合成的各种阿片类制剂通常称为麻醉性镇痛药，是指作用于中枢神经系统，能解除或减轻疼痛的药物。临床上常用的麻醉性镇痛药有吗啡、哌替啶与芬太尼等，国内临床麻醉中应用最为广泛的是芬太尼。

一、吗啡

吗啡是阿片中的主要生物碱，在阿片中含量约为10%。

（一）主要药理特性

1. 中枢神经系统 吗啡主要作用于脊髓、延髓、中脑与丘脑等痛觉传导区阿片受体而提高痛阈，达到镇痛。吗啡对躯体与内脏疼痛均有效，镇痛特点是对持续性钝痛效果优于间断性锐痛，超前使用比疼痛出现后再用于镇痛效果更佳。吗啡作用于延髓孤束核的阿片受体而抑制咳嗽，吗啡的缩瞳作用是由于动眼神经核中自主神经成分受激动的结果，瞳孔呈针尖样是吗啡急性中毒的特有体征。吗啡作用于极后区化学感受器，可引起恶心、呕吐。

2. 循环系统 治疗剂量的吗啡对心血管系统正常者一般无明显影响，有时使心率减慢，可能与延髓迷走神经核受到兴奋或窦房结受抑制有关。吗啡对血管平滑肌的直接作用及释放组胺的间接作用，可引起外周血管扩张而致血压下降，尤其低血容量病人或用药后处于直立体位时更易发生。

3. 呼吸系统 吗啡可使延髓呼吸中枢对二氧化碳的反应性降低，而产生明显的呼吸抑制，主要表现为呼吸频率减慢，其呼吸抑制程度则与剂量多少有关，大剂量可导致呼吸停止，这是吗啡急性中毒致死的主要原因。此外，由于吗啡有释放组胺及对平滑肌的直接作用，故易引起支气管收缩，对支气管哮喘病人可能诱发哮喘发作。

4. 其他 吗啡可增加输尿管平滑肌张力，并使膀胱括约肌处于收缩状态，从而引起尿潴留。吗啡可抑制体温调节中枢，加之外周血管扩张，机体热量容易丧失，致使体温下降。

（二）临床应用

吗啡作为临床麻醉用药已被其他镇痛药所替代，现主要用于镇痛，尤其适用于手术后镇痛、严重创伤与急性心肌梗死引起的急性疼痛。此外，临床上还常作为治疗急性左心衰竭所致急性肺水肿的综合措施之一，以减轻呼吸困难，促进肺水肿消失。因治疗目的不同，成人应用剂量为2～10mg，根据情况可皮下、肌内或静脉注射，以及配成溶液持续泵入等。

（三）提示

吗啡不良反应有眩晕、恶心、呕吐、便秘及排尿困难等。反复长时间使用可引起耐受性与依赖性，若突然停药则出现戒断症状。应用过量易造成急性中毒，表现为昏迷、针尖样瞳孔、严重呼吸抑制、血压与体温下降等，最终因呼吸麻痹而致死。此外，支气管哮喘、严重肝功能障碍、上呼吸道梗阻、未明确诊断的急腹症、待产妇与哺乳期妇女、1岁内小儿及颅内高压病变者，应禁忌使用吗啡。

二、芬太尼

芬太尼是人工合成的阿片受体激动药，是目前临床上最为常用的麻醉性镇痛药。

（一）主要药理特性

1. 芬太尼静脉注射后很快即出现镇痛作用，其镇痛强度约为吗啡的75~125倍，作用时间约为30分钟。芬太尼无催眠作用，对神志无影响，即使用量已达呼吸暂停，也仅感倦怠，呼唤即醒。

2. 与其他阿片类药相同，芬太尼可产生与剂量相关的呼吸抑制作用，静脉注射后5~10分钟，其呼吸则减慢至最大程度，一般持续10分钟后逐渐恢复，大剂量应用可导致呼吸抑制，甚至停止，这就限制其在一般病人中的大剂量使用。

3. 芬太尼对心血管系统影响轻微，不抑制心肌收缩力，一般不影响血压，单独使用即使大剂量也对循环无明显影响，几乎无组胺释放，故只要具备呼吸管理技术，保障呼吸支持，临床应用芬太尼是安全的。

4. 芬太尼的清除主要是在肝内生物转化，随尿和胆汁排除。

（二）临床应用

芬太尼作为全身麻醉术中镇痛，常与静脉全麻药、吸入全麻药、肌松药搭配用于全麻诱导和维持，可显著提高互补性，优化麻醉质量，减少其他麻醉药的用量，尤其用于心血管手术的麻醉。临床上还常与氟哌利多复合，以静脉注射达到神经安定镇痛作用。

（三）提示

清醒病人若先静脉注射芬太尼易引起一过性呛咳，此外，个别病人快速静脉注射芬太尼可导致胸壁和腹壁肌肉僵硬而影响通气，且能被肌松药或阿片受体拮抗药逆转，但必须同时进行有效呼吸支持。在清醒状态下出现肌肉僵硬会增加病人的恐惧感，应及时给予处理。有时芬太尼可使阴茎勃起，从而影响导尿管的置入及此部位的手术操作，但在短时间内，尤其在肌松药作用下，会逐渐恢复。

三、阿芬太尼

阿芬太尼是一种新型、强效阿片类镇痛药，具有起效快、作用时间短、蓄积作用微弱、心血管稳定等优点。

（一）主要药理特性

阿芬太尼主要与中枢的斗阿片受体结合而发挥作用，但亲和力较弱，很快解离，故作用时间短。阿芬太尼的镇痛效价与作用时间分别为芬太尼的1/4与1/3，对循环系统影响轻微，即使大剂量应用，麻醉术后呼吸恢复也迅速，无呼吸遗忘与再发生呼吸抑制现象，且不延长气管内插管拔除时间，因而安全界限较大。该药静脉注射后主要与α1-酸性蛋白结合，几乎全部经过肝脏代谢，其代谢产物无阿片类作用。因该药优点较多，可以应用于各科手术的麻醉诱导与维持，尤其适用于门诊手术及短小手术的麻醉。

（二）临床应用

临床麻醉中主要作为复合全麻的组成部分。

（三）提示

由于肝脏代谢阿芬太尼的酶活性及该药的药动学存在明显个体差异，使用时也应当根据个体差异制定给药方法。常见的不良反应为肌肉僵直，若无呼吸支持设备，处理呼吸抑制与肌僵硬颇为被动。此外，长时间输注阿芬太尼后其作用持续时间反而较舒芬太尼长，应予注意。麻醉恢复期常有恶心、呕吐。

四、舒芬太尼

（一）主要药理特性

舒芬太尼是一种强效阿片类镇痛药，对μ阿片受体的亲和力比芬太尼强7～10倍，故镇痛效果比芬太尼强好多倍，而且有良好的血流动力学稳定性。由于该药脂溶性高，极易透过血-脑屏障，且在脑内迅速达到有效血药浓度，故起效时间短。舒芬太尼除镇痛外，其抑制应激反应较芬太尼效果佳。该药的作用持续时间约为芬太尼的2倍，其对呼吸抑制的程度与等效剂量芬太尼相似。舒芬太尼对心血管系统的影响很弱，但有可能引起心率过缓。此外，舒芬太尼基本无组胺释放作用，反复应用也很少蓄积。舒芬太尼主要通过肝脏代谢。

（二）临床应用

舒芬太尼用于麻醉诱导及维持均可。

（三）提示

1. 舒芬太尼的不良反应同其他阿片类药物相似，当大剂量应用会引起心动过缓与低血压。

2. 分娩期间或实施剖宫产手术胎儿剪断脐带之前，不能经静脉用药，主要是为防止引起新生儿呼吸抑制。

3. 重症肌无力和患有其他呼吸抑制疾患的病人禁用该药。

4. 舒芬太尼不宜用于新生儿、妊娠期和哺乳期妇女，如哺乳期妇女必须使用，则应在用药后24小时才能再次哺乳婴儿。

5. 引起恶心、呕吐及胸、腹壁僵硬等作用类似于芬太尼。

五、雷米芬太尼

（一）主要药理特性

雷米芬太尼是纯粹的μ阿片受体激动药，镇痛强度与芬太尼相似，具有作用时间短，清除不依赖肝、肾功能，术毕恢复迅速，重复应用或持续输注无蓄积作用，易于逆转等优点。

由于雷米芬太尼所具备的特点，其非常适用于门诊手术与短小手术。该药与丙泊酚搭配能保持血流动力学平稳，且减少术后恶心、呕吐发生率。若与咪达唑仑合用也可达到满意的镇痛、镇静效果。应用雷米芬太尼可使脑血管收缩，脑血流减少，若用于神经外科手术的麻醉，可以降低颅压，病人术后苏醒较迅速。

（二）临床应用

由于较独特的药动学特点，雷米芬太尼更适合于静脉输注，控制速率输注时可达到预定的血药浓度。

（三）提示

雷米芬太尼常见的不良反应仍是阿片类药物的共同特点，即呼吸抑制、恶心、呕吐与肌肉强直，故使用时不宜过量、过快注射。由于该药作用消失快，术后疼痛发生早，因而应采取术后继续给予不影响呼吸功能的小剂量雷米芬太尼，或手术结束前注射适量长效类阿片类药物，以利于术后镇痛。

六、哌替啶

（一）主要药理特性

1. 哌替啶的作用与吗啡相似，其镇痛强度约为吗啡的1/10，也是临床麻醉中常用镇痛药之一。通常与氟哌利多复合应用（哌替啶与氟哌利多比例以50mg与5mg搭配），实施神经安定镇痛作用，临床应用时肌内与静脉注射均可，故具有应用方便的特点。

2. 哌替啶对呼吸的抑制作用明显，其程度与剂量相关。

3. 哌替啶对心肌有抑制作用，尤其机体在代偿机制受到削弱的情况下更为明显。哌替啶通常对血压无影响，但有时可因外周血管扩张与组胺释放而致血压下降，甚至引起虚脱。

4. 进入体内后主要在肝脏生物转化，然后随尿排除。

（二）临床应用

哌替啶在临床麻醉中常作为辅助用药，尤其与氟哌利多搭配，组合成氟-哌合剂，在区域麻醉期间用于神经安定镇痛，其效果较为理想。

（三）提示

1. 因哌替啶可产生轻度欣快感，故反复使用容易出现依赖性。

2. 接受单胺氧化酶抑制药（如异丙烟肼等）的病人应用哌替啶，可产生严重反应，表现为严重高血压、抽搐、呼吸抑制、大汗与长时间的昏迷，甚至致死，其原因可能是单胺氧化酶抑制药抑制体内的单胺氧化酶活力，使哌替啶的降解受到抑制，从而引起毒性反应。

七、阿片类药物的拮抗

阿片受体激动-拮抗药是一类对阿片受体激动与拮抗作用兼有的药物，此类药主要激动κ受体，对δ受体也有一定激动作用，而对μ受体则有不同程度的拮抗作用。由于对受体的作用不同，该类药物与纯粹的阿片受体激动药相比有一定区别。如：①镇痛强度较小；②呼吸抑制作用较轻；③很少产生依赖性；④可引起烦躁不安、心血管兴奋等不良反应。根据其拮抗程度不同，有些药物主要用于镇痛（如喷他佐辛、丁丙诺啡、纳布啡等），而另一些药物则主要起拮抗作用（如烯丙吗啡）。

八、喷他佐辛

喷他佐辛又名镇痛新，其镇痛强度约为吗啡的1／4～1／3，即该药30～40mg相当于吗啡10mg。肌内注射20分钟起效，约持续3小时。喷他佐辛不产生欣快感，很少出现依赖性。应用剂量较大反可激动δ受体，而引起焦虑、不安等症状。该药对呼吸抑制作用与等效吗啡相似，主要为呼吸频率减慢。对心血管的影响则不同于吗啡，可使血压上升、心率加快、血管阻力增高与心肌收缩力降低。但较少引起恶心、呕吐，也无缩瞳作用。

由于喷他佐辛存在心血管影响，现临床很少应用，尤其急性心肌梗死病人镇痛应禁忌。对大剂量使用该药引起的呼吸抑制与其他中毒症状，不能采用烯丙吗啡对抗，但可用纳洛酮。

九、烯丙吗啡

该药镇痛强度与吗啡相似，由于对δ受体激动效应强，不仅不产生欣快感，而且可引起烦躁不安等症状，故临床上不作为镇痛药使用，只利用其拮抗特性。

1. 临床上主要用于阿片受体激动药急性中毒的解救，以及全身麻醉结束后拮抗阿片受体激动药的残余作用，以便使自主呼吸恢复。通常1mg可拮抗吗啡3～4mg。

2. 对于麻醉性镇痛药成瘾者，烯丙吗啡可激发戒断症状，可用于阿片类药成瘾的诊断。

3. 对于喷他佐辛与其他阿片受体激动-拮抗药引起的呼吸抑制，烯丙吗啡不仅无拮抗作用，反可使其加重。

十、纳洛酮

纳洛酮拮抗麻醉性镇痛药的强度是烯丙吗啡的30倍，不但可拮抗吗啡等纯阿片受体激动药，而且可拮抗喷他佐辛等阿片受体激动-拮抗药。目前该药是临床上应用最广的阿片受体拮抗药，主要用于全麻术后拮抗麻醉性镇痛药的残余作用，或用于大量阿片类药中毒病人的复苏。通常静脉注射0.2～0.4mg，也可根据病情肌内注射。

1. 由于该药作用时间短暂，单次剂量拮抗成功后，待其作用消失，病人可能再度陷入呼吸抑制或昏睡。

2. 因拮抗术后麻醉性镇痛药的残余作用，有时病人可因痛觉突然恢复而激发心率增快、血压升高，甚至心律失常、肺水肿等，需予以注意。

第七章　麻醉辅助药

第一节　安定镇静药

氟哌啶醇与氟哌利多属丁酰苯类药，有很强的安定、镇静及镇吐作用，但可产生锥体外系反应。目前临床上氟哌啶醇主要用于精神病治疗，而氟哌利多则大多用于临床麻醉。

一、氟哌啶醇

氟哌啶醇为长效，且作用很强的抗精神病药，其镇静作用较氯丙嗪弱，而镇吐效能比后者强（约50倍）。该药可增强镇痛药的效应，单独用药对呼吸无明显影响。由于抗肾上腺素作用较氯丙嗪弱，故对血压影响轻。其主要不良反应为锥体外系症状，发生率较高，临床表现为面部运动障碍与不能静坐。由于氟哌利多锥体外系反应显著低予氟哌啶醇，故临床应用则被前者所替代。

二、氟哌利多

（一）主要药理特性

氟哌利多与氟哌啶醇作用基本相似，只是作用更强，是目前临床麻醉中应用较为广泛的强安定药。该药起效较快，作用持续时间较短，静脉注射后5~8分钟生效。氟哌利多能消除精神紧张，有抗焦虑与催眠作用，但不产生遗忘，也无抗惊厥作用。

1. 对心肌收缩力无明显影响，但存在轻度的α-肾上腺素受体阻滞作用，静脉注射后则使血压轻度下降，但对低血容量病人的降压作用尤为显著，应予注意。

2. 单独用药对呼吸功能无明显影响，故作为慢性阻塞性肺疾病者术前用药不致干扰其呼吸功能。

3. 对肝、肾功能一般无不良影响。

（二）临床应用

1. 临床麻醉应用时通常将氟哌利多与芬太尼搭配，分次、间断使用（50：1，即氟哌利多5mg与芬太尼0.1mg搭配）可产生神经安定镇痛作用，配合呼吸道黏膜充分表面麻醉，可实施清醒病人气管内插管（如插管困难者），或与其他静脉麻醉药复合，保持自主呼吸条件下进行慢诱导气管内插管。

2. 在硬膜外阻滞期间应用哌氟合剂（哌替啶50mg与氟哌利多5mg搭配）可增强硬膜外阻滞效果，提高病人舒适度。

（三）提示

1. 此药虽可产生锥体外系反应，但发生率约1%，且静脉注射苯海拉明有助消除该症状。

2. 鉴于氟哌利多作用持续时间较芬太尼长，麻醉维持期间不宜与芬太尼多次同步使用，以免氟哌利多用量较多而致病人术后苏醒延迟。

3. 氟哌利多对嗜铬细胞瘤病人可引起显著的高血压，可能与诱发肾上腺髓质释放儿茶酚胺或抑制嗜铬细胞摄取儿茶酚胺有关，因此，嗜铬细胞瘤病人慎用该药。

第二节　麻醉与手术期间其他用药

需要外科手术的病人常合并不同程度的器官功能障碍和内环境的紊乱，而麻醉与手术期间应激状态则会加重病情。为提高麻醉质量，保障病人安全，麻醉与手术期间经常应用非麻醉类药物调整病人的生理功能，预防和抑制各种不良反射，使病人平稳地渡过围术期。

一、抗胆碱药

抗胆碱药具有抑制迷走神经反射，减少呼吸道腺体分泌，预防或降低术中不良神经反射的作用。常用的抗胆碱药物包括阿托品和东莨菪碱。

（一）阿托品

1. 主要药理特性　阿托品是临床上最为常用的抗胆碱药，尤其麻醉与手术期间，阿托品具有以下作用：

（1）能解除平滑肌痉挛、散瞳、改善微循环。

（2）抑制腺体分泌，减少呼吸道分泌物，但可使基础代谢率增高和体温上升及心率增快。

（3）作用于心脏窦房结M受体而增快心率，但老人和新生儿心率增快不显著。

（4）具有兴奋呼吸中枢的作用，故可拮抗部分吗啡所致的呼吸抑制。

（5）可预防和减轻手术牵拉所致的迷走神经反射。

2. 临床应用

（1）麻醉前用药可抑制涎腺与消化道及呼吸道分泌。

（2）抗心律失常常用于治疗迷走神经过度兴奋所致的窦性心动过缓。

（3）拮抗新斯的明引起的心率减慢等，两药搭配使用时，一般阿托品1mg与新斯的明2mg。

3. 提示

（1）甲状腺功能亢进病人、高热病人、心肌梗死以及心率显著增快者慎用。

（2）麻醉与手术期间病人出现心动过缓，静脉注射阿托品后有时心率更加缓慢，然后方可增快。

（3）青光眼、幽门梗阻及前列腺肥大病人禁用。

（二）东莨菪碱

1. 主要药理特性 东莨菪碱作用与阿托品相似，但对心率影响较弱，而抑制腺体分泌作用较强，并具有一定的中枢性镇静作用，主要用于不适合采用阿托品的病人。

2. 临床应用 东莨菪碱常作为术前用药使用。需要说明的是，术前药的应用可根据病人具体情况与手术要求来决定，不必作为常规。

3. 提示 东莨菪碱用于老年病人和小儿可能出现躁动及谵妄等副作用，应予以注意。

二、肾上腺素激动药

肾上腺素激动药按照对受体的不同选择性可分为：α受体激动药，α、β受体激动药与β受体激动药三类。

（一）肾上腺素

1. 主要药理特性 肾上腺素能激动α及β受体，具有兴奋心脏、升高血压、松弛支气管平滑肌等作用。主要用于抢救心搏骤停及过敏性休克的病人。

2. 临床应用

（1）心搏骤停病人静脉注射1mg／次，复苏无效时，可大剂量应用，即5mg／次。

（2）过敏性休克者可皮下注射或肌内注射，初量为0.5mg，随后根据病情还可静脉注射0.025～0.05mg。

（3）支气管哮喘病人皮下、肌内注射或喷雾吸入均有效。

3. 提示 临床应用须严格控制剂量，老年病人、器质性心脏病、高血压、冠状动脉病变、糖尿、甲状腺功能亢进等病人慎用或禁用。

（二）去甲肾上腺素

1. 主要药理特性 去甲肾上腺素主要激动α受体，对β受体激动作用很弱，具有很强的血管收缩作用。临床上主要利用它的升压作用，静脉滴注用于各种休克（但出血性休克禁用），以提升血压，保障重要器官的血液供应。

2. 临床应用 使用前应稀释，输注速率1～5μg／min，根据病情调整用量。也可将去甲肾上腺素1mg加入生理盐水或5%葡萄糖溶液500mL内静脉滴注，根据情况掌握滴注速度。

3. 提示

（1）抢救病人期间长时间持续使用本品或其他血管收缩药，重要器官如心、肾等功能可因毛细血管灌注不良而受影响，甚至导致不可逆性休克，须注意。

（2）高血压、动脉硬化、无尿病人忌用。

（三）多巴胺

1. 主要药理特性　多巴胺能兴奋α受体及β_1受体，对β_2受体作用微弱。该药可用于各种类型休克，包括中毒性休克、心源性休克、出血性休克、中枢性休克，尤其对伴有肾功能不全、心排出量降低、周围血管阻力增高而已补足血容量的病人更为适宜。

2. 临床应用　输注剂量为0.5～2μg／（kg·min）兴奋多巴胺受体，使肾脏血管扩张，肾血流量与肾小球滤过率增加。输注速率2～10μg／（kg·min）兴奋β_1受体，使心肌收缩力增强、心排血量增加。另外，还可稀释后静脉缓慢推注（如50～80μg／次）。

3. 提示

（1）大剂量应用可使呼吸加快、心律失常，停药后即迅速消失，过量应用可致快速型心律失常。

（2）使用前应补充血容量与纠正酸中毒。

（四）多巴酚丁胺

1. 主要药理特性　多巴酚丁胺能够兴奋pl受体，其作用为增强心肌收缩力，增加心排血量，但对心率的影响小于异丙肾上腺素，较少引起心动过速。主要用于器质性心脏病的心肌收缩力下降所引起的心力衰竭，改善左心室功能的作用优于多巴胺。

2. 临床应用　多巴酚丁胺的半衰期短，故需连续静脉输注，用量为2～2μg／（kg·min）。

3. 提示

（1）不良反应有恶心、头痛、胸痛、气短，心悸等。

（2）梗阻性肥厚型心肌病不宜使用该药，以免加重梗阻。

（五）异丙肾上腺素

1. 主要药理特性　异丙肾上腺素为β受体激动药，对β_1和β_2受体均有强大的激动作用，对α受体几乎无作用。对心脏具有正性肌力与变时性作用，使心肌收缩力增强，心率加快，传导加速，心排血量和心肌耗氧量增加。用于血管平滑肌β_2受体，使骨骼肌血管明显舒张，肾、肠系膜血管及冠脉亦不同程度舒张，血管总外周阻力降低，其心血管作用导致收缩压升高，舒张压降低，变大。作用于支气管平滑肌β_2受体，可使支气管平滑肌松弛。

2. 临床应用

（1）主要用于二、三度房室传导阻滞，或对阿托品治疗无效者。一般将异丙肾上腺素0.5～1mg加入5%葡萄糖注射液300～500mL内缓慢静脉滴注。使用微量泵控制保证给药规范、准确。

（2）雾化吸入可用于支气管哮喘病人。

3. 提示　常见的不良反应有心悸不安、头昏。冠心病、心肌梗死、甲状腺功能亢进及嗜铬细胞瘤病人禁忌使用。

（六）麻黄碱

1. 主要药理特性　麻黄碱与肾上腺素作用相似，对α和β受体均有激动作用。

（1）能使心肌收缩力增强，心排血量增加，从而使血压升高、心率增快。

（2）麻黄碱易透过血-脑屏障，具有较强的中枢神经兴奋作用。

（3）可舒张支气管平滑肌，但较异丙肾上腺素弱，有预防支气管哮喘发作的作用。

2. 临床应用

（1）局部用药有收缩血管作用，可借以收缩鼻腔黏膜血管，减少鼻腔插管过程中的出血。

（2）可用于椎管内麻醉、吸入全麻及静脉全麻期间所致的低血压，根据血压下降的程度每次缓慢静脉注射10～30mg。

3. 提示　可出现精神兴奋、失眠、不安等。禁忌同肾上腺素。

（七）去氧肾上腺素

1. 主要药理特性　去氧肾上腺素（又名新福林或苯肾上腺素）是纯α受体兴奋药，主要通过收缩外周静脉血管升高血压，容量血管收缩可暂时增加静脉回流，提高心排血量，但由于压力感受器兴奋引起反射性心动过缓，会使心排血量的增加受到限制。

2. 临床应用　临床上主要利用其反射性减慢心率的作用制止室上性心动过速，尤其是术中病人出现心率快、血压低。

3. 提示　甲状腺功能亢进、高血压、心动缓慢、动脉硬化、器质性心脏病及糖尿病者慎用。

三、肾上腺素受体阻滞药

（一）酚妥拉明

1. 主要药理特性　酚妥拉明系α肾上腺素阻滞药，对阻力血管的作用大于容量血管，故可引起外周血管阻力下降，血压降低。该药对心脏具有兴奋作用，使心肌收缩力增强、心率增快、心排血量明显增加。酚妥拉明主要用于围术期高血压的控制，尤其是嗜铬细胞瘤手术中的探查、瘤体分离时高血压的处理。

2.临床应用 通常将其稀释为1mg／mL，必要时静脉注射1~2mg，也可将10~20mg稀释至100mL液体中静脉滴注。

3. 提示 应用剂量过大或血容量明显不足时可出现严重低血压。

（二）艾司洛尔

1. 主要药理特性 艾司洛尔为超短效β受体阻滞药，在体内起效迅速，作用持续时间短暂，能明显降低心率，但心肌抑制作用轻微，血压降低不显著。

2. 临床应用 主要用于室上性心动过速，每次静脉注射0.1~0.3mg／kg，必要时以50~300μg／（kg·min）静脉滴注。

3. 提示

（1）明显心动过缓、严重房室传导阻滞、心源性休克、失代偿充血性心力衰竭病人禁用。

（2）勿与碳酸氢钠等碱性溶液配伍。

四、血管扩张药

（一）硝普钠

1. 主要药理特性 硝普钠是强效、速效、直接松弛血管平滑肌的药物，静脉滴注30秒至1分钟起效，停药后2~5分钟效应消失，效果良好且容易控制。硝普钠对动、静脉血管平滑肌均有作用，同时扩张阻力血管和容量血管，从而降低心脏的前、后负荷，但以扩张小动脉，优先降低负荷为主。

2. 临床应用 硝普钠溶液必须新鲜配制，使用时一定要严格避光，一次配制溶液的滴注时间不宜超过6~12小时。用法与用量：硝普钠（50mg）应以5%葡萄糖溶液500mL稀释，溶液中禁止加入其他药物，根据病情与实际情况调整滴速。微量泵静脉输注为0.6~3μg／（kg·min）。

3. 提示 硝普钠的主要缺点是易产生快速耐药和高血压反跳。原因是硝普钠在降压的同时也刺激肾素释放，使血管紧张素Ⅱ增多，从而使全身血管收缩，血压升高。如发生快速耐药性而加大药量，可增加硝普钠过量而产生氰化物中毒的危险。

（二）硝酸甘油

1. 主要药理特性 硝酸甘油的基本作用也是松弛血管平滑肌，能拮抗去甲肾上腺素、血管紧张素等的缩血管作用。硝酸甘油扩张全身动脉和静脉，但扩张小静脉的作用强于扩张小动脉，故优先降低前负荷。硝酸甘油对增加心率的作用较硝普钠明显，但它对血浆肾素的影响，增加肺内分流和颅内压的作用均与硝普钠相似。目前认为，硝酸甘油有利于治疗体外循环前的高血压、肺动脉高压、心肌缺血和左室衰竭等，但对体外循环中和术后高血压的疗效可能较差，因为它易被聚氯乙烯的体外循环管道和输液管道所吸附，吸附量与接触的表面积成正比，故输注时应用聚丙烯专用输液管道。

2. 临床应用　静滴硝酸甘油1~3分钟起效，停药后5~10分钟消退。硝酸甘油除静脉注射外，舌下含化易经口腔黏膜吸收，其生物利用度为80%，而口服时仅8%。

（1）控制性降压：硝酸甘油降压效果不如硝普钠，通常将其稀释为0.01%溶液静脉滴注，或配制成0.1%以微量泵输注，两个输注方法均以观察血压降低程度调节速率。

（2）治疗心绞痛：硝酸甘油可用于各种类型的心绞痛病人，用药后一般可中止发作，也可作为预防性用药。对于急性心肌梗死病人既可降低心肌氧耗，又能减少其梗死面积，但用药量不宜过大，否则会因血压降低显著而反射性引起心率增快，造成心肌耗氧量增加。

3. 提示

（1）许多不良反应可继发于其血管扩张作用，故脑出血、颅内高压、青光眼等病人应慎用。

（2）反复应用该药可出现耐受。大剂量应用可能引起高铁血红蛋白症。

第八章　静脉麻醉药和吸入麻醉药

第一节　静脉麻醉药的药理

静脉麻醉药多用于全麻诱导、全麻维持和局麻或区域麻醉时的镇静。该类药物进、出脑组织的速度快，因此起效和苏醒都很迅速。静脉给予脂溶性药物如异丙酚、硫喷妥钠、依托咪酯后，它们被快速分配到高灌注器官如脑和心脏中，迅速产生作用。当药物继续分配到脂肪和肌肉中时，血浆浓度很快下降，当其血浆浓度降到一定程度时，它们的作用也就消失了。留在体内的有活性药物需要肝代谢和肾清除。清除半衰期是指清除期血浆浓度降到50%所需的时间。持续输注敏感的半衰期（context-sensitivehalf-time，CSHT）是指药物输注一定时间后中央室的血药浓度减少50%所需的时间。

一、异丙酚

异丙酚（2，6-二异丙基苯酚）可用于全麻诱导、维持以及镇静。丙泊酚通常制备成1%等张油乳剂型，含有卵磷脂、甘油、豆油。厂家用乙二胺四乙酸或亚硫酸盐抑制细菌生长。

（一）作用方式

增强抑制性γ-氨基丁酸（γ-aminobutyric acid，GABA）突触的活性，主要是对谷氨酸（N-methyl-D-aspartic acid，NMDA）受体的抑制。

（二）药代动力学

1. 经肝脏（部分在肝外）代谢成为无活性代谢物。
2. 异丙酚的CSHT在注射2小时后为15分钟。

（三）药效学

1. 中枢神经系统（central nervous system，CNS）

（1）诱导剂量的异丙酚能迅速产生意识消失（约30～40秒），然后通过药物再分布又很快苏醒。小剂量可产生镇静作用。

（2）催眠浓度具有微弱的镇痛作用，意识消失时的血浆EC_{50}是$3.3\mu g\cdot mL^{-1}$，而运动受到抑制的血浆EC_{50}大于$12\mu g\cdot mL^{-1}$。

（3）较甲己炔巴比妥更能升高癫痫发作阈值，异丙酚可降低颅内压（intracranial pressure，ICP）、脑灌注压。大剂量时可产生等电位脑电图。

2. 心血管系统

（1）剂量依赖性心脏前负荷、后负荷和心肌收缩力降低，因此可致血压下降和心排血量减少。

（2）对心率的影响很小，抑制压力感受器反射。

3. 呼吸系统

（1）产生剂量依赖性呼吸频率和潮气量减少。

（2）减弱高碳酸血症的呼吸兴奋作用。

（四）剂量和用法

1. 在老年或血流动力学受损害的患者或与其他麻醉药合用时应减量。

2. 若需要稀释使用，只能使用5%葡萄糖溶液，最低浓度为0.2%。

3. 异丙酚溶液助长细菌生长，应在无菌条件下配置本品，并标明配置日期和时间，打开6小时后，未使用的部分应抛弃以避免细菌污染。

（五）其他作用

1. 静脉刺激

（1）静脉注射异丙酚时，大约50%～75%患者可产生局部注射疼痛。

（2）选择大静脉给药或在乳剂中添加利多卡因能减轻疼痛。另外，也可静注异丙酚前1～2分钟，在止血带近端静脉内给予利多卡因（0.5mg·kg^{-1}）。临床尝试了多种解决静脉刺激的方法，但均没有利多卡因有效。

2. 异丙酚为主的麻醉方法　与其他方法相比术后恶心呕吐发生率低，且亚催眠剂量的异丙酚具有止吐作用。

3. 脂肪代谢紊乱　异丙酚是一种乳剂，因此有脂肪代谢紊乱（如高脂血症、胰腺炎）的患者应慎用。

4. 在无肌松的情况下，异丙酚诱导可产生肌阵挛。

5. 异丙酚输注综合征是罕见的，并且是致命性的代谢紊乱，多发生在危重患者（多为儿童）长时间大剂量输注后。典型特征包括横纹肌溶解、严重的代酸、肾衰和心衰。

二、巴比妥类

巴比妥类麻醉药，包括硫喷妥钠、甲己炔巴比妥，同异丙酚一样能快速产生意识消失（约30～40秒），然后通过药物再分布又很快苏醒。巴比妥类药碱性很强（pH>10），通常制备为1.0%～2.5%稀释溶剂供静脉注射使用。

（一）作用方式

巴比妥类药作用于中枢神经系统GABA受体相邻的受体，增强GABA的抑制活性.

（二）药代动力学

1. 肝脏代谢 甲己炔巴比妥（清除半衰期为4小时）的清除率比硫喷妥钠（清除半衰期为12小时）高得多。硫喷妥钠代谢为半衰期较长的活性代谢产物戊巴比妥。

2. 多次注射或持续输注可能导致长时间的镇静或昏迷。因为即使短时间输注后，这类药物的CSHT也很长。

（三）药效学

1. 中枢神经系统

（1）较高浓度时意识消失（硫喷妥钠的$EC_{50} = 15.6 \mu g \cdot mL^{-1}$）并抑制疼痛反应。亚催眠剂量的硫喷妥钠能导致痛觉过敏（临床相关性不明确）。

（2）产生剂量依赖性脑血管收缩和脑代谢降低，因此降低脑血流量和颅内压。

（3）大剂量时能产生等电位的脑电图，但甲己炔巴比妥可导致癫痫发作样脑电活动。

2. 心血管系统

（1）引起静脉扩张和抑制心肌收缩力，产生剂量依赖性血压下降和心排血量下降，尤其对那些依赖前负荷的患者更明显。

（2）可能增加心率，对压力感受器反射影响很小。

3. 呼吸系统

（1）产生剂量依赖性呼吸频率和潮气量减少，一个诱导剂量后可产生30～90秒的呼吸暂停。

（2）喉反射活动较异丙酚强，喉痉挛发生率高。

（四）用量和用法

在衰弱年长或低血容量的患者适当减量。

（五）不良反应

1. 真正的过敏反应罕见。硫喷妥钠偶可导致类过敏样的反应（荨麻疹、面部水肿、低血压）。

2. 卟啉症

（1）有急性间歇型卟啉症、变异性卟啉症和遗传性粪卟啉症患者绝对禁用。

（2）巴比妥酸盐减少卟啉症合成的限速酶β-氨基酮戊酸合成酶的含量；卟啉症的患者体内蓄积有毒的血红素前体，引起急性发作。

3. 静脉刺激和组织损伤

（1）静脉刺激可导致局部注射疼痛。

（2）硫喷妥钠注入血管外或误入动脉可引起严重的疼痛、组织损伤、动脉痉挛和坏死。如果误入动脉内，肝素化、血管舒张药和（或）局部交感神经阻滞治疗可能有益。

4. 应用甲己炔巴比妥时肌痉挛和呃逆较常见。

三、苯二氮䓬类药

这类药物包括咪达唑仑、地西泮和劳拉西泮。它们常用于镇静、遗忘或全麻辅助用药。咪达唑仑为水溶制剂，pH值为3.5，而地西泮和劳拉西泮分别被溶解在丙烯乙二醇和聚乙烯乙二醇里。

（一）作用方式

加强GABA受体的抑制作用。

（二）药代动力学

1. 中枢神经系统的峰值作用发生在静脉注射咪达唑仑和地西泮（劳拉西泮起效稍慢）后2~3分钟。单次注射咪达唑仑和地西泮后发生相似的快速再分布，且所有的作用消失。劳拉西泮持续的作用时间稍长。

2. 咪达唑仑、劳拉西泮和地西泮均在肝脏代谢。清除半衰期分别大约是2、11、20小时。反复注射地西泮导致药物蓄积作用延长，活性代谢物较原药作用时间更长。羟基咪达唑仑可在肾衰患者的体内产生蓄积，引起镇静。

3. 地西泮在老年人中代谢降低，而咪达唑仑、劳拉西泮对此改变较小。肥胖患者应用苯二氮䓬类药初始剂量要加大，但清除率无显著性差异。

（三）药效学

1. 中枢神经系统

（1）产生剂量依赖性遗忘、抗焦虑、催眠、肌松和镇静作用。术前应用咪达唑仑遗忘作用仅持续1小时，而镇静作用持续的时间长。

（2）不产生明显的镇痛作用。

（3）减少脑血流和代谢率。

2. 心血管系统

（1）产生轻度全身血管扩张和心排血量下降，心率通常没有变化。

（2）在低血容量的患者或心血管储备极差的患者，如果快速应用较大剂量或与阿片类药合用时，可发生血流动力学改变。

3. 呼吸系统

（1）产生剂量依赖性轻度呼吸频率和潮气量减少。

（2）有肺疾病的患者和衰弱的患者与阿片类药物合用时会引起呼吸抑制。

（四）用量和用法

镇静用：咪达唑仑2.5mg静注、劳拉西泮0.25mg静注或地西泮5~10mg口服、劳拉西泮2~4mg口服。

（五）不良反应

1. 药物间的相互作用。对使用抗惊厥药丙戊酸的患者应用苯二氮䓬类药可能引起精神病发作。

2. 妊娠和分娩

（1）在妊娠头三个月使用时能导致先天性畸形（唇裂和腭裂）。

（2）通过胎盘可导致新生儿呼吸抑制。

3. 劳拉西泮和地西泮中的载体可致静脉血栓形成和注射痛。

（六）氟马西尼

氟马西尼是中枢神经系统苯二氮䓬类受体竞争性拮抗药。

1. 可在2分钟内逆转由苯二氮䓬类药引起的镇静状态，峰效应发生在10分钟左右。

氟马西尼并不完全拮抗苯二氮䓬类药引起的呼吸抑制作用。

2. 氟马西尼较要拮抗的苯二氮䓬类药的作用时间短，所以有必要重复应用。

3. 在肝脏代谢为无活性的代谢物。

4. 剂量 0.3mg静注，每30~60秒一次（最大剂量为5mg）。

5. 应用三环抗抑郁药过量和应用苯二氮䓬类药治疗癫痫或高颅压的患者禁用氟马西尼。

长期应用苯二氮䓬类药治疗的患者应慎用，因为可能导致急性戒断症状。

四、氯胺酮

氯胺酮是苯环正乙胺，它是具有强镇痛成分的镇静催眠药。常用于麻醉诱导。

（一）作用方式

尚未完全确定，可能对NMDA受体产生拮抗作用。

（二）药代动力学

1. 静注诱导剂量后30~60秒意识消失，能持续15~20分钟。肌注后中枢神经系统作用大约延迟5分钟后出现，约15分钟达到峰效应。

2. 在肝脏迅速代谢为多种代谢物，其中一些有活性。氯胺酮的清除半衰期是2~3小时。

3. 多次重复给药或静滴可导致蓄积。

（三）药效动力学

1. 中枢神经系统

（1）产生"分离"状态，伴遗忘和痛觉缺失。镇痛浓度较催眠浓度低，因此镇痛作用持续到醒后。

（2）增加脑血流（cerebral blood flow，CBF）、脑代谢和颅内压。CBF对过度通气的反应未受抑制。

2. 心血管系统

（1）通过释放内源性儿茶酚胺增加心率、全身动脉压和肺动脉压。

（2）常用于血流动力学受损，尤其是心率、前负荷和后负荷都高的患者的全麻诱导。

（3）当患者存在低血容量、已达到交感神经最大兴奋以及自主神经阻滞时，可引起心肌抑制。

3. 呼吸系统

（1）对呼吸频率和潮气量产生轻度的抑制，对高碳酸血症兴奋呼吸作用的影响很小。

（2）通过拟交感神经效应减轻支气管痉挛。

（3）喉保护性反射相对维持时间长，但仍有发生误吸的可能。

（四）用量和用法

1. 氯胺酮可通过肌注诱导，这对于那些不能进行静注的患者（如儿童）特别有用。氯胺酮是水溶性药物，可以静脉注射和肌肉注射。

2. 10%浓度的溶液仅用于肌注。

（五）不良反应

1. 应用氯胺酮后口腔分泌物显著增多，同时应用抗胆碱药物（如格隆溴铵）会有益处。

2. 情绪紊乱　氯胺酮会导致苏醒时烦躁和躁动；术后可能发生幻觉和噩梦。不良反应的患者包括年长者、女性及总剂量超过$2mg \cdot kg^{-1}$者。与苯二氮药（如咪达唑仑）或异丙酚合用时，这些不愉快的后遗症会明显减少（下降30%以上）。儿童幻觉的发生率较成人少。精神紊乱的患者不用氯胺酮而改用其他药物。

3. 肌肉张力　能产生随意的肌阵挛运动，特别是当有刺激存在时，肌肉张力通常增加。

4. 增加颅内压，在有头部创伤或颅内高压时相对禁忌。

5. 眼球运动　可导致眼球震颤、复视、睑痉挛和增加眼内压；在眼科手术时不用氯胺酮而改用其他药物。

5. 麻醉深度难以估计　估计麻醉深度的常用体征（如呼吸频率、血压、心率、眼征）在应用氯胺酮麻醉时不可靠。

五、依托咪酯

含咪唑基的催眠药，与其他麻醉药无相关性。它是含有35％丙二醇的溶液，主要用于全麻时静脉诱导。

（一）作用方式

增加中枢神经系统中GABA抑制性张力。

（二）药代动力学

1. 在肝脏水解为无活性的代谢物。

2. 给予一个诱导剂量后意识消失和苏醒时间与异丙酚相似。通过再分布，药物作用消失。

（三）药效学

1. 中枢神经系统

（1）不产生镇痛作用，因此经常与阿片类药合用。

（2）脑血流、脑代谢和颅内压下降，而脑灌注压通常保持稳定。

2. 心血管系统　对心率，血压和心排血量的影响很小。不影响交感神经张力或压力感受器功能，不抑制血流动力学对疼痛的反应。因此血流动力学受损的患者适合依托咪酯做全麻诱导。

3. 呼吸系统　产生剂量依赖性呼吸频率和潮气量降低，可发生一过性呼吸暂停。依托咪酯的呼吸抑制作用较异丙酚和巴比妥酸盐弱。

（四）不良反应

1. 应用后可产生肌阵挛，特别是在有外界刺激存在时。

2. 术后恶心和呕吐发生率较其他麻醉药高。

3. 依托咪酯内的丙烯乙二醇载体可引起静脉刺激症状和表面血栓形成，通过静脉导管使用时这些反应可减少。

4. 肾上腺抑制作用，抑制肾上腺类固醇的合成长达24小时（可能没有临床意义）。但由于其明显的肾上腺抑制作用，故不主张重复注射或静滴。

六、右旋美托咪啶

右旋美托嘧啶是含有镇痛成分的镇静药。通常作为全身麻醉及区域麻醉的辅助用药和ICU镇静。

（一）作用方式

选择性α_2肾上腺素受体激动剂。可乐定是一个含有镇痛和镇静成分。的弱选择性

α_2肾上腺素受体激动剂。

（二）药代动力学

1. 静脉注射后很快再分布。清除半衰期大约是2小时。
2. 广泛地在肝脏代谢。

（三）药效学

1. 中枢神经系统

（1）产生可唤醒的镇静，类似自然睡眠状态。

（2）增强丙泊酚、挥发性麻醉药、苯二氮䓬类药和阿片类药对中枢神经系统的作用。

2. 心血管系统

（1）降低血压和心率，但静脉注射后可能引起短暂性血压升高。

（2）很好地保护压力性反射

3. 呼吸系统　对呼吸抑制很弱，但可增强其他麻醉药对呼吸的抑制作用。

4. 内分泌系统　持续输注可减弱肾上腺对促肾上腺皮质激素的反应，但没有临床意义。

（四）用量和用法

1. 严重肝功能不全的患者应用时应减量。由于对右旋美托咪啶代谢产物的活性还没有研究，所以严重肾功能不全的患者应慎用。

2. 持续输注应少于24小时。

七、阿片类药

全麻时常用的阿片类药包括吗啡、哌替啶、氢吗啡酮、芬太尼、舒芬太尼、阿芬太尼和瑞芬太尼。它们的主要效应是镇痛，因此在全麻诱导和维持时常作为辅助用药。大剂量阿片类药偶尔作为麻醉主药（如心脏手术）。阿片类药在作用强度、药代动力学和副作用方面不尽相同。

（一）作用方式

阿片类药与脑、脊髓和外周神经中的特异性受体结合。以上列举的阿片类药都相对选择性地作用于 μ 阿片受体。

（二）药代动力学

1. 药代动力学数据　阿芬太尼、舒芬太尼和瑞芬太尼的时量相关半衰期（context-sensitive half-time，CHST）。

2. 消除　主要在肝脏中进行，与肝血流有关。瑞芬太尼在血中和骨骼肌中代谢。吗啡和哌替啶可产生活性代谢产物，氢吗啡酮和芬太尼则无衍生物，这些代谢产物主要经尿排出。

3. 静脉注射芬太尼数分钟后起效，氢吗啡酮和吗啡20～30分钟后作用达到顶峰。除了瑞芬太尼外所有的阿片类药的作用都通过再分布消除。

（三）药效动力学

1. 中枢神经系统

（1）产生剂量依赖性镇静和镇痛作用，欣快感也常见。大剂量时可能产生遗忘和意识消失，但阿片类药没有可靠的催眠作用。

（2）降低吸入麻醉药的最低肺泡气有效浓度（minimal alveolar concentration，MAC），减少静脉镇静催眠药的用量。

（3）降低脑血流和脑代谢率。大剂量哌替啶可产生中枢神经系统兴奋和惊厥，可能是其代谢物去甲哌替啶作用的结果。

2. 心血管系统

（1）对心肌收缩力的影响很小，除了哌替啶可产生直接的心肌抑制作用。阿片类药并不抑制压力感受器反射。

（2）由于降低脊髓交感神经张力，造成全身血管阻力中度下降。大剂量哌替啶或吗啡由于组胺释放可引起全身血管阻力下降。

（3）剂量依赖性心动过缓。哌替啶可致心率增快，可能是其结构类似阿托品的结果。

（4）由于其能提供相对稳定的血流动力学，阿片类药通常用于血流动力学改变明显或危重的患者。

3. 呼吸系统

（1）产生剂量依赖性呼吸抑制。先是呼吸频率的减少，增大剂量时潮气量明显减少。当与其他呼吸抑制药合用或合并肺疾患时，呼吸抑制作用加强。

（2）降低通气对高碳酸血症和低氧血症的反应。如果患者是睡眠状态，则影响更加明显。

（3）阿片类药剂量依赖性咳嗽反射减弱。大剂量可以抑制气管和支气管对异物的反射，因此可以很好的耐受气管导管和机械通气。

4. 缩瞳　通过刺激动眼神经Edinger-Westphal核减小瞳孔直径。

5. 肌肉僵直　在应用阿片类药时可能发生肌肉僵直，特别是胸，腹壁和上呼吸道的肌肉，导致肺不能通气。其发生率与药物的效价、剂量、注射速度、氧化亚氮的存在有关。应用肌松药或阿片类拮抗药均能减少肌肉僵直，镇静剂量的苯二氮卓类药或丙泊酚预处理可减少发生率。

6. 消化系统

（1）降低胃排空和肠分泌，增加胃肠平滑肌张力，减少胃肠蠕动。

（2）增加胆道压并诱发胆绞痛。应用阿片激动-拮抗药时其发生率较低。

7. 恶心和呕吐　由于直接刺激化学感受器触发区而发生。当患者移动时，更有可能发生恶心。

8. 尿潴留　由于刺激膀胱括约肌和降低排尿意识，而可能发生。

9. 变态反应　罕见，但应用哌替啶或吗啡时，可见类过敏反应。

10. 药物相互作用　接受单胺氧化酶抑制药治疗的患者应用哌替啶，可导致谵妄和高热，有时可能是致命的。

（四）用量和用法

阿片类药通常用于静脉注射，既可单次给药，也可静滴。应用剂量。临床剂量必须个体化，依赖于患者的自身条件和临床反应。对长时间接受阿片类药治疗的患者可能需要较大的剂量。

（五）纳洛酮

纯阿片受体拮抗药，用于拮抗阿片类药物副作用如呼吸抑制和中枢抑制。

1. 作用方式　纳洛酮是大脑和脊髓阿片受体竞争性拮抗药。

2. 药代动力学

（1）峰效应出现在1～2分钟内，在30分钟后由于再分布临床效果明显降低。

（2）在肝脏代谢。

3. 药效学

（1）逆转阿片类药的药效作用，如中枢神经系统抑制和呼吸抑制。

（2）透过胎盘，分娩前应用于母体能减少阿片类药引起的新生儿呼吸抑制。

4. 用量和用法　成年人围术期呼吸抑制时可以单次静注纳洛酮0.04mg，必要时每2～3分钟重复一次。

5. 不良反应

（1）疼痛：由于阿片类药镇痛作用被逆转能导致突然的疼痛，可伴有血流动力学急骤变化（如高血压，心动过速等）。

（2）心搏骤停：应用纳洛酮偶尔可引起肺水肿和心搏骤停。

（3）由于其作用时间短，有时需要重复应用。

第二节　吸入麻醉药药理

吸入麻醉药通常用于麻醉维持，但也可用于麻醉诱导，特别是在小儿。吸入麻醉药的一般特性，其剂量用MAC表示，即最低有效肺泡浓度，其是指在一个大气压下50%的患者对切皮无运动性反应的肺泡麻醉气体最低浓度。

一、作用方式

1. 氧化亚氮　通过作用于中枢神经系统的细胞膜产生全身麻醉作用，确切机制不清楚。

2. 挥发性麻醉药　确切机制不清楚。中枢神经系统中的不同离子通道（包括GABA、甘氨酸和NMDA受体）对吸入麻醉药是敏感的，可能发挥相同作用。

二、药代动力学

（一）氧化亚氮

1. 由于其血气分配系数很低（0.47），其摄取和消除速度比其他吸入麻醉药快。

2. 氧化亚氮的排除主要通过呼吸。

3. 没有发现明显的生物转化。

（二）挥发性麻醉药

1. 起效和苏醒速度的决定因素　肺泡内麻醉药浓度（F_A）可与吸入麻醉药浓度（F_I）有显著差异。F_A/F_I比值的升高决定了全麻诱导速度。麻醉药运至肺泡和从肺泡摄取麻醉药这两个过程，决定了某一时间F_A/F_I的比值。

（1）血-气分配系数：降低血中溶解度可降低其摄取，因此提高了FA/Fi上升的速度。卤族挥发性麻醉药血中溶解度在低温和高脂血症时略有增加。

（2）吸入麻醉药浓度：可受环路面积、新鲜气体流速和挥发性麻醉药在环路中溶解度的影响。

（3）肺泡通气：增加通气而不改变其他影响麻醉药输送或摄取的条件，可增加F_A/F_I。此效应在血中溶解度高的麻醉药中更明显。

（4）浓缩效应：当F_I升高时，F_A/F_I的比值上升速度也加快了。高F_I气体氧化亚氮大量摄入血液后，会引起肺内气体大量丢失。肺泡中剩余的氧化亚氮浓缩，并通过增大吸入气体容量使更多的麻醉药进入肺泡。大量气体摄取后剩下的空隙可使更多的新鲜气体进入肺泡，因而增加了F_A和吸入潮气量。浓缩效应可解释为什么氧化亚氮F_A/F_I比值上升的比地氟醚更快，虽然地氟醚的血-气分配系数更低。

（5）第二气体效应：这是浓度效应的直接结果。当同时应用氧化亚氮和其他吸入麻醉药时，氧化亚氮大量被血液摄取后，通过增大吸入容量使第二种气体（如异氟醚）的肺泡浓度增加。

（6）心排血量：心排血量（和肺血流量）增加可增大麻醉药的摄取，并降低F_A / F_I比值的上升速度。反之，心排血量降低有相反的作用。心排血量的这种效应在无重复吸入的环路中，高溶性麻醉药中或在麻醉药应用初期比较明显。

（7）肺泡与静脉血的梯度：当肺泡与血液之间麻醉药分压梯度降低，肺血流对麻醉药摄取增加。此梯度在应用麻醉药初期尤为明显。

2. 组织内分布　动脉血中吸入麻醉药分压常接近于其肺泡分压。然而在明显通气血流异常时动脉血麻醉药分压常明显降低（如分流），在低溶性麻醉药中尤为明显（如氧化亚氮）。血液与器官之间麻醉药分压的平衡取决于以下因素：组织血流在灌注增加的组织更易达到平衡。灌注最丰富的器官的灌注量大约为心排血量的75%，这些器官包括脑、肾、心脏、肝脏、内分泌腺体。心排血量其余部分主要灌注肌肉和脂肪。

三、药效学

（一）氧化亚氮

1. 中枢神经系统

（1）产生镇痛作用。

（2）当浓度大于60%时，可以产生遗忘，但并不确实。

（3）由于其MAC很高（104%）。通常与其他麻醉药联合应用以满足外科麻醉。

2. 心血管系统

（1）轻度心肌抑制和轻度交感神经系统兴奋症状。

（2）心率和血压通常不改变。

（3）在成人可引起肺血管阻力增加。

3. 呼吸系统　氧化亚氮轻度呼吸抑制，弱于挥发性麻醉药。

（二）挥发性麻醉药

1. 中枢神经系统

（1）在相对较低的吸入浓度（25%MAC）时可意识丧失和遗忘。

（2）可产生剂量依赖性广泛的中枢神经系统抑制，以及EEG抑制，包括爆发性抑制。

（3）导致体感诱发电位幅度降低。潜伏期延长。

（4）增加脑血流（氟烷>安氟醚>屏氟醚、地氟醚或七氟醚）。

（5）降低脑代谢率（异氟醚、地氟醚或七氟醚>安氟醚>氟烷）。

（6）由于脑血流自身调节，脑代谢率降低不会导致CBF下降。

2. 心血管系统

（1）产生剂量依赖性心飘抑制［氟烷>安氟醚>异氟醚（地氟醚或七氟醚）］和体循环血管扩张（异氟醚>地氟醚或七氟醚>安氟醚>氟烷）。

（2）心率几乎无变化，地氟醚诱导时或吸入浓度突然加大时可产生交感神经兴奋，心动过速，高血压。异氟醚应用时可有相似的反应，但程度较地氟醚轻。

（3）使心肌对儿茶酚胺类致心律失常作用敏感（氟烷>安氟醚>异氟醚或地氟醚>七氟醚）。因此在应用含肾上腺素溶液浸润或应用拟交感神经药时尤应注意。应用氟烷时，皮下浸润肾上腺素不能超过$2\mu g \cdot kg^{-1} \cdot$（20分钟）。在某些冠状动脉疾病的患者中异氟醚可诱发心肌缺血，此临床意义尚不清楚。

3. 呼吸系统

（1）产生剂量依赖性呼吸抑制，伴潮气量减少，呼吸频率增加，$PaCO_2$增加。

（2）产生气道刺激（地氟醚>异氟醚>安氟醚>氟烷>七氟醚）；在浅麻醉时，尤其在吸烟或哮喘的患者可产生咳嗽、喉痉挛或支气管痉挛。七氟醚和氟烷刺激气道轻，是可以接受的吸入诱导麻醉用药。

（3）除地氟醚有轻度支气管收缩作用外，等效剂量的挥发性麻醉药产生相同程度的支气管舒张。

4. 肌肉系统

（1）产生剂量依赖性肌张力降低，有助于手术操作。

（2）在易感患者中可产生恶性高热。

5. 肝脏 可导致肝灌注降低（氟烷>安氟醚>异氟醚、地氟醚或七氟醚）偶可引起肝炎，尤其在应用氟烷时（氟烷相关性肝炎）。

6. 肾脏 通过平均动脉降低或肾血管阻力增加，使肾血流减少。

四、关于吸入麻醉药的特殊问题

（一）氧化亚氮

1. 闭合性气体空间扩张 在体内闭合性空间内的气体主要是氮气，由于氧化亚氮在血内的溶解度为氮气的31倍，当应用氧化亚氮时，弥散进闭合性空间的氧化亚氮多于从空间弥散出的氮，闭合性空间气体增加。如果应用氧化亚氮，体内闭合性空间如气胸、中耳道梗阻、肠腔内气栓或颅内积气可以显著扩大。氧化亚氮能弥散进气管导管的套囊中，可导致套囊内压显著增高。应间断估计套囊的压力，并且在必要时适当的调整。

2. 弥散性乏氧 当停止使用氧化亚氮后，它从血液快速弥散到肺，能导致肺泡内氧分压较吸入氧分压明显降低，引起乏氧和低氧血症。

3. 抑制四氢叶酸的合成 氧化亚氮能灭活蛋氨酸合成酶，后者是一种合成DNA必需的维生素B_{12}依赖酶。在妊娠患者及维生素B_{12}缺乏患者氧化亚氮须慎用。

（二）地氟醚

可在二氧化碳吸收罐（特别是钡石灰）中降解为一氧化碳。当经过新的二氧化碳吸收罐或大量干燥气体吹干的二氧化碳吸收罐时最可能发生；偶有报道一氧化碳中毒的临床病例。

（三）七氟醚

可在二氧化碳吸收罐（特别是钡石灰）中降解为氟甲基2，2-二氟-1-乙烯基乙醚（复合物A），在动物模型中产生肾毒性。复合物A浓度在低流量时可升高。至今没有使用七氟醚造成肾毒性的证据。

（四）安氟醚

高浓度吸入时（＞2%），可产生EEG癫痫样改变。

第九章　抗微生物药

第一节　抗生素

一、青霉素 Benzylpenicillin（青霉素G、Penicillin）

【剂型与规格】粉针剂：注射用青霉素钠（钾）40万U、80万U、100万U、160万U。

【用法与用量】一般感染：肌内注射或静脉注射，每日80万～320万U；儿童每日3万～5万U／kg；分2～4次给药。重症感染：静脉滴注，每日249万～2000万U；儿童每日20万～40万U／kg；分4～6次加至少量输液中作间歇性快速静脉滴注。

【药理与用途】青霉素为β-内酰胺抗生素。对革兰阳性菌及某些革兰阴性菌有较强的抗菌作用，金黄色葡萄球菌（金葡菌）、肺炎链球菌、淋病奈瑟菌及链球菌等对本品高度敏感；脑膜炎奈瑟菌、白喉杆菌、破伤风杆菌及梅毒螺旋体也很敏感。主要用于敏感菌引起的各种急性感染。

【不良反应】青霉素类的毒性很低，但较易发生变态反应，严重的可致过敏性休克而引起死亡；大剂量应用青霉素抗感染时，可出现神经精神症状，停药或减少剂量可恢复；赫氏反应表现为以青霉素治疗梅毒时可有症状加剧现象；二重感染主要为耐药金葡菌、革兰阴性杆菌或白色念珠菌感染。

【注意事项】有过敏性疾病史者、肾功能严重损害慎用；对本品、β-内酰胺类药物过敏者禁用；使用前必须做皮肤过敏试验；本品可经乳汁使婴儿致敏；钾盐不宜作静脉注射。

二、普鲁卡因青霉素 Procaine Benzylpenicillin（青霉素混悬剂）

【剂型与规格】粉针剂：40万U（含普鲁卡因青霉素30万U、青霉素钾或青霉素钠10万U）、80万U（含普鲁卡因青霉素60万U、青霉素钾或青霉素钠20万U）。

【用法与用量】肌内注射，每日40万～160万U；儿童每日40万～80万U；婴儿为每日5万U／kg；分1～2次肌内注射。预防应用时，则于术前肌内注射80万U，术后每日80万U，连续2日。

【药理与用途】本药的抗菌谱基本上与青霉素相似。本品肌内注射后，慢慢游离出青霉素，使血浓度维持时间延长，显示长效作用，可达48小时，但血浓度较青霉素低。用于敏感菌所致的轻度感染，也可用本品治疗淋病、尿路感染、梅毒和喉炎等。亦用于治疗链球菌引起的肺炎、脑膜炎以及风湿性或先天性心脏病患者、化脓性皮肤病的治疗。

【不良反应】参见青霉素。

【注意事项】与青霉素相似，亦可发生各种变态反应等，因此用药前应先做过敏试验；对青霉素过敏者禁用；本品切不可作静脉注射或静脉滴注。

三、青霉素 V Phenoxymethylpenicillin（苯氧甲基青霉素、Penicillin V）

【剂型与规格】片剂：125mg、250mg、300mg、500mg。

【用法与用量】口服，每日1～1.5g；儿童每日10～40mg／kg；分3～4次服用。

【药理与用途】本品对酸稳定，口服吸收良好，其抗菌谱与青霉素完全相同。对革兰阳性菌和耐药金葡菌引起的感染有效，临床主要用于治疗葡萄球菌、溶血性链球菌及肺炎链球菌等所致的扁桃体炎、咽炎、中耳炎、肺炎、支气管炎、猩红热等以及蜂窝织炎、丹毒等软组织感染。

【不良反应】可引起荨麻疹、皮疹、过敏性休克；可以引起胃肠道反应。

【注意事项】青霉素过敏者禁用；有过敏疾病史者禁用；未经批准可免皮试的产品，使用前应进行皮肤过敏试验。

四、苄星青霉素 Benzathine Benzylpenicillin

【剂型与规格】粉针剂：30万U、60万U、120万U。

【用法与用量】本品供肌内注射用，每日60万～120万U；儿童每日30万～60万U；每2周或1个月注射1次。临用前每30万U加注射用水1ml，制成混悬液，宜用粗针头作深部肌内注射。

【药理与用途】本品为青霉素与二苄基乙二胺结合的盐，为长效青霉素，抗菌谱与青霉素相似。肌内注射后缓慢游离出青霉素而呈抗菌作用，具有吸收较慢、维持时间长等特点。但由于在血液中浓度较低，故不能替代青霉素用于急性感染。本品适用于对敏感菌所致的轻度或中度感染知炎、扁桃体炎、泌尿道感染及淋病等。还可用于风湿性心脏病及风湿病等患者的长期给药等。

【不良反应】少数患者可发生过敏反应；偶有胃肠道反应；局部肌内注射可发生疼痛。

【注意事项】对青霉素过敏者禁用。用药前需做过敏试验。本品不可作静脉注射。

五、苯唑西林 Oxacillin（苯唑青霉素、新青霉素Ⅱ）

【剂型与规格】粉针剂：0.5g、1g；胶囊剂：0.25g；片剂：0.25g。

【用法与用量】静脉注射、肌内注射，每次1～2g，每日3～4次；儿童每日

50~100mg／kg，分4次。口服，每次0.5~1g，每日4次。

【药理与用途】本品为半合成青霉素，抗菌谱同青霉素，其特点是耐青霉素酶，故对耐药性葡萄球菌有效。对其他青霉素敏感菌的效力不如青霉素。本品对酸稳定，不被胃酸破坏且易吸收，故口服有效。主要用于耐青霉素的葡萄球菌所致的多种感染，如呼吸道感染、心内膜炎、烧伤、骨炎脑膜炎、败血症等。

【不良反应】与青霉素相同，除变态反应外，偶有胃肠道反应，如轻度中、上腹区不适、腹泻、食欲减退、恶心及呕吐等。大剂量应用本品可引起转氨酶升高。

【注意事项】与丙磺舒合用可提高血药浓度；与青霉素有交叉变态反应，使用前应用本品或青霉素做过敏试验，对青霉素过敏者禁用；本品大剂量应用对肝、肾可能引起损伤，出现血清转氨酶升高及血尿、蛋白尿等，一停药后可恢复。

六、氯唑西林 Cloxacillin

【剂型与规格】胶囊剂：0.125g、0.25g、0.5g；颗粒剂：50mg；粉针剂：0.5g。

【用法与用量】肌内注射或静脉注射，每日2~6g；儿童每日50~100mg／kg；肌内注射每4~6小时给药1次，静脉注射时可分次作静脉滴注或徐静脉推注。口服，每次1~2g，每日3~4次，儿童每日50~100mg／kg，分3~4次。

【药理与用途】本品为合成青霉素，抗菌谱与苯唑西林相似，对产酶金黄色葡萄球菌有抗菌作用。特点是耐青霉素酶、耐酸，既可口服，又可注射。临床主要用于耐药金葡菌所致的各种感染，如创伤感染、烧伤感染、肠道感染、肺炎、脓肿、败血症、心内膜炎、脑膜炎、骨髓炎及泌尿系统感染等。

【不良反应】过敏反应较青霉素少，偶有头昏、嗜睡、皮疹及荨麻疹；另可有腹胀、恶心、呕吐等胃肠道反应；长时间用药可发生二重感染；有局部刺激症状；静脉注射可引起静脉炎。

【注意事项】与青霉素有交叉变态反应，用药前需做青霉素过敏试验，对青霉素过敏者禁用；肝功能严重损害及有黄疸的新生儿慎用。

七、氨苄西林 Ampicilline

【剂型与规格】片剂：0.25g；粉针剂：0.5g、1g、2g。

【用法与用量】口服，每日50~100mg／kg，分4次空腹服用；儿童每日100g／kg，分3~4次，空服服用。肌内注射，每日2~4g，分4次给予；儿童每日50~100mg／kg；一般每4~6小时1次。静脉注射给药，每次1~2g，溶于100ml输液中，滴注1／2~1小时，每日2~4次。儿童每日100~150mg／kg分次给予。

【药理与用途】本品为广谱半合成青霉素，对革兰阴性菌和革兰阳性菌均有抗菌作用，对大肠埃希菌、流感嗜血杆菌、沙门菌、志贺菌和变形杆菌的抗菌作用较强，但对铜绿假单胞菌无效，对革兰阳性菌的抗菌作用不如青霉素。适用于敏感菌引起的感染，对敏感菌所致呼吸系统感染及治疗伤寒均可获满意的疗效，对粪链球菌引起的尿路感染也有效。由于耐药菌的发展，本品仅适用于治疗一般轻症感染。

【不良反应】本品可致过敏性休克，皮疹发生率较青霉素为高，有时也发生药物热，胃肠道反应，严重时引起假膜性肠炎；大剂量应用时，可出现神经系统毒性反应；少数口服用药患者可发生短暂的血清转氨酶升高；偶见粒细胞或血小板减少，耐药菌或白色念珠菌所致的二重感染。

【注意事项】本品注射前必须做皮试，阴性者方可使用；有青霉素过敏史者禁用；静脉注射时应尽量避免与碱性药物并用；且不宜与口服避孕药同服。

八、阿莫西林 Amoxicillin

【剂型与规格】片剂：0.125g、0.25g；胶囊剂：0.125g、0.25g；粉针剂0.25g；干糖浆剂：0.125g；混悬剂：0.125g / 5ml、0.25g / 5ml。

【用法与用量】口服，每日1～4g；儿童每日50～100g / kg，分3～4次口服。

【药理与用途】本品为广谱半合成青霉素，抗菌谱与氨苄西林基本相同，但细菌对本品和氨苄西林有完全的交叉耐菌性。本品口服吸收良好，服用同量药物，阿莫西林的血药浓度比氨苄西林血药浓度高约1倍。临上为要用于敏感菌所致的呼吸道感染（如支气管炎、肺炎）、伤寒、泌尿道感染皮肤软组织感染及胆道感染等。对引起小儿呼吸道、泌尿道感染的病原菌有高度抗菌活性，疗效比青霉素强。

【不良反应】主要有胃肠道反应、皮疹、转氨酶升高等，但一般较轻患者出现转氨酶升高；偶有嗜酸性粒细胞增多和白细胞降低。

【注意事项】用药前需做青霉素的过敏试验，凡对青霉素过敏者禁用。

九、羧苄西林 Carbenicillin

【剂型与规格】粉针剂：0.5g、1g。

【用法与用量】肌内注射，每次1支，每日4次，儿童每日50～200mg / kg，分4次。静脉注射或静脉滴注，每日5～20g，儿童每日100～400mg / kg，分3～4次。

【药理与用途】本品为半合成青霉素，对革兰阳性菌的抗菌作用与氨苄西林相似，而强度较弱，但对铜绿假单胞菌和变形杆菌的作用则较强，临床上用于铜绿假单胞菌、变形杆菌及大肠埃希菌所引起的尿路感染、感肺部染、胸腹腔感染、败血症、胆道感染及烧伤等治疗。本品不耐青霉素酶，故不能用于耐药金葡菌感染。

【不良反应】大剂量应用可出现神经毒性反应，高血钠或低血钾，二重感染等；个别患者可有转氨酶升高及恶心、呕吐、肝大等症状，停药后可新恢复正常；偶可见皮疹，中性粒细胞减少伴骨髓中髓细胞抑制及出血现象。

【注意事项】与青霉素有交叉过敏反应，用药前应做过敏试验，阳性反者禁用；对青霉素过敏者禁用；本品为双钠盐，大剂量静脉滴注可出现高钠血症，因此用药期间应适当限钠补钾；大剂量静脉注射，特别是有肾功能损害者，可引起紫癜和黏膜出血，因此每日剂量不宜超过500mg / kg；用药期间应定期检查血常规、肝功能。

十、磺苄西林 Sulbenicillin

【剂型与规格】粉针剂：1g、2g、4g。

【用法与用量】本品可供肌内注射、静脉注射或静脉滴注，每日2～4g，严重者每日8～13g；儿童每日40～160mg／kg，分次给予。

【药理与用途】本品为广谱半合成青霉素，抗菌谱和羧苄西林相似，对铜绿假单胞菌及变形杆菌具杀灭作用，对耐药性金葡菌的抗菌作用稍强，β-内酰胺酶较稳定。临床主要用于败血症、铜绿假单胞菌引起的感染，泌尿系统感染及呼吸系统感染等。

【不良反应】主要为皮疹，变态反应，肌内注射部位疼痛，丙氨酸氨基转移酶（ALT）升高及胃肠道反应。本品大剂量应用时可出现电解质紊乱，可导致出血倾向。

【注意事项】用药前应做皮试；对青霉素过敏者禁用；肝肾功能不全者慎用。

十一、替卡西林 Ticarcillin

【剂型与规格】粉针剂：1g、3g、6g。

【用法与用量】治疗铜绿假单胞菌所致的严重感染，剂量为每日12～20g，分3～4次，缓慢静脉注射或静脉滴注（30～40分钟）。治疗尿路感染，剂量为每日3～4g，分次肌内注射或缓慢静脉注射。肌内注射可用0.25％利多卡因2～3ml溶解后深部肌内注射。儿童剂量一般为每日50～10mg／kg。重症铜绿假单胞菌感染剂量为每日200～300mg／kg，分次给予。

【药理与用途】本品为广谱抗生素，抗菌谱与羧苄西林相似，对革兰阳性菌的抑菌作用低于青霉素，但对革兰阴性菌的作用较羧苄西林强数倍。对铜绿假单胞菌的活性较羧苄西林强2～4倍。临床主要用于治疗革兰阴性菌感染包括铜绿假单胞菌普通变形杆菌及肠杆菌属、淋病奈瑟菌、流感嗜血杆菌等的感染，如败血症、肺炎及尿路感染等。

【不良反应】有胃肠道反应；大剂量应用易引起电解质和酸碱平衡失调，偶见抑制血小板功能，导致出血。

【注意事项】用前需做青霉素皮试，对青霉素过敏者禁用；肾功能不全者的酌情减量。

十二、哌拉西林 Piperacillin（氧哌嗪青霉素）

【剂型与规格】粉针剂：0.5g、1g、2g。

【用法与用量】肌内注射或静脉注射、静脉滴注，每日4～8g，分3～4次；儿童每日100～30mg／kg，分2～4次。肌内注射可用0.25％利多卡因作溶剂；静脉注射、静脉滴注可溶于10％葡萄糖液或生理盐水中。

【药理与用途】对革兰阳性菌的作用类似于氨苄西林，对肠球菌有较好的抗菌作用，对于某些拟杆菌和梭菌也有一定作用。对革兰阴性菌的作用强。临床主要用于铜绿假单胞菌及其他敏感的革兰阴性杆菌所致的肺炎、败血症、呼吸道、胆道和泌尿系统感染、亚急性心内膜炎及化脓性脑膜炎等。

【不良反应】有过敏反应、胃肠道反应；大剂量应用时可发生凝血时间改变和低钾血症。

【注意事项】用前先做青霉素皮试，凡对青霉素过敏者禁用；孕妇忌用；肾功能减退时应适当减量。

十三、美洛西林 Mezlocillin

【剂型与规格】粉针剂：1g。

【用法与用量】肌内注射、静脉注射或静脉滴注，每日为4～8g；儿童每日200mg／kg；分2～3次给药。

【药理与用途】酰脲类青霉素。广谱但不耐酶，对革兰阳性及阴性菌及厌氧菌均有抗菌作用。对肠杆菌科细菌有较好的抗菌作用，对青霉素敏感的淋病奈瑟菌、流感嗜血杆菌对本品也高度敏感，对粪肠球菌的作用较强。主要用于铜绿假单胞菌为主的革兰阴性杆菌引起的各种感染。

【不良反应】多见过敏反应，主要为皮疹、药物热、嗜酸性粒细胞增多。少数患者有恶心、呕吐的胃肠道反应。个别患者可有血清转氨酶升高和白细胞减少。

【注意事项】用前需做青霉素皮试；对青霉素过敏者禁用。

十四、阿洛西林 Azlocillin

【剂型与规格】粉针剂：0.5g、1g、2g。

【用法与用量】肌内注射、静脉注射或静脉滴注，一般每次2g，重症每次5g，8小时1次；小于7日的新生儿每天100mg／kg；婴儿每天100mg／kg，儿童每天75mg／kg，分2～4次给药。

【药理与用途】本品抗菌作用与羧苄西林相似，对大多数革兰阴性菌（包括铜绿假单胞菌）、革兰阳性菌和厌氧菌皆有抗菌活性，对铜绿假单胞菌的活性比羧苄西林强8倍。临床应用于治疗铜绿假单胞菌等革兰阴性菌所引起的各种感染，如尿路感染及呼吸道感染等。

【不良反应】可见腹泻、恶心、发热等；个别患者可延长出血时间，有白细胞减少等。

【注意事项】用前需做青霉素皮试；对青霉素过敏者禁用；过敏体质者慎用；肾功能减退患者应减量；使用前先加少许注射用水溶解后，再加入输液中静脉滴注。

十五、头孢噻吩 Cefalotin

【剂型与规格】粉针剂：0.5g、1g。

【用法与用量】肌内注射或静脉注射，每日2～6g；儿童每日50～100mg／kg；分2～4次，以注射用水或生理盐水溶解供肌内注射；以生理盐水或5%～10%葡萄糖液

20～30ml溶解，供缓慢静脉注射，稀释后可静脉滴注。

【药理与用途】本品为半合成的第一代头孢菌素，抗菌作用机制与青霉素相似，通过抑制细胞壁合成而产生杀菌作用。本品为广谱抗生素，抗菌谱包括革兰阳性菌和某些革兰阴性菌。临床主要用于耐青等素的葡萄球菌和其他敏感菌引起的感染，如呼吸道感染、尿路感染、皮肤软组织感染、败血症、骨髓炎、急性心内膜炎、脑膜炎、梅毒等。

【不良反应】可引起过敏反应；肌内注射部位疼痛，静脉注射本品单剂量过大，可发生血清病样反应；偶有胃肠道反应；其他有肝、肾功能轻度减退，丙氨酸氨基转移酶升高。

【注意事项】对青霉素有过敏性休克史者禁用；应定期检查肾功能；长期应用可发生耐药菌及二重感染。

十六、头孢氨苄 Cephalexin

【剂型与规格】片剂：0.125g、0.25g；胶囊剂：0.125g、0.25g；缓释胶囊剂：0.25g；混悬剂：200mg／100ml；颗粒剂：0.05g、0.125g。

【用法与用量】口服，每次0.25～1g，每日3～4次；儿童每日30～100mg／kg；分3～4次。

【药理与用途】本品为半合成的第一代口服头孢菌素，抗菌谱与头孢噻吩、头孢噻啶基本相同，抗菌效力较两者弱，但本品的特点是耐酸，口服吸收良好。对耐药金葡菌有良好抗菌作用。主要用于敏感菌所致的呼吸道感染、泌尿道感染、妇产科感染、皮肤及软组织感染、淋病等。

【不良反应】常见有胃肠道反应；也可发生过敏反应。

【注意事项】对β-内酰胺类药物过敏者禁用或慎用；急性卟啉症患者应用；肾功能严重损害者应酌减用量。

十七、头孢唑林 Cefazolin

【剂型与规格】粉针剂：0.5g、1g。

【用法与用量】肌内注射或静脉注射、静脉滴注，每日3～5g，分2～3次。儿童每日20～100mg／kg，分2～4次。

【药理与用途】本品为半合成第一代头孢菌素，抗菌作用与头孢噻吩、头孢噻啶基本相同。对革兰阳性菌有较强的作用。对革兰阴性菌的作用较强，特别对克雷伯肺炎杆菌有效。对大肠埃希菌、奇异变形杆菌及伤寒杆菌也有效。但对铜绿假单胞菌则无效。本品在第一代头孢菌素中易末明显的优越性。其特点是耐酶、高效、低毒。临床主要用于敏感菌所致的呼吸道感染、泌尿生殖系统感染、胆囊炎、肝脓肿、心内膜炎、败血症及与软组织及耳部感染等。

【不良反应】少见肝肾功能损害；肌内注射局部有轻度疼痛，可有过敏性皮疹、药物热、恶心、呕吐、腹泻等与青霉素有交叉过敏反应。

【注意事项】不可和氨基糖苷类抗生素混合同时注射，以免降效；青霉素过敏的患者、肝肾功能不全者慎用；对头孢菌素过敏者禁用；供肌内注射用的粉针剂内含利多卡因，不可注入静脉。

十八、头孢拉定 Cefradine

【剂型与规格】片剂：0.35g、0.5g；胶囊剂：0.25g、0.5g；粉针剂：0.5g；干混悬剂：1.5g、3g；颗粒剂：0.125g、0.25g。

【用法与用量】口服，每次0.25～0.5g，每日3～4次，空腹给药；儿童每日25～50mg／kg，分3～4次。肌内注射或静脉注射、静脉滴注，每次0.25～0.5g，每日3～4次。对严重感染，每日可增至4g。

【药理与用途】本品为第一代半合成头孢菌素，抗菌作用与头孢氨苄相似。本品耐酸可以口服，吸收好，血药浓度较高，特点是耐β-内酰胺酶，对耐药性金葡菌及其他多种对广谱抗生素耐药的杆菌等有迅速而可靠的杀菌作用。临床主要用于呼吸道、泌尿道、皮肤和软组织等的感染，如支气管炎、肺炎、肾盂肾炎、膀胱炎、耳鼻咽喉感染、肠炎及痢疾等。

【不良反应】偶有胃肠道功能紊乱，长期应用可致菌群失调，二重感染和维生素缺乏。少数患者可发生嗜酸性粒细胞增多、白细胞下降及轻度的尿素氮或转氨酶升高的现象。

【注意事项】急性卟啉症患者、对青霉素过敏的患者慎用，对头孢菌素过敏者禁用；对β-内酰胺类药物过敏者禁用或慎用；肾功能严重损害者应减用量。

十九、头孢羟氨苄 Cefadroxil

【剂型与规格】片剂：0.125g、0.25g；胶囊剂：0.125g、0.25g、0.5g；颗粒剂：0.125g。

【用法与用量】口服，每日1～2g；儿童每日50mg／kg；分2次服用。

【药理与用途】本品为半合成第一代口服头孢菌素，抗菌活性与头孢氨苄相似，为广谱抗生素，对葡萄球菌、肺炎链球菌及大肠埃希菌等有效，对耐青霉素的葡萄球菌也有效。主要用于泌尿道、胆道及呼吸道等感染。

【不良反应】偶可致过敏。少数患者有皮疹、恶心、腹痛、腹泻等不良反应，偶见转氨酶升高。

【注意事项】对其他头孢菌素过敏者忌用；肾功能不全者宜减量，有胃肠道病史者、孕妇及乳期妇女慎用。

二十、头孢硫脒 Cefathiamidine

【剂型与规格】粉针剂：0.5g、1g。

【用法与用量】肌内注射或静脉滴注，每日2~8g；儿童每日50~100mg／kg；分2~4次。

【药理与用途】抗菌谱与头孢噻吩相似，对金葡菌、草绿色链球菌、肺炎链球菌的作用较强，对肠球菌有独特的抗菌活性。主要用于金葡菌、肺炎链球菌及链球菌所致呼吸道感染、胆道感染、尿路感染、妇科感染、肺炎、脑膜炎等感染。

【不良反应】少数患者出现过敏反应，症状为荨麻疹、哮喘、皮肤瘙痒、寒战、高热、血管神经性水肿等，偶见治疗后非蛋白氮和丙氨酸氨基转移酶升高。

【注意事项】肌内注射常引起疼痛；应定期检查肾功能；长期应用可发生耐药菌及二重感染；对本品过敏及对青霉素有过敏性休克史者禁用。

二十一、头孢呋辛 Cefuroxime

【剂型与规格】片剂：0.125g、0.25g；胶囊剂：0.125g；粉针剂：0.25g、0.75g。

【用法与用量】口服，每次0.25~0.5g；儿童每次0.125~025g；每日2次。肌内注射或静脉滴注，每次0.75~1.5g，每日3~4次；儿童每日50~100mg／kg，分2~3次。重症患者每日用量可达9g。

【药理与用途】本品为一种半合成第二代头孢菌素，对革兰阴性杆菌产生的β-内酰胺酶有一定的稳定性，特别是对产酶流感嗜血杆菌有良好的抗菌作用。本品抗革兰阳性菌的作用不如第一代头孢菌素，厌氧菌对本品不敏感。用于产酶耐药菌引起的系统感染，可作为革兰阴性菌感染的首选药物。

【不良反应】有少数患者可发生血红蛋白下降、嗜酸性粒细胞升高及Coomb's试验阳性；本品毒性较小，对肝、肾一般无损害，但肾功能不全者应减量；一般有胃肠道反应及皮肤过敏，肌内注射时可有局部疼痛。

【注意事项】长期使用，可导致菌群失调；急性卟啉症、青霉素过敏的患者慎用；对头孢菌素过敏者禁用。

二十二、头孢克洛 Cefaclor

【剂型与规格】片剂：0.25g；胶囊剂：0.25g；干混悬剂：0.125g、1.5g；颗粒剂：0.1g、0.125g；分散片：0.125g、0.25g。

【用法与用量】口服，每次250mg，每8小时1次，重症可加倍；儿童每日20 mg／kg，分3次给予，重症每日40mg／kg，分次给予，饭前服用。

【药理与用途】本品为半合成的第二代头孢菌素，抗菌谱及抗菌活性与头孢唑林相似。对肺炎链球菌、化脓性链球菌、葡萄球菌、奇异变形杆菌、大肠埃希菌和肺炎杆菌、流感血杆菌淋病奈瑟菌及厌氧菌等有良好抗菌活性。临床主要用于呼吸道感染、尿路感染、皮肤软组织感染。

【不良反应】可发生一过性转氨酶升高，血小板减少及Coomb's试验阳性，有过敏反应及胃肠道反应。

【注意事项】对青霉素过敏的患者、严重肾功能损害者、有胃肠道疾病史特别是结肠炎的患者慎用本品；对孕妇，只用于明确的适应证；对头孢菌素过敏者禁用。

二十三、头孢丙烯 Cefprozil

【剂型与规格】片剂：0.25g。

【用法与用量】口服，每次500mg，轻症每日1次，重症每日2次；儿重7.5mg／kg，每12小时1次或20mg，每日1次：1岁以内儿童15mg／kg，每2小时1次，宜空腹服用。

【药理与用途】本品为第二代头孢菌素类药物，具有广谱抗菌作用。对革兰阳性需氧菌中的金黄色葡萄球菌（包括产酶菌株）、肺炎链球菌、化脓性链球菌作用明显，对革兰阴性需氧菌的嗜血流感嗜血杆菌（包括产酶菌株）、卡他莫拉菌（包括产酶菌株）高度敏感；用于敏感菌所致的轻、中度感染，呼吸道感染，皮肤和皮肤软组织感染。

【不良反应】主要为胃肠道反应，亦可发生过敏反应、一过性血清转氨醇升高及血小板减少，可发生Comb's试验阳性。

【注意事项】严重肾功能损害者、青霉素过敏者、有胃肠道疾病史特别是结肠炎的患者慎用；对头孢菌素过敏者禁用。

二十四、头孢孟多 Cefamandole

【剂型与规格】粉针剂：0.5g、1.0g。

【用法与用量】肌内注射或静脉滴注，每日剂量为2.0～8.0g，分3～4次给药，每日最高剂量不超过12g。1个月以上的婴儿和小儿根据感染程度，一日剂量为50～100mg／kg，分3～4次给药。

【药理与用途】第二代头孢菌素类抗生素。抗菌谱广。适用于敏感细菌所致的肺部感染、尿路感染、胆道感染、皮肤软组织感染、骨和关节感染以及败血症、腹腔感染等。

【不良反应】可有肌内注射区疼痛和血栓性静脉炎；肾脏毒性比第一代头孢菌素低；过敏反应表现为药疹、嗜酸性粒细胞增多、Coomb's反应阳性等，偶见药物热；少数患者出现肝功能改变（ALT、AST、ALP一过性升高）；少数患者可出现可逆性肾损害；少数患者应用大剂量时，可出现凝血功能障碍所致的出血倾向，凝血酶原时间和出血时间延长，多见于肾功能减退患者。

【注意事项】对本药或其他头孢菌素类药过敏者、有青霉素过敏性休克或即刻反应者禁用；新生儿和早产儿不推荐应用此药；有胃肠道疾病史者特别是溃疡性结肠炎、局限性肠炎或抗生素相关性结肠炎者、肾功能减退患者、对青霉素过敏患者、孕妇及哺乳期妇女应慎用；肾功能减退患者若应用大剂量，在治疗前和治疗过程中应测定出、凝血时间；用药期间饮酒可出现双硫仑样反应。

二十五、头孢替安 Cefotiam

【剂型与规格】粉针剂：（盐酸盐）0.5g、1g。

【用法与用量】静脉注射或静脉滴注，每日0.5～2g，分2～4次缓慢静脉注射或静脉滴注。严重感染可增至每日4g；小儿每日40～80mg／kg，分3～4次，严重感染可增至每日160mg／kg

【药理与用途】为第二代半合成头孢菌素，对革兰阴性菌有较强的抗菌活性，其抗革兰阴性杆菌活性和对β-内酰胺酶稳定性均比第一代头孢菌素强。对革兰阳性球菌的作用与第一代头孢菌素相似或略差，但比第三代头孢菌素强。对革兰阴性菌和阳性菌都有广泛的抗菌作用。用于治疗敏感菌所致的感染如肺炎、支气管炎、胆道感染、腹膜炎、尿路感染，以及手术后或外伤引起的感染和败血症等。

【不良反应】过敏性反应：可出现皮疹、荨麻疹、红斑、瘙痒、发热、淋巴结肿大、关节痛等，偶见过敏性休克；消化系统：可引起恶心、腹泻，偶可出现呕吐、食欲不振、腹痛以及伴血便症状的严重结肠炎（如假膜性结肠炎）等；血液：可出现红细胞、粒细胞或血小板减少，嗜酸性粒细胞增高，偶见溶血性贫血；肝脏：可出现丙氨酸氨基转移酶、天门冬氨酸氨基转移酶、碱性磷酸酶增高，偶见胆红素、乳酸脱氢酶、γ-谷氨酰转肽酶增高；肾脏：偶见急性肾功能衰竭等严重肾损害；呼吸系统：偶见伴随发热、咳嗽、呼吸困难、胸部X线异常、嗜酸性粒细胞增高等症状的间质性肺炎；中枢神经系统：偶可引起头晕、头痛、倦怠感、麻木感等。对肾功能衰竭患者大剂量给药时可出现痉挛等神经症状；其他：偶可致维生素K缺乏症、维生素B族缺乏症以及菌群交替现象；注射部位疼痛、硬结；大剂量静脉给药偶可引起血管痛、血栓。

【注意事项】对本品或其他头孢类抗生素过敏或有过敏史者、对青霉素类药有过敏性休克史者禁用；孕妇及哺乳期妇女、对青霉素类药有过敏史者、本人或父母兄弟有易引起支气管哮喘、皮疹、荨麻疹等变态反应性疾病体质者，严重肾功能障碍者、高龄、全身状态不佳及经口摄取不良或采取非经口营养的患者（因可能出现维生素K缺乏症）、有胃肠道疾病史者、特别是溃疡性结肠炎、克罗恩病或假膜性肠炎者慎用；给药期间，最好定期做肝功能、肾功能、血象等检查

二十六、头孢噻肟 Cefotaxime

【剂型与规格】粉针剂：0.5g、1g、2g。

【用法与用量】肌内注射或静脉注射，中等度感染，每次1～2g，每12小时1次，严重感染，每日8～12g，分3～4次。儿童每日50～100mg／kg；新生儿每日50mg／kg；分2～4次。本品亦可供静脉滴注，宜将1～2g溶于生理盐水或葡萄糖注射液中稀释，在20～60分钟内滴注完毕。婴幼儿不能肌内注射。

【药理与用途】本品为第三代半合成头孢菌素，对链球菌作用较强。抗菌谱包括嗜血流感嗜血杆菌、大肠埃希菌、沙门杆菌、克雷伯产气杆菌属及奇异变形杆菌、奈瑟

菌属、葡萄球菌、肺炎链球菌、链球菌等。临床上主要用于各种敏感菌的感染，如呼吸道、五官、腹腔、胆道感染及脑膜炎、淋病泌尿系统感染、败血症等。

【不良反应】应用本品可出现皮疹、药物热、嗜酸性粒细胞增多；偶见ALT、AST升高及白细胞减少；罕见粒细胞减少及溶血性贫血。

【注意事项】对严重肾功能损害者，剂量应相应减小；如发生持续性腹泻，应立即停药；长期用药可致二重感染，应予警惕；对青霉素过做的患者慎用；对头孢菌素过敏者禁用。

二十七、头孢噻肟舒巴坦 Cefotaximeand Sulbactam

【剂型与规格】注射剂：0.75g、1.5g、2.25g、3.0g（头孢噻肟和舒巴坦的标示量之比为2∶1）。

【用法与用量】静脉滴注，成年人每日剂量一般为3～9g（头孢肟2～6g、舒巴坦1～3g），分2～3次注射；重度感染者，每6～7小时注射3～4.5g，其中舒巴坦最大日剂量为每日4g。小儿剂量每日75～150mg／kg，必要时按体重300mg／kg，分3次给药。严重肾功能减退应调整剂量。

【药理与用途】用于治疗由对头孢噻肟单药耐药，对本复方敏感的产β-内酰胺酶细菌引起的中、重度感染：下呼吸道感染、泌尿生殖系统感染、菌血症／败血症、皮肤和皮肤软组织感染、腹腔内感染、骨和（或）关节感染、脑膜炎以及外科手术预防感染等。

【不良反应】常见有皮疹、荨麻疹、瘙痒、药物热、注射部位疼痛、静脉炎、腹泻、恶心、呕吐、食欲不振等；碱性磷酸酶或血清氨基转移酶轻度升高、暂时性血尿素氮和肌酐升高等；白细胞减少、嗜酸性粒细胞增多或血小板减少等。偶见头痛、麻木、呼吸困难和面部潮红。极少数患者可发生黏膜念珠菌病。

【注意事项】对头孢菌素类及β-内酰胺酶抑制剂类药物过敏的患者禁用本品。肾功能减退者应在减少剂量情况下慎用；有胃肠道疾病者慎用。哺乳期妇女应用本品时宜暂停哺乳。怀孕3个月以内的孕妇应慎用，孕妇应限用于有确切适应证的患者。儿童应用需仔细权衡利弊。老年患者肾功能减退，须调整剂量。本品对实验室诊断存在干扰。本品药物配伍禁忌较多，应单独给药。

三十、头孢哌酮 Cefoperazone

【剂型与规格】粉针剂：0.5g、1g、2g。

【用法与用量】静脉注射或静脉滴注，每次1～2g，每日2～4次，严重感染可增至每次2～4g，每日6～8g；儿童每日50～150mg／kg，分2次用，可用生理盐水或5%葡萄糖注射液溶解稀释后供输注。

【药理与用途】本品为第三代广谱半合成头孢菌素，能对抗多种β-内酰胺酶的降解作用，抗菌谱广，对革兰阳性菌及阴性菌均有作用。临床上主要用于敏感菌引起的各种感染，对呼吸系统感染、尿路感染、胆道感染临床有效率为80%。本品对外科系统感染的治疗效果更理想。不良反应：有过敏反应，胃肠道反应，一过性血清转氨酶升高；本品中含有甲硫基四咪唑侧链，用药患者可有出血倾向，凝血时间延长。

【注意事项】用药期间应忌酒；本品可干扰体内维生素K的代谢，造成出血倾向，大剂量用药时尤应注意，对接受抗凝剂治疗的患者更应注意；严重胆道梗阻、肝脏疾病或同时伴肾功能障碍者应减量慎用，每日剂量不应超过2g。用药期间要定期检查血象、肝功能、肾功能等；对头孢菌素过敏者禁用；对青霉素过敏者、孕妇、婴幼儿应慎用。

二十九、头孢他啶 Ceftazidime

【剂型与规格】粉针剂：05g、1g、2g。

【用法与用量】肌内注射、静脉注射或静脉滴注，每日2~6g；儿童每日30~100mg/kg，严重感染可增至每日150mg/kg；分2~3次给予；2个月内新生儿每日25~60mg/kg，分2次给予。

【药理与用途】本品为第三代头孢菌素类抗生素，抗菌活力较强，抗菌谱较广，对革兰阴性菌产生的β-内酰胺酶具有高度的稳定性，本品对阴性杆菌具有较强的抗菌活性。用于敏感菌引起的系统感染，特别是用于由产酶的铜绿假单胞菌引起的感染。常用于治疗呼吸道、皮肤和软组织、骨和关节、胸腔、泌尿生殖系统、肝胆系统以及中枢等部位的感染，也可用于败血症、菌血症、烧伤、肿瘤及免疫抑制患者的感染。

【不良反应】有过敏反应，偶有血管性水肿、气喘和低血压；胃肠道反应；血清丙氨酸氨基转移酶可轻度升高；局部肌内注射部位可引起疼痛，静脉注射可引起静脉炎或血栓性静脉炎；少有头痛、眩晕、感觉失常等神经系统反应。

【注意事项】对头孢菌素类抗生素过敏的患者禁用；对青霉素过敏或过敏体质者、孕妇及哺乳期妇女慎用。

三十、头孢唑肟 Ceftizoxime（头孢去甲噻肟）

【剂型与规格】粉针剂：0.5g、1g。

【用法与用量】肌内注射、静脉注射、静脉滴注，每日2~4g；儿童每日25~150mg/kg；分2~3次注射。静脉注射时可用注射用水、生理盐水或等渗葡萄糖注射液10~40ml溶解，缓慢注射，亦可加入10%葡萄糖注射液或氨基酸输液中供静脉滴注。一般可溶于100ml输液中，于30分钟左右滴完。

【药理与用途】本品为半合成的第三代头孢菌素，抗菌谱较广，与头孢噻肟相似。对β-内酰胺酶具有良好的稳定性，对铜绿假单胞菌也有抗菌作用，但作用比头孢噻肟差。抗脆弱拟杆菌的作用不如头孢西丁。主要用于敏感细菌所致败血症、呼吸系统感染、泌尿及生殖系统感染、胸膜炎、腹膜炎、胆囊炎、宫腔感染、附件炎、脑膜炎、创伤和烧伤等继发感染。

【不良反应】有过敏反应，个别患者发生过敏性休克，一旦发生立即停药；胃肠道反应；偶见血清转氨酶、肌酐及尿素氮一过性升高。

【注意事项】对本药有过敏史者禁用。一次静脉注射大量，可引起血管痛及血栓性静脉炎，故宜减慢注射速度；应用本品可出现维生素K、B缺乏症以及二重感染；肾功能不全者应减量或延长给药间隔；对其他β-内酰胺类抗生素过敏者慎用。

三十一、头孢曲松 Ceftriaxone

【剂型与规格】粉针剂：0.25g、0.5g、1g、2g。

【用法与用量】肌内注射、静脉滴注、静脉注射，每日1~2g；儿童每日20~80mg／kg；分1~2次给药。脑膜炎患儿，每日100mg／kg，分2次给药。

【药理与用途】本品为半合成的第三代头孢菌素，对大多数革兰阳性菌和阴性菌都有强大抗菌活性，本品对耐氨苄西林的流感嗜血杆菌及耐第一代头孢菌素并耐青霉素的金黄色葡萄球菌也有良好的抗菌作用。临床主要用于敏感菌感染的呼吸道、皮肤软组织感染，腹膜炎、泌尿系统感染、败血症及生殖器感染等。也用于败血症和脑膜炎。

【不良反应】过敏反应；胃肠道反应；偶见白细胞下降及血清转氨酶升高。

【注意事项】静脉注射不宜过快；用药期间注意检查血象，禁酒或禁用含乙醇的食物，以免发生双硫醒样作用；肾功能不全者应减量或延长给药间隔；新生儿黄疸者避免使用；过敏者慎用。

三十二、头孢曲松他唑巴坦 Ceftriaxone Tazobactan

【剂型与规格】粉针剂：0.5g、1.0g、2.0g。

【用法与用量】静脉滴注，成人及12岁以上儿童，体重50kg以上儿童均使用成人剂量，通常剂量每日2.0~4.0g，分1~2次给药。12岁以下儿童每日40mg／kg，分1~2次给予。肝肾功能不全患者一般不需调整剂量，但严重的肝、肾功能障碍者（如透析患者），应进行血药浓度测定，以决定是否需要调整剂量。

【药理与用途】本品用于治疗由对头孢曲松单方耐药、对本复方敏感的产β-内酰胺酶细菌引起的中、重度感染：下呼吸道感染、急性细菌性中耳炎，皮肤和皮肤软组织感染、尿路感染、单纯性淋病、盆腔炎、菌血症、骨和（或）关节感染、腹腔内感染。

【不良反应】常见有胃肠道反应如上腹不适、恶心、呕吐、腹泻等；皮肤痒、斑丘疹、荨麻疹等；血液学检查异常。偶有头痛、胸闷、药物热、静脉炎等不良反应。

【注意事项】对头孢菌素类及β-内酰胺酶抑制剂类药物过敏的患者禁用。治疗中，如发生过敏反应，应立即停药。有胃肠道疾病史者，特别是场性结肠炎、局限性肠炎或抗生素相关性结肠炎者应慎用。严重肾功能不全患者每日应用本品剂量应少于2g。血液透析清除本品的量不多，透析后无需增补剂量。慢性肝病患者应用本品时不需调整剂量，严重肝损害或肝硬化者应调整降低剂量。由于本品药物配伍禁忌较多，应单独给药。

三十三、头孢克肟 Cefixime

【剂型与规格】胶囊剂：50mg、100mg；微粒剂：50mg／g。

【用法与用量】口服，每日100～200mg；儿童每日3～6mg／kg；分2次服用。

【药理与用途】本品为半合成的第三代头孢菌素，对革兰阴性杆菌产生的β-内酰胺酶高度稳定，对大多数革兰阳性菌和阴性菌都有强大抗菌活性，对铜绿假单胞菌的作用较差。临床主要用于由敏感菌引起呼吸道感染、耳鼻咽喉感染、尿道感染及淋菌性尿道炎等。

【不良反应】胃肠道反应；过敏反应；粒细胞减少，嗜酸性粒细胞增多，肝、肾功能异常等。

【注意事项】对本品过敏者禁用；对β-内酰胺类抗生素过敏者慎用；孕妇、新生儿、早产儿均宜慎用；肾功能不足者应减量使用。

三十四、头孢地尼 Cefdinir

【剂型与规格】胶囊：100mg；颗粒：50mg。

【用法与用量】口服，每次100mg；儿童每日9～18mg／kg；每日3次。可依年龄、症状进行适量增减。

【药理与用途】对头孢地尼敏感的葡萄球菌属、链球菌属、肺炎链球菌、淋病奈瑟菌、大肠埃希菌等菌株所引起的下列感染：毛囊炎、疖、疖肿、痈传染性脓痂疹、丹毒、蜂窝织炎、淋巴管炎、炭疽、化脓性甲沟炎、皮下脓肿、汗腺炎、粉瘤感染、慢性脓皮症；乳腺炎、肛门周围脓肿、外伤和手术刀口浅存性继发感染；咽喉炎、急性支气管炎、扁桃体炎、肺炎；肾盂肾炎、膀胱炎、淋菌性尿道炎；附件炎、宫内感染、前庭大腺炎；眼睑炎、睑腺炎、睑板腺炎；中耳炎、鼻窦炎。

【不良反应】偶有恶心、腹泻、腹痛、胃部不适、便秘等。当有过敏症状出现时，应停药并进行适当处理。

【注意事项】对本品有休克史者禁用；对青霉素或头孢菌素有过敏史者、严重的肾功能障碍者慎用。

三十五、头孢吡肟 Cefepime

【剂型与规格】粉针剂：0.5g、1.0g。

【用法与用量】静脉注射、静脉滴注或深部肌内注射，（13岁以上）中、轻度感染每次1g，每日2次，疗程7～10天，严重感染为每次2g，每日2～3次，可根据病种或病情适当增减剂量，对肾功能不全（肌酐清除率≤50ml／min）患者，应调整剂量。

【药理与用途】本品为第四代头孢菌素，呈电中性的两性离子，具有高度的水溶性，能快速穿透G⁻菌外膜带负电的微孔通道，对许多β-内洗胺酶具有低亲和力。其杀菌力强，抗菌谱广，对葡萄球菌、链球菌（除便肠球菌外）、嗜血流感嗜血杆菌、肠杆菌属、铜绿假单胞菌具有极强的抗菌活性。用于上述敏感菌引起的感染：下呼吸道、泌尿道、皮肤及皮肤软组织感染、腹腔和妇产科感染、败血症等。

【不良反应】本品不良反应发生率低。可能引起胃肠道症状、变态反应症状、心血管系统反应、呼吸系统反应、中枢神经系统反应及乏力、盗汗、阴道炎、外周水肿、疼痛、背痛等。

【注意事项】对头孢吡肟或L-精氨酸、β-内酰胺类抗生素有高敏反应者禁用；孕妇及哺乳期妇女慎用；肾功能不全患者减量使用；治疗期间出现腹泻时应考虑假膜性肠炎的可能性。

三十六、亚胺培南-西司他丁 Imipenem／Cilastatin

【剂型与规格】粉针剂：0.5g、1g（1∶1）。

【用法与用量】一般感染：每日1~2g，分3~4次静脉滴注；重症感染：每日2g，分2次静脉滴注，最大剂量不能超过每日4g。静脉滴注速度30分钟以500mg为宜。

【药理与用途】亚胺培南对革兰阳性、阴性的需氧和厌氧菌具有抗菌作用。制剂中加入西司他丁钠，为一特异酶抑制剂，可阻断亚胺培南在肾内的代谢，以保证药物的有效性。本品对细菌产生的β-内酰胺酶的稳定性强，抗菌谱广。临床主要用于革兰阳性菌、阴性菌、厌氧菌所致的呼吸道感染、胆道感染、泌尿系统和腹腔感染、皮肤软组织、骨和关节、妇科感染等。

【不良反应】过敏反应；胃肠道反应；可发生肝功能轻度损伤、肾功能损伤。

【注意事项】对本品过敏者禁用；超剂量使用本品可能出现神经系统毒性反应，尤其是肾功能严重损害伴有癫痫病患者。

三十七、美罗培南 Meropenem

【剂型与规格】注射剂：0.25g、0.5g。

【用法与用量】每日0.5~1g；儿童10~20mg／kg；分2~3次。每次经30分钟以上静脉滴注给药。对重症感染者，可增加剂量，但不应超过4g／d（效价）。对脑膜炎患者的剂量应增加。

【药理与用途】本品是注射用极广谱的碳青霉烯类抗生素，具有很强的抗菌活性。革兰阳性菌、革兰阴性菌对本品均敏感，尤对革兰阴性菌有很强的抗菌活性，本品与其他碳青霉烯类抗生素不同，对人肾脱氢肽酶极其稳定。用于敏感菌引起的各种中、重度感染。

【不良反应】偶见过敏性休克；急性肾衰等严重肾功能障碍；伴有血便的重症结肠炎；间质性肺炎；痉挛、意识障碍等中枢神经系统症状。其他不良反应还有粒细胞减少症、中毒性表皮坏死症、血栓性静脉炎、皮疹；偶见黄疸、ALT和AST升高、腹泻、恶心等症状。

【注意事项】对本药成分有过敏性休克史的患者、使用丙戊酸钠的患者禁用；对碳青霉烯类、青霉素类或头孢菌素类抗生素有过敏史的患者、有支气管哮喘、皮疹、荨麻疹等过敏体质的患者、哺乳期妇女、高龄患者及严重肝、肾功能障碍者慎用。

三十八、氟氧头孢 Flomoxef

【剂型与规格】粉针剂：0.5g。

【用法与用量】静脉注射或静脉滴注，每日2～4g，分2次给药。儿童每日60～80mg／kg，重症150mg／kg，分3～4次给药。溶解后尽快使用。需保存时，冰箱内保存24小时，室温保存6小时。

【药理与用途】为新的氧头孢烯类广谱抗生素。对革兰阳性球菌、革兰阴性杆菌和厌氧菌均有强大的抗菌作用，对耐甲氧西林金葡菌（MRSA）的作用优于常用头孢菌素类抗生素。对葡萄球菌属、链球菌属（肠球菌除外）、肺炎链球菌、消化链球菌、卡他布拉汉菌、淋病奈瑟菌、大肠埃希菌、克雷伯菌、变形杆菌属、流感嗜血杆菌属、拟杆菌属有强大的抗菌作用。对β-内酰胺酶稳定。用于败血症、感染性心内膜炎、呼吸系统感染、泌尿系统感染、胆囊炎、腹膜炎、外伤及手术创伤等浅表性二次感染、子宫附件炎、骨盆感染等。

【不良反应】过敏反应；消化道反应；偶见嗜曙红细胞增多，粒细胞及血小板减少。

【注意事项】对头孢菌素、拉氧头孢、青霉素类抗生素过敏者、过敏体质者、严重肾功能障碍者慎用；对氧头孢烯类抗生素曾引起休克的患者禁用。

三十九、氨曲南 Aztreonam

【剂型与规格】粉针剂：0.5g、1g。

【用法与用量】肌内注射、静脉注射或静脉滴注，每日2～6g，严重感染每日最大量不超过8g；儿童每日40～80mg／kg；分2～3次给药。

【药理与用途】本品为全合成的单环β-内酰胺抗生素。对革兰阴性菌包括铜绿假单胞菌呈现强大抗菌作用，对革兰阴性菌产生的β-内酰胺酶稳定，对革兰阳性菌和厌氧菌几乎没有作用。临床主要用于敏感菌引起的各种感染，如肠杆菌科细菌、不动杆菌、铜绿假单胞菌引起的下呼吸道感染、复杂性尿路感染、败血症等。

【不良反应】胃肠道反应；过敏反应；罕见血小板和白细胞计数下降，凝血时间延长；偶见ALT、AST升高。个别患者出现感觉异常，眩晕等。

【注意事项】对β-内酰胺类抗生素过敏者或过敏体质者、肝功能损害者慎用；对肾功能损害的患者，应酌情调整剂量。

四十、头孢西丁 Cefoxitin

【剂型与规格】粉针剂：1g。

【用法与用量】静脉注射或静脉滴注，每日4～6g；儿童每日80～120mg／kg；分

3～4次。

【药理与用途】本品为半合成第二代头孢菌素，特点为对革兰阴性菌有较强的抗菌作用，具有高度抗β-内酰胺酶性质。临床主要用于敏感菌所致的呼吸道感染、心内膜炎、腹膜炎、肾盂肾炎、尿路感染、败血症以及骨、关节、皮肤和软组织等感染。

【不良反应】过敏反应；局部注射疼痛及血栓性静脉炎；对肾有一定毒性，用药后产生蛋白尿；Coomb's试验阳性及转氨酶升高等。

【注意事项】用药期间定期进行肝肾功能检查；对肾功能不全者应减量；不宜与有肾毒性的抗生素合用；与青霉素有时有交叉变态反应；对青霉素过敏者应慎用；对头孢菌素类过敏者应禁用。

四十一、头孢美唑 Cefmetazole

【剂型与规格】粉针剂：0.5g、1g、2g。

【用法与用量】静脉注射或静脉滴注，每日2～4g；儿童每日25～10mg／kg；分2次给药。

【药理与用途】为头孢类抗生素，抗菌谱与抗菌活性与头孢西丁相似。对革兰阴性菌产生的β-内酰胺酶有良好的稳定性。对金葡菌、大肠埃希菌、肺炎克雷伯菌及变形杆菌显示很强的抗菌力。对脆弱拟杆菌、消化球菌、消化链球菌等厌氧菌有较强的抗菌活性，铜绿假单胞菌、不动杆菌等对本品有耐药性。临床主要用于呼吸道感染、尿路感染、败血症、胆道及腹腔感染及妇科感染等。

【不良反应】过敏反应，偶可发生过敏性休克；偶见肝、肾功能损害，出现血清尿素氮和转氨酶升高；长期用药可出现菌群失调；有可能发生溶血性贫血、Coomb's试验阳性。

【注意事项】主要经肾排泄，肾功能受损者慎用；本品不能与强利尿药合用，以免加重肾损害；对青霉素过敏者、孕妇应慎用；对头孢菌素类过敏者应禁用；用药期间应避免饮酒或含乙醇饮料。

四十二、头孢咪唑 Cefpimizole

【剂型与规格】粉针剂：0.5g、1g。

【用法与用量】静脉注射或静脉滴注，每日1～2g，分2次给药，严重感染者剂量加倍；儿童20mg／kg，每日2次。静脉注射时用注射用水、生理盐水或5%、10%的葡萄糖注射液溶解，每1g用上述溶液20ml溶解。

【药理与用途】具广谱抗菌作用，对大部分革兰阴性及革兰阳性菌和厌氧菌有效，对铜绿假单胞菌的作用强于头孢哌酮、头孢他啶及头孢磺啶。对β-内酰胺酶高度稳定。用于敏感菌引起的败血症、支气管炎、扁桃体炎、肺炎、肾炎、胆道炎、腹膜炎、膀胱炎及子宫内感染。

【不良反应】消化道症状；过敏反应；肝功能异常；肾功能异常；偶见口炎，念珠菌感染，维生素K及维生素B缺乏症；静脉内大量给药可致静脉炎及血管痛。

【注意事项】对青霉素或头孢菌素有过敏史者慎用；对本品有休克史者禁用；注射速度尽量缓慢，配好的溶液不宜保留。

四十三、阿莫西林-克拉维酸 Amoxycillin-Clavulanic Acid

【剂型与规格】片剂：375mg（2：1）；干混悬剂：1g（4：1）；糖浆剂：5ml（4：1）；粉针剂：12g（5：1）

【用法与用量】口服，每日3.6~4.8g，分3~4次。静脉注射或静脉滴注最大剂量为每日7.2g；儿童3个月内每日60mg／kg，分2次给药；3个月12岁每日90~120mg，分3~4次给药。

【药理与用途】为阿莫西林与克拉维酸制成的复合制剂。通过克拉维酸抑制细菌产生的β-内酰胺酶，保护阿莫西林免于被酶破坏而发挥抗菌作用，因而增大了阿莫西林的抗菌效力。本品对氨苄西林及阿莫西林的时药菌有强大的杀菌作用。本品主要用于治疗呼吸系统、泌尿生殖系统、皮肤软组织及手术后的细菌性感染，特别是需氧菌与厌氧菌引起的混合感染，治疗一些常见的妇产科感染也有很好的疗效。

【不良反应】除过敏反应外，少数患者有胃肠道反应；少数患者可有血清转氨酶升高、白细胞降低、耐药菌引起的二重感染。

【注意事项】用前需做青霉素皮试，过敏者禁用；孕妇不宜使用；严重肝功能障碍患者慎用。

四十四、替卡西林-克拉维酸 Ticarcillin Sodium-Clavulanate Potassium

【剂型与规格】粉针剂：1.6g、3.2g。

【用法与用量】静脉注射或静脉滴注，每次3.2g；儿童每次80mg／kg；每8小时1次。

【药理与用途】替卡西林为广谱抗生素，对铜绿假单胞菌及其他革兰阴性杆菌有强大的抗菌作用，但易被各种β-内酰胺酶破坏，联合应用克拉维酸可发挥良好的抗菌作用。适应证与阿莫西林-克拉维酸相似，主要用于敏感菌所致全身性感染或厌氧菌、需氧菌混合感染。

【不良反应】可致过敏反应，罕见过敏性体克等。

【注意事项】用前应做青霉素皮试，过敏者禁用；严重肝肾功能不全者慎用。

四十五、氨苄西林／舒巴坦 Ampicillinand Sulbactam

【剂型与规格】粉针剂：0.75g（0.5g／0.25g）、1.5g（1.0g／0.5g）、3.0g（2.0g／1.0g）。

【用法与用量】深部肌内注射，每次0.75~1.5g，每6小时1次。每日最大剂量不超过6g；静脉注射、静脉滴注，每次1.5~3g，每6小时1次。每日最大剂量不超过12g（舒巴坦每日剂量最高不超过4g）。儿童每日0.1~0.2g／kg，分次给药。

【药理与用途】本品是由属于β-内酰胺类抗生素的氨苄西林和β-内能胶酶抑制剂的舒巴坦共同组成的混合物，重量（效价）比为2:1。两者联合应用，不仅可保护β-内酰胺类抗生素（氨苄西林）免受酶的水解破坏，增强其抗菌作用，而且还扩大了抗菌谱，增强了抗菌活性。适用于治疗敏感菌（包括产β-内酰胺酶菌株）所致的呼吸道感染、肝胆系统感染、泌尿系统感染、皮肤软组织感染。可用于治疗需氧菌与厌氧菌混合感染（特别是腹腔感染和盆腔感染）。对高度耐药的肠杆菌属引起的感染、铜绿假单胞菌感染与MRSA感染无效。

【不良反应】常见有皮疹、瘙痒及其他皮肤反应、注射部位疼痛；偶见腹泻、恶心、粒细胞和血小板减少、血清氨基转移酶一过性增高；极个别病例发生剥脱性皮炎、过敏性休克。

【注意事项】与青霉素有交叉过敏反应，用药前应询问青霉素过敏史，对青霉素类抗生素过敏者禁用；使用前应做皮肤过敏试验；有哮喘、湿疹、枯草热、荨麻疹等过敏性疾病史者、肾功能不全、对头孢菌素类药物过敏者、孕妇和哺乳期妇女、新生儿特别是早产儿慎用；传染性单核细胞增多症、巨细胞病毒感染、淋巴细胞白血病、淋巴瘤等患者应用本品易发生皮疹，故不宜应用。

四十六、舒他西林 Sultamicillin

【剂型与规格】片剂：375mg。

【用法与用量】口服，每日750~1500mg；儿童体重小于30kg，每日50mg/kg；体重大于30kg按成人剂量服用，分2次服用。

【药理与用途】由氨苄西林与舒巴坦（1:1摩尔比）以甲基相连而成。在体内迅速分解成氨苄西林与舒巴坦发挥作用。用于治疗由敏感菌引起的中、轻度呼吸道、皮肤软组织及尿路感染。

【不良反应】胃肠道反应，症状较重需停药；其他不良反应参见氨苄西林。

【注意事项】参见氨苄西林。青霉素过敏者禁用。

四十七、哌拉西林-他唑巴坦 Piperacillin-Tazobactam

【剂型与规格】粉针剂：0.75g（2:1）、1.5g（2:1）。

【用法与用量】静脉滴注，成人、青少年（12岁以上）4.5g、每8小时1次。

【药理与用途】由酰脲类青霉素哌拉西林和新型的不可逆竞争性β-内酰胺酶抑制剂他唑巴坦组成的复方制剂。通过他唑巴坦强大的酶抑制作用，增强和扩展了哌拉西林对产酶菌的抗菌作用和抗菌谱。用于产酶菌引起的中度、重度感染。

【不良反应】过敏反应；胃肠道反应；注射部位刺激反应，疼痛、静脉炎血栓性静脉炎和水肿等；与氨基糖苷类联合应用时可见血小板减少、发热、发热伴嗜酸性粒细胞增多、转氨酶升高等。

【注意事项】治疗中若有过敏反应，应立即停药，给予相应的处理；对青霉素类、头孢菌素类或β-内酰胺酶抑制剂过敏者禁用；治疗期间，患者若出现腹泻，应考虑是否有假膜性肠炎发生，若诊断确立，应采取相应的措施；应定期检查血清电解质水平；对于同时接受细胞毒药物或利尿剂治疗的患者，要警锡发生低血钾的可能；孕妇、哺乳期妇女应慎用；定期检查造血功能，特别是对疗程长于21天的患者；肾功能不全患者应调整给药剂量。

四十八、头孢哌酮-舒巴坦 Cefoperazone-sulbactam

【剂型与规格】粉针剂：1g（1:1）、2g（1:1）。

【用法与用量】静脉滴注，每日2~8g；儿童每日40~80mg/kg；分2~4次给药。

【药理与用途】头孢哌酮为第三代头孢菌素，具有抗菌活性强、抗菌谱广、血药浓度高、体内分布广等特点，但与其他三代头孢菌素相比对酶稳定性差。舒巴坦对大多数细菌产生的β-内酰胺酶均有不可逆性抑制作用，二者联用，可提高头孢哌酮的抗菌谱与抗菌活性。用于治疗敏感菌引起的感染，以及败血症、脑膜炎等。

【不良反应】参见头孢哌。

【注意事项】使用本品期间禁酒及禁用含乙醇的饮品；对本品任何成分过敏者禁用；对β-内酰胺酶类抗生素过敏者慎用或禁用。

四十九、链霉素 Streptomycin

【剂型与规格】粉针剂：（硫酸盐）0.75g（75万U）、1g（100万U）、2g（2万U）、5g（500万U）。

【用法与用量】肌内注射，每日0.75~1.0g，儿童每日15~30mg/kg，分1~2次给药。40岁以上患者每日0.75g，每日1次。

【药理与用途】最早的氨基糖苷类抗生素，抗菌谱广，对一些革兰阴性及少数革兰阳性菌有抗菌作用。对结核杆菌有强大杀菌作用，仍为治疗结核菌感染的重要药物。本品为抗结核的一线药物。单独应用链霉素抗核易出现耐药性，联合其他抗结核药可推迟细菌耐药的产生。另外亦用于布氏杆菌病及鼠疫的治疗。

【不良反应】过敏反应，本品可致过敏性休克，注射数分钟内发生呼吸困难、面色苍白、昏迷抽搐、大小便失禁等，发作急不易抢救；耳毒性；肾毒性；其他毒性，表现为神经肌肉接头阻滞，偶可见骨髓抑制，白细胞减少。

【注意事项】有过敏史者禁用；可引起口麻、四肢麻感等一过性的症状肾功能减退患者用量应适当减少；急性中毒可经血液透析清除处理。

五十、卡那霉素 Kanamycin

【剂型与规格】注射剂：0.5g（50万U）/2ml；粉针剂：0.5g（50万U）、1g（100万U）。

【用法与用量】肌内注射或静脉滴注，每日1g，分1~2次给药。静脉滴注时勿过速。

【药理与用途】本品为氨基糖苷类抗生素，抗菌谱和链霉素相似。抗菌作用强于链霉素。对大多数常见的革兰阴性菌及结核杆菌有效，对铜绿假单胞菌无效。临床上主要用于敏感菌所致的肺部感染、败血症、腹腔感染、尿路感染及胆道感染等。

【不良反应】耳毒性；肾脏毒性；神经毒性；过敏反应。

【注意事项】一般疗程不宜超过2周，肾功能减退者慎用；对老年患者应减少剂量；对本品及其他氨基糖苷类过敏者禁用。

五十一、新霉素 Neomycin

【剂型与规格】片剂：0.1g（10万U）、0.25g（25万U）。

【用法与用量】口服，每日1～4g；儿童每日25～80mg／kg；分4次给药。

【药理与用途】本品为氨基糖苷类抗生素，对革兰阴性菌、阳性菌及结核杆菌等都有较好作用。以大肠埃希菌最敏感，对金葡菌、炭疽杆菌、白喉杆菌、产气杆菌、变形杆菌及痢疾杆菌等较感，对铜绿假单胞菌较不敏感。仅用于口服及局部应用。口服吸收很少，可用于治疗腹泻，对大肠埃希菌引起的小儿腹泻疗效较好。亦可用于腹部及肠道手术前用药。局部应用对敏感菌所致的皮肤黏膜感染如脓疱、疖、溃疡及烧伤等效果都好。

【不良反应】胃肠道反应；肾脏毒性；耳毒性，听力损害常为不可逆，即使停药后，听力损害仍会加重。

【注意事项】对本品过敏者禁用。

五十二、庆大霉素 Gentamicin

【剂型与规格】片剂：40mg；注射剂：4万U／ml、8万U／2ml；颗粒剂：5g（含硫酸庆大霉素1万U）。

【用法与用量】口服，每日0.24～0.64g；儿童每日10～15mg／kg；分3～4次服用。肌内注射或静脉滴注，每次8万U，儿童每日0.2万～0.4万U／kg，每8小时1次。

【药理与用途】本品为氨基糖苷类广谱抗生素，对多种革兰阴性菌及阳性菌都具有抑菌和杀菌作用。对铜绿假单胞菌、产气杆菌、肺炎克雷伯杆菌、沙门菌属、大肠埃希菌及变形杆菌等革兰阴性菌和金葡菌等作用较强。临床上用于敏感菌所引起的败血症、呼吸道感染、胆道感染、化脓性腹膜炎、颅内感染、尿路感染及菌痢等疾患。

【不良反应】与卡那霉素相似，对耳前庭的影响较大，而对耳蜗损害较小，对肾功能不全或儿童更应注意毒性反应，严重者可导致听力减退甚至耳聋；偶见神经肌肉阻滞；过敏反应少见，可见胃肠道不适。

【注意事项】血药谷浓度超过2ug／ml可出现毒性反应，对肾功能不全者或长期用药者应监测血药浓度；有抑制呼吸作用，不可静脉推注。

五十三、妥布霉素 Tobramycin

【剂型与规格】注射剂：40mg（4万U）/ml、20mg（2万U）/2ml、40mg（4万U）/2ml，80mg（8万U）/2ml。

【用法与用量】肌内注射或静脉滴注，每日80～240mg；儿童每日35mg/kg；分2～3次给药。

【药理与用途】本品为氨基糖苷类广谱抗生素，主要对革兰阴性菌有效。临床主要用于上述革兰阴性杆菌引起的系统感染，败血症及软组织感染。

【不良反应】其肾毒性较庆大霉素稍轻或相似；耳毒性的发生率较庆大素低，主要为对前庭的毒性：恶心、呕吐、头痛、皮疹、转氨酶升高等也可发生；偶见神经肌肉接头阻滞，二重感染等。

【注意事项】不宜与有耳毒性和肾毒性的药物合用；大剂量应用时应监测肝功、肾功、血常规及听力；对本品及氨基糖苷类抗生素有过敏史者禁用。

五十四、阿米卡星 Amikacin

【剂型与规格】注射剂：0.2g（20万U）/2ml。

【用法与用量】肌内注射或静脉滴注，每日1g；儿童每日15mg/kg；分12次给药，每日总量不宜超过1.5g。新生儿首次剂量10mg/kg，以后每12小时用7.5mg/kg。滴速为0.5g输注0.5～1小时为宜。

【药理与用途】本品为卡那霉素的半合成衍生物，对常见的革兰阴性菌包括铜绿假单胞菌）、某些革兰阳性菌及部分分枝杆菌有很强的抗菌活性。主要用于各种需氧革兰阴性菌引起的各系统感染。

【不良反应】对肾及听觉的毒性和卡那霉素相似；个别患者可出现一过性转氨酶升高及胃肠道反应。

【注意事项】治疗过程中应监测血药浓度；对本品过敏者禁用；肾功能减退、孕妇和老年人慎用；不宜与利尿剂、青霉素类合用；与其他氨基糖苷类有交叉过敏反应；对氨基糖苷类有过敏史者禁用。

五十五、西索米星 Sisomicin

【剂型与规格】注射剂：5万U（50mg）/1ml、10万U（100mg）/2ml。

【用法与用量】肌内注射或静脉滴注，每日3mg/kg，分3次给药。疗程不超过7～10天。

【药理与用途】本品为氨基糖苷类抗生素。抗菌谱和庆大霉素相似。临床上主要用于革兰阴性敏感菌所致的局部或系统感染，对尿路感染作用尤佳。

【不良反应】参见庆大霉素。

【注意事项】肾功能不全者或较长疗程用药时则应进行血药浓度监测，有肾功能损伤患者应减少剂量；出现轻度肾毒性表现时，立即停药；对氨基糖苷类过敏及严重肾功能损害者禁用。

五十六、奈替米星 Netilmicin

【剂型与规格】注射剂5万U（50mg）／ml、10万U（100mg）／2ml。

【用法与用量】肌内注射或静脉滴注，每日4～6mg／kg；儿童每日2～4mg；分2次给药。

【药理与用】本品为半合成的氨基糖背类抗生素，抗菌谱与庆大霉素相似。主要用于大肠埃希菌，克雷伯杆菌，变形杆菌，肠杆菌属，枸橼酸杆菌，流感血杆菌，沙门杆菌，志贺杆菌所致的呼吸道，消化道，尿生殖系统，皮肤和软组织，骨和骨节及创伤感染，也可用于败血症

【不良反应】耳、肾毒性比同类药物低，但若发现异常应立即停药；偶有皮，过敏性休克；可发生消化道症状，偶见转氨酶升高。

【注意事项】避免与有耳、肾毒性的药物及神经肌内阻滑药同用；对氨基糖营类抗生素有过敏史者或家族中有严重耳毒性反应的患者禁用。其他参见西索米星。

五十七、核糖霉素 Ribostamycin

【剂型与规格】粉针剂：1g（100万U）。

【用法与用量】肌内注射，每日1～2g；儿童按体重每日20～40mg／kg；分2次给药。

【药理与用途】本品为氨基糖苷类广谱抗生素，抗菌谱与卡那素相似对革兰阴性菌作用较强，对革兰阳性菌中的金葡菌、链球菌和肺炎链球菌有抗菌作用。临床上主要用于敏感菌所致各种感染。

【不良反应】偶有皮疹、重听、耳鸣、注射部位疼痛、硬结、头痛、麻木和胸压感；个别患者血尿素氮、转氨酶轻度升高；偶可引起听神经损害。

【注意事项】12岁以下的儿童不宜使用；与右旋糖酐联用能增加对肾脏的毒害；肾功能不全者慎用；细菌对本品与卡那霉素显示交叉耐药性；对本品及卡那霉素过敏者禁用。

五十八、巴龙霉素 Paromomycin

【剂型与规格】片剂：0.1g（10万U）、0.25g（25万U）。

【用法与用量】口服，治疗阿米巴痢疾：每次0.5～0.75g，每日3～4次；治疗虫病：每日0.01～0.03g／kg，连服5天；肠道感染及肠道消毒：每次0.5～0.75g，每日4次。

【药理与用途】本品为氨基糖苷类广谱抗生素，抗菌谱与新素相似。对革兰阳性和革兰阴性菌有抑制作用，对阿米巴原虫有强大的杀灭作用，本品还对绦虫有效。对铜

绿假单胞菌无效。临床上主要用于阿米巴病、细菌性痢疾及细菌性肠道感染，也可治疗虫病。

【不良反应】偶有胃肠道反应；偶可引起吸收不良综合征及听力损害。

【注意事项】因毒性大，一般不做全身应用。其他参见卡那霉素。

五十九、大观霉素 Spectinomycin

【剂型与规格】粉针剂：2g（200万U），附0.9%苯甲醇注射液1支。

【用法与用量】肌内注射，每次2g，每日2次，连用3日。临用时，取本品1支，加0.9%苯甲醇溶液5ml，猛力振摇成混悬液后，深部肌内注射。

【药理与用途】本品为链菌所产生的一种氨基环醇类抗生素，是一新型特效专治淋病的抗生素，对冰病恶菌有较强的抗菌作用。临床上主要用于淋病奈瑟菌所致的尿道炎、急性淋病、直肠炎、子宫颈炎等。

【不良反应】有注射部位察痛、掌麻疹、恶心、呕吐、失眠等。偶见血红蛋白、红细胞减少、肌酐清除率降低，以及破性酸酶、尿素氮（BUN）和氢基转移酶等值升高。也有尿量减少的病例发生。

【注意事项】对本品过敏和肾衰患者禁用；孕妇、新生儿慎用；不得静脉给药；无明显的耳毒性。

六十、依替米星 Etimicin

【剂型与规格】注射剂：50mg／1ml、100mg／2ml。

【用法与用量】静脉滴注，0.1～0.15g，每日2次。稀释于100ml的生理盐水或5%葡萄糖注射液中，1小时滴完。

【药理与用途】水溶性氨基糖苷类抗生素，是我国自行研制开发的一种新药。抗菌谱广，对多种病原菌有较好的抗菌作用，其中对大肠埃希菌、克雷伯菌、肠杆菌属、沙雷菌属、奇异变形杆菌、沙门菌属、嗜血流感嗜血杆菌及葡萄球菌属等有较高的抗菌活性；对部分铜绿假单胞菌、不动杆菌属等具有一定抗菌活性。用于敏感菌引起的感染，如呼吸道、肾脏、泌尿生殖系统、皮肤软组织和其他感染。

【不良反应】耳、肾的毒性反应，与奈替米星相似。耳、前庭毒性较轻，主要发生于肾功能不全和用量过大的患者；个别病例可见尿素氮、转氨酶等肝肾功能指标轻度升高，停药后即恢复正常；其他不良反应有恶心、皮疹静脉炎、心悸、胸闷及皮肤瘙痒等。

【注意事项】应密切观察肾功能和第八对脑神经功能的变化，尤其是已明确或怀疑有肾功能减退者、大面积烧伤患者、老年患者和脱水患者；肾功能损伤者原则上不用，必要时应调整使用剂量，并应监测血药浓度及血清肌酐水平，肌酐清除率等肾功能指标；对本品及其他氨基糖苷类抗生素过敏者禁用。

六十一、红霉素 Erythromycin

【剂型与规格】肠溶片剂：0.125g（12.5万U）、0.25g（25万U）；注射剂（乳糖酸）0.25g（25万U）、0.3g（30万U）。

【用法与用量】口服，每日1～2g；儿童每日30～50mg／kg；分3～4次。静脉滴注，每日1～2g：儿童每日30～50mg／kg：分3～4次。

【药理与用途】本品为大环内类抗生素，抗菌谱和青带素相似，主要是对革兰阳性菌有强大抗菌作用。对革兰阴性菌有一定作用。临床上主要用于链球菌所致的呼吸道感染、军团菌肺炎、支原体肺炎、皮肤软组织等感染，此外，对白喉患者，以本品及白喉抗毒素联用则疗效显著。

【不良反应】胃肠道反应；过敏反应；可引起肝脏损害；静脉注射或静脉滴注乳糖酸红霉素可引起血栓性静脉炎；肌内注射局部刺激性大，可引起疼痛及硬结，因此不宜肌内注射。

【注意事项】本品在酸中不稳定；乳糖酸红霉素应先以注射用水溶解，切不可用生理盐水或其他无机盐溶液溶解，待溶解后则可用等渗葡萄糖注射液或生理盐水稀释供静脉滴注，浓度不宜大于0.1%，以防血栓性静脉炎产生；静脉滴注易引起静脉炎，滴注速度宜慢。

六十二、依托红霉素 Erythromycin Estolate

【剂型与规格】片剂：0.125g（12.5万U）；胶囊剂：0.05g（5万U）、0.125（12.5万U）；颗粒剂：0.075g（7.5万U）、0.25g（25万U）。

【用法与用量】口服，每次0.25～0.5g，每日3～4次，儿童每日30～50mg／kg，分3～4次服用或遵医嘱。

【药理与用途】依托红霉素为红霉素丙酸酯的十二烷基硫酸盐，在高浓度时对高度敏感的细菌也具有杀菌作用。用于敏感菌及非典型病原体引起的呼吸系统、生殖泌尿系统及皮肤软组织感染。

【不良反应】偶有胃肠道反应及肝毒性；少有过敏反应。

【注意事项】肝功能不全者慎用。

六十三、琥乙红霉素 Erythromycin Ethylsuccina

【剂型与规格】片剂：0.1g（10万U）、0.125g（12.5万U）、0.25g（25万U）；颗粒剂：0.05g（5万U）、0.1g（10万U）、0.125g（12.5万U）、0.25g（25万U）。

【用法与用量】口服，每次0.25～0.5g，每日3～4次；儿童每日30～40mg／kg，分3～4次。

【药理与用途】红霉素的酯化物，口服吸收优于红霉素，吸收后的药物在体内水解，释放出红霉素而起抗菌作用。对革兰阳性菌有较强的抑制作用。用于耐青霉素的金葡菌感染，也可用于链球菌、肺炎链球菌的感染及白喉带菌者。

【不良反应】肝毒性反应较小。

【注意事项】肝毒性比依托红霉素为低，由于仍经肝所脏代谢和排世，故功能不全者慎用；孕妇、哺乳期妇女慎用。

六十四、罗红霉素 Roxithromycin

【剂型与规格】片剂：50mg（5万U）、75mg（7.5万U）、150mg（15万U）；胶囊剂：50mg（5万U）、5mg（7.5万U）、150mg（15万U）；颗粒剂：50mg（5万U）、150mg（15万U）。

【用法与用量】口服，每次150mg；儿童每次2.5～5mg／kg；每日2次。饭前服用。

【药理与用途】为红霉素衍生物，抗菌活性与红霉素相似，对化脓性链球菌、肺炎链球菌、金葡菌、军团菌、衣原体、梅毒螺旋体、脑炎弓形虫、表皮葡萄球菌、阴道厌氧菌及肺炎支原体等有作用。临床用于敏感菌引起的支气管炎、肺炎、扁桃体炎、五官科感染、泌尿系统感染、皮肤和软组织感染等。

【不良反应】胃肠道反应较轻；偶有过敏反应，应停止给药。

【注意事项】肝、肾功能不全者慎用。

六十五、阿奇霉素 Azithromycin

【剂型与规格】片剂：0.1258（125万U）、0.25g（25万U）、0.5g（50万U）：胶囊剂：0.125g（12.5万U）、0.25g（25万U）；干混悬剂：0.1g（10万U）。

【用法与用量】口服，每日250mg，连用5天，首次加倍。或每日500mg连用3天；儿童每日10mg／kg，连服3日；体重25～40kg儿童每日0.125g，连用5天，首日加倍；性传播疾病，1g，1次顿服。

【药理与用途】抗菌谱与红霉素相似，对革兰阳性菌具更强抗菌活性；对革兰阴性杆菌的活性较红霉素强；临床主要用于敏感菌引起的呼吸道感染、皮肤和软组织感染。沙眼衣原体和非耐药淋病奈瑟菌所致的单纯生殖器感染。

【不良反应】常见的有胃肠道反应；偶见丙氨酸氨基转移酶升高等；少数患者出现白细胞计数减少。

【注意事项】对本品及大环内酯类药品过敏者禁用；肝、肾功能不全者和孕妇、哺乳期妇女慎用；避免与抗酸剂同时服用。

六十六、克拉霉素 Clarithromycin

【剂型与规格】片剂：0.125g（12.5万U）、0.25g（25万U）；胶囊剂：0.125g（12.5万U）、0.25g（25万U）；颗粒剂：0.125g（12.5万U）；粉针剂：0.5g（50万U）。

【用法与用量】口服，每次0.25～0.5g，每日2次；儿童每日10～15mg／kg，分

2～3次服用。静脉滴注，每次500mg，每日2次。

【药理与用途】抗菌谱与红霉素相似，对胃酸稳定，对革兰阳性菌作用更强，对部分革兰阴性菌、链球菌属、支原体及衣原体等均有抗菌活性。对肺炎链球菌、化脓性链球菌、金葡菌、卡他莫拉菌、流感嗜血杆菌及肺炎支原体等有效。临床主要用于支气管炎、肺炎、咽喉炎、扁桃体炎、支原体肺炎皮肤及软组织感染、中耳炎、牙周炎、百日咳、猩红热。

【不良反应】胃肠道反应，偶有转氨酶上升；过敏反应。

【注意事项】对本品或大环内酯类药物过敏者、孕妇及哺乳期妇女、严重肝肾功能低下者、心律失常、心动过缓、QT间期延长、缺血性心脏病、充血性心力衰竭等心脏病患者及服用特非那定者禁用。

六十七、吉他霉素 Kitasamycin

【剂型与规格】片剂：100mg、200mg；粉针剂：200mg。

【用法与用量】静脉注射或静脉滴注，每日600～800mg，分2～3次给药。儿童每日10～20mg／kg，分2～4次服用。口服较少用。

【药理与用途】本品为大环内酯类抗生素，抗菌谱与红霉素相似，对革兰阳性球菌的作用较红霉素稍弱，但对耐红霉素的金葡菌效力较好，临床主要用于上呼吸道感染、肺炎、淋病、胆囊炎、百日咳、扁桃体炎及败血症等。

【不良反应】口服时以胃肠道反应为主，偶见皮疹和瘙痒，静脉用药引起的血栓性静脉炎也比红霉素少。

【注意事项】与红霉素有较密切的交叉耐药性；饭后口服给药影响吸收，应餐前服；对本品及其他大环内酯类过敏者禁用。

六十八、麦迪霉素 Midecamycin

【剂型与规格】片剂：100mg。

【用法与用量】口服，每日0.6～1.2g；儿童每日30mg／kg；分3～4次服用。

【药理与用途】本品为大环内酯类抗生素，抗菌谱及作用机制与红素相似，抗菌作用稍低于红霉素。临床主要用于革兰阳性菌感染引起的上吸道感染、肺炎、扁桃体炎、急性咽喉炎、中耳炎、尿路感染及皮肤软组织染等，对多种红霉素耐药菌有效。

【不良反应】可引起恶心、吐、食欲减退、胃不适及等，偶有皮个别患者偶见转氨酶一过性升高。

【注意事项】对本品及其他大环内酯类过敏者禁用；肝肾功能损伤者慎用。

六十九、乙酰螺旋霉素 Acetylspiramycin

【剂型与规格】片剂：0.1g（10万U）、0.2g（20万U）；胶囊剂：0.1g（10万U）0.2g（20万U）。

【用法与用量】口服，每日0.8～1.2g；儿童每日20～30mg／kg；分2～4次服用。

【药理与用途】本品为大环内酯类抗生素，抗菌谱和红霉素相似，口服后即脱乙酰基而显示抗菌作用，不良反应较少。很多对红霉素耐药的金葡菌对本品敏感。主要用于治疗由敏感菌引起的呼吸道感染、皮肤软组织感染等。

【不良反应】偶有食欲减退、恶心、呕吐及有轻度头昏、头痛、嗜睡等现象，偶见转氨酶升高。

【注意事项】肝肾功能不全者慎用；对本品及其他大环内酯类过敏者禁用。

七十、交沙霉素 Josamycin

【剂型与规格】片剂：100mg、200mg。

【用法与用量】口服，每次0.2～0.4g，每日3～4次。儿童每日30mg，分3～4次服用。

【药理与用途】本品为大环内酯类抗生素，与红霉素近似。抗菌强度仅为红素的1／4～1／2，对敏感厌氧菌的抗菌作用则比红霉素强。临床主要用于敏感菌引起的呼吸系统、化脓性皮肤病及口腔内的感染。

【不良反应】可见胃肠道不适，皮肤过敏反应，偶见肝功能损害。

【注意事项】肝功能异常者慎用。对本品过敏者、初孕3个月内禁用。

七十一、四环素 Tetracycline

【剂型与规格】片剂：0.125g、0.25g；胶囊剂：0.25g。

【用法与用量】口服，每次0.25～0.5g，每日3～4次。

【药理与用途】本品及其他四环素族均为广谱抗生素，对多数革兰阳性与阴性菌有抑制作用，高浓度时有系菌作用，并能抑制立克次体及沙眼衣原体等，对革兰阴性杆菌作用较好。主要用于农原体、支原体和立克次体引起的感染，对布氏杆菌也有良好的疗效。

【不良反应】胃肠道反应；长期口服或大剂量静脉滴注后可发生肝损害孕妇大剂量应用尤易发生；四环素可沉积在牙齿中，引起牙齿变色，种质发育不全，易发生幅齿。也可沉积于骨内钙化区，抑制骨生长；肾功能不全会加重肾脏损害；过敏反应较少，偶见药物热、皮疹、光敏性皮炎等。

【注意事项】肾功能损伤患者、孕妇、哺乳期妇女、7岁以下儿童及对四环素类抗生素过敏的思者禁用；有肝功能减退的患者应慎用；本品与许多金属离子可络合成不溶化合物，影响吸收，故不宜与钙盐、铝盐、铁盐等化合物同服。

七十二、土霉素 Oxytetracycline

【剂型与规格】片剂：0.125g、0.25g。

【用法与用量】口服，每日1～2g，分3～4次服用。

【药理与用途】抗菌谱与四环素相似，对多数革兰阳性菌、阴性菌均有抗菌活性，但抗菌作用弱，耐药菌多见。对立克次体、衣原体、支原体、阿米巴原虫仍有一定的抗菌作用。用于治疗由敏感菌引起的局部或系统感染。由于耐药菌多见且普遍，临床应用减少，对肠道感染包括阿米巴痢疾尚有一定的疗效。

【不良反应】参见四环素。

【注意事项】儿童、孕妇及哺乳期妇女禁用。其他参见四环素。

七十三、多西环素 Doxycycline

【剂型与规格】片剂：0.05g、0.1g；胶囊剂：0.1g。

【用法与用量】口服，每日200mg，分2次服用，首剂加倍。

【药理与用途】抗菌谱与四环素基本相同，抗菌活性强于四环素，次于米诺环素。用于敏感菌所致上呼吸道感染、胆道感染、淋巴结炎、蜂窝织炎等，也可用于斑疹伤寒、支气管肺炎等。

【不良反应】与四环素基本相同，胃肠道反应及皮疹较常见。

【注意事项】在四环素族中对肾功能影响很小的一种，可较安全地用于轻度肾功能受损的患者，但对重度肾衰患者仍应慎用；儿童、孕妇及吨乳妇女禁用。

七十四、米诺环素 Minocycline

【剂型与规格】片剂：100mg；胶囊剂：50mg、100mg。

【用法与用量】口服，每日200mg，分2次服用，首次剂量加倍；8岁以上儿童每日2～4mg／kg、分1～2次服用。

【药理与用途】本品系一种高效、速效、长效的新半合成四环素类抗生素，其抗菌谱与四环素相似。对部分立克次体、支原体、衣原体、非典型的分枝杆菌及阿米巴原虫敏感。临床主要用于上述敏感菌引起的感染，对布氏杆菌感染也有较好的疗效。对由敏感金黄色葡萄球菌，链球菌属及其他敏感革兰阴性杆菌引起的系统感染也有一定的疗效。

【不良反应】主要为胃肠道不适，严重时可发生二重感染所致的假膜性肠炎；长期应用可造成肝损害；肾功能不良者应用本品，偶见肾功能损害加重；可引起前庭功能紊乱；偶见过敏反应；应用本品时可发生光敏反应；可发生牙齿黄染。

【注意事项】肝、肾功能不全者慎用；儿童可出现牙齿黄染及前肉隆起要幼儿、儿童、孕妇及哺乳期妇女禁用；对本品及四环素类抗生素过敏的患者禁用。

七十五、金霉素 Chlortetracycline

【剂型与规格】软膏剂：1% 10g；眼膏剂：0.5% 2g。

【用法与用量】外用，涂于患处。每日3次。

【药理与用途】本品抗菌谱与四环素相似，刺激性强，仅作外用。主要用于局部抗感染，也可用于治疗结膜炎、沙眼。

【不良反应】同四环素，由于口服、注射使用已被淘汰，只限于外用及眼用，不良反应少。

七十六、美他环素 Metacycline

【剂型与规格】片剂：0.1g；胶囊剂：0.2g。

【用法与用量】口服：每日0.6~0.9g，分2~3次服用。

【药理与用途】本品系一种半合成四环素类抗生素，具广谱抗菌活性，抗菌作用与四环素类相似。其特点是口服吸收良好，作用时间长，对耐药菌株仍敏感，用于敏感的金葡菌、链球菌属、大肠埃希菌、疾杆菌及立克次体、衣原体、支原体等引起的局部和系统感染。

【不良反应】同四环素。

【注意事项】孕妇、4岁以下儿童及肾功能不全者禁用。

七十七、替加环素 Tigecycline

【剂型与规格】粉针剂（盐酸盐）：50mg。

【用法与用量】推荐给药方案为首剂100mg，然后，每12小时50mg。替加环素的静脉输注时间应该每12小时给药1次，每次约30~60分钟。治疗复杂性皮肤软组织感染或复杂性腹腔内感染的推荐疗程为5~14天。肾功能损伤或接受血液透析患者，轻-中度肝功能损伤患者无需调整替加素的剂量。重度肝功能损伤患者应在医师指导下调整给药剂量。

【药理与用途】用于治疗由革兰阴性或阳性细菌、厌氧菌及时甲氧西林金葡菌（MRSA）和甲氧西林敏感金葡菌（MSSA）导致的复杂性皮肤软组织感染、复杂性腹腔内感染。替加环素为甘氨酰环素类抗菌药，其通过与核糖体30S亚单位结合、阻止氨酰化tRNA分子进入核糖体A位而抑制细菌蛋白质合成。

【不良反应】最常见为恶心、呕吐，通常发生于治疗的第1~2天。较少发生的有：注射部位炎症、注射部位疼痛、感染性休克、过敏反应、寒战、注射部位水肿、注射部位静脉炎、血栓性静脉炎、食欲减退、黄疸、排便异常、肌酐水平升高、低钙血症、低血糖症、嗜睡、味觉倒错、部分凝血活酶时间（APT）延长、凝血酶原时间（PT）延长、嗜酸性粒细胞增多、国际标准化比率（INR）升高、血小板减少、瘙痒、阴道念珠菌病、阴道炎、白带过多。

【注意事项】禁用于已知对本品过敏的患者，四环素类抗生素过敏的思者应慎用本品。妊娠妇女应用本品时可导致胎儿受到伤害，本品只有在对胎儿的潜在利益超过潜在风险时才可考虑在妊娠期间使用。哺乳期妇女慎用。在牙齿发育期间使用本品可导致牙齿永久性变色。不推荐用于18岁以下患者。和四环素类药物一样，本品使用中报道有胰腺炎的发生，对怀疑出现胰腺炎的患者应考虑停止本品治疗。接受本品治疗的患者应监测肝功能指标，防止肝功能继续恶化并评价本品治疗的风险和利益。抗菌药物与口服避孕药同时使用可导致口服避孕药作用降低。为了减少耐药细菌的出现并维持本品及其他抗菌药物的有效性，本品应该仅用于治疗确诊或高度怀疑细菌所致的感染。

七十八、氯霉素 Chloramphenic

【剂型与规格】片剂：0.25g；胶囊剂：0.25g；注射剂：0.25mg／2ml；滴剂：0.25%；滴耳剂：0.25%。

【用法与用量】口服，每日1～2g；儿童每日25～50mg／kg；分3～4次用。静脉滴注，每日1～2g，分2次滴入。滴眼：滴于眼睑内，一次1～2滴，一日3～5次。滴耳：滴于耳道内，一次2～3滴，一日3次。

【药理与用途】为广谱抗生素，通过抑制细菌蛋白质合成而产生物害作用。对大多数革兰阴性和阳性细菌有效，而对革兰阴性菌作用较强。特别是对伤寒、副伤寒杆菌作用最强。对流感嗜血杆菌、百日咳杆菌、痢疾杆菌的作用亦强，对大肠埃希菌、肺炎杆菌、变形杆菌、铜绿假单胞菌亦有抑制作用。对革兰阳性细菌的作用不及青霉素和四环素、对立克次体、沙眼衣原体也有效。因有严重的毒副作用，氯霉素一般不用于轻度感染。主要用于伤寒、副伤寒和其他沙门菌属感染。与氨苄西林合用于流感嗜血杆性脑膜炎。

【不良反应】主要是抑制骨髓造血功能，引起粒细胞及血小板减少症，再生障碍性贫血虽少见，但难逆转，常可致死；也可引起皮疹及药物热。少数可引起黄疸，原有肝脏疾病者甚至可引起急性重型肝炎；可引起精神症状如幻觉及谵妄；口服后可发生胃肠道反应；新生儿、早产儿应用本品可引起循环衰竭（灰婴综合征），应禁用；长期大量应用本品可引起视神经炎及力障碍。

【注意事项】由于对造血系统毒性大，应严格掌握适应证用药，用药期应监测血常规；骨髓造血功能抑制及肝病患者禁用。

七十九、甲砜霉素 Thiamphenicol

【剂型与规格】片剂：0.125g、0.25g；胶囊剂：250mg。

【用法与用量】口服，每次0.25～0.5g，每日3～4次；儿童每日25～50mg／kg，分4次给药。

【药理与用途】作用机制、抗菌谱及抗菌作用与氯霉素相似，但对多数肠杆菌、金葡菌及肺炎链球菌的作用略低于氯霉素。作用机制与氯霉素相同。与氯霉素有完全交叉耐药性。具有较强的免疫抑制作用，是氯霉素的6倍。用于呼吸道、肝胆系统及尿路系统感染，但其疗效不如氯霉素。

【不良反应】常见胃肠道反应及菌群失调；对血液系统有一定的毒性，个别患者出现可逆性红细胞生成抑制，白细胞和血小板减少；偶见皮疹、所害、口腔炎及黏膜炎症。偶尔可致周围神经炎、脱发等，停药后可恢复。

【注意事项】对本品过敏者禁用；对血液系统的毒性比氯霉素轻，但仍应慎重；孕妇及新生儿慎用；肾功能不全者须减量或延长给药间隔。

八十、琥珀氯霉素 Chloramphenicol Succinate

【剂型与规格】粉针剂：0.125、0.25g、0.5g、1g（按氯霉素计）。

【用法与用量】肌内注射或静脉滴注，每次0.5～1g，每日2次。

【药理与用途】本品的特点为易溶于水，可供肌内注射、静脉注射或静脉滴注。进入体内经水解游离出氯霉素而产生作用。用途同氯霉素。

【不良反应】见氯霉素。

【注意事项】对本品过敏者禁用。其他参见氯霉素。

八十一、万古霉素 Vancomycin

【剂型与规格】粉针剂：500mg。

【用法与用量】静脉滴注，每日1～2g；儿童每日20～40mg/kg；分2次给药。口服，每日2g，分4次服；儿童剂量酌减。

【药理与用途】糖肽类杀菌性窄谱抗生素，仅对革兰阳性菌有效，如溶血性链球菌、肺炎链球菌、淋病奈瑟菌及肠球菌等均属敏感，对耐药金葡菌本品尤为敏感。临床主要用于耐青霉素金葡菌所引起的严重感染，如肺炎心内膜炎及败血症等，对溶血性链球菌引起的感染及败血症等也有较好的疗效。对MRSA（耐甲氧西林金葡菌）感染，目前仍以万古霉素及去甲万古霉素为首选药物。口服治疗难辨梭状杆菌引起的严重的假膜性肠炎有效。

【不良反应】产生耳毒性，有的是不可逆的。可出现肾脏损害，特别是与氨基糖苷合用易出现。可发生过敏反应。另外静脉输注可出现静脉炎等。

【注意事项】非严重感染、老年人慎用；新生儿、早产儿不宜应用，如必须用，剂量应减为每日12～15mg/kg；输入速度过快可产生红斑样或麻疹样反应；药液过浓可致血栓性静脉炎，应适当控制药液浓度和滴注速度；对本品过敏者、肾功能不全者及孕妇禁用。

八十二、去甲万古霉素 Norvancomycin

【剂型与规格】粉针剂：0.4g（40万U），相当于盐酸万古素0.5g（50万U）。

【用法与用量】注射，每日0.8～1.6g；儿童每日15～30mg/kg，分2～3次注射。口服，每日1.6g，分4次服用。

【药理与用途】其化学结构、药理性质和抗菌作用与万古霉素相似。对革兰阳性菌有良好的抗菌作用。革兰阴性菌对本品不敏感。适用于敏感菌所致的各种皮肤感染、软组织感染、心内膜炎、骨、肺炎、败血症等也用于难芽胞梭状杆菌引起的假膜性结肠炎。

【不良反应】可发生过反应：偶可产生耳性；也可引起肾功能损害个别患者可出现一过性白细胞降低，血清ALT升高等；一般症状较轻，静脉输注可发生静脉炎，输注速度过快可致皮肤潮红。

【注意事项】一般不作为第一线药物应用；避免大剂量、长期使用；不得与其他药物共同输注；本品可引起听力损害；肾功能不全者禁用；对本品过敏者和孕妇禁用。

八十三、多黏菌素 B Polymyxin B

【剂型与规格】注射剂：50mg（50万U）。

【用法与用量】静脉滴注，每日1.5～2.5mg／kg（一般不超过2.5mg／kg），分2～3次给药。肌内注射，每日50～100mg；儿童每日1.5～2mg／kg，分4～6次用；婴儿一天量可用到4mg／kg；新生儿可用到4.5mg／kg。鞘内注射（用于铜绿假单胞菌性脑膜炎），以氯化钠注射液制备5mg／1ml药液，成人与2岁以上儿童，每日5mg，应用3～4天后，改为隔日1次，至少2周，至脑脊液培养阴性，检验糖量正常；2岁以下儿童，每日2mg，连续3～4天后用2.5mg，隔日1次，直到检验正常。

【药理与用途】本品对革兰阴性杆菌有抑制或杀菌作用。临床上主要用于敏感菌引起的感染及铜绿假单胞菌引起的泌尿系统感染、脑膜炎、败血症、烧伤感染以及皮肤黏膜感染等。本品不是抗感染首选药物。

【不良反应】肌内注射区剧烈疼痛，可加入局麻药；大剂量可引起肾脏损害及神经系统功能紊乱，严重者可招致呼吸抑制；静脉滴注时偶可发生血栓性静脉炎、过敏反应、过敏性休克、白细胞减少等。

【注意事项】原有肾功能损害者及对多黏菌素有过敏史的患者不宜使用本品；不宜与其他肾毒性药物同用；鞘内给药剂量每次不超过5mg，且不能用普鲁卡因溶液溶解；静脉滴注时速度宜缓慢；含有局麻药的注射剂不能做静脉给药。

八十四、黏菌素 Colistin

【剂型与规格】片剂：50万U、100万U、300万U；粉针剂：100万U（供配制外用溶液用）。

【用法与用量】口服，每次50万～100万U；儿童25万～50万U；每日3～4次。外用，外用生理盐水溶液，浓度为1万～5万U／1ml。肌内注射或静脉滴注，每日100万～150万U；儿童每日2万～3万U／kg；分2～3次给药。

【药理与用途】本品对大多数革兰阴性杆菌有较强抗菌作用，抗菌谱与抗菌作用与多黏菌素B相似。临床上主要用于治疗革兰阴性菌感染，特别是铜绿假单胞菌和大肠埃希菌引起的各种感染，不是首选抗感染药物。

【不良反应】注射给药后对肾脏有损害，一般为可逆性；有时可引起神经毒性反应，一般情况下并不严重，停药后可消失。偶有皮疹及药物热等；肌内注射后可有局部红肿疼痛，可酌情加用局麻药，如1%普鲁卡因。

【注意事项】因常有毒性及神经毒性发生，现已很少注射；孕妇慎用；宜空腹时口服。

八十五、林可霉素 Lincomycin

【剂型与规格】片剂：0.25g、0.5g；胶囊剂：0.25g、0.5g；注射剂：0.2g／1ml，0.6g／2ml。

【用法与用量】口服，每次0.5g，每日3～4次；儿童每日30～60mg／kg，分3～4次，饭前或饭后2小时服用。肌内注射或静脉滴注，每次0.6g，每日2～3次；儿童每日10～20mg／kg，分2次。

【药理与用途】本品为窄谱抗生素，作用与红霉素相似，对革兰阳性球菌有较好作用，特别对厌氧菌、金葡菌及肺炎链球菌有高效。临床主要用于敏感菌引起的各种感染，如肺炎、脑膜炎、心内膜炎、蜂窝织炎、扁桃体炎、丹毒、疖及泌尿系统感染等。由于本品可进入骨组织中，和骨有特殊亲和力故特别适用于厌氧菌引起的感染及金葡菌性骨髓炎。

【不良反应】胃肠道反应；偶可引起白细胞减少、血小板减少、血清转氨酶升高及假膜性肠炎等；过敏反应。

【注意事项】长期使用，应定期检查肝功能及血常规；严重肾功能不全者，应根据肾功能调整剂量；不可静脉推注，进入静脉速度太快可致低血压甚至心跳暂停；孕妇、1月龄以下新生儿、哺乳期妇女、深部真菌感染者及肝功能不全者慎用。

八十六、克林霉素 Clindamycin

【剂型与规格】片剂：75mg、150mg；胶囊剂：75mg、150mg；注射剂：150mg／2ml、300mg／2ml。

【用法与用量】口服，每日0.6～1.8g；儿童每日10～30mg／kg；分3～4次。肌内注射或静脉滴注，每日0.6～1.8g；儿童每日15～25mg／kg，分3～4次。

【药理与用途】抗菌谱和林可霉素相同，但抗菌作用较林可幕素强4～8倍。临床主要用于骨髓炎、厌氧菌引起的感染、呼吸系统感染、胆道感染心内膜炎、中耳炎、皮肤软组织感染及败血症等。

【不良反应】胃肠道反应，少数患者可发生假膜性肠炎；产生过敏反应性皮疹，短暂性转氨酶轻度升高等；局部反应：肌内注射部位偶可出现轻微疼痛，静脉滴注应注意静脉炎的出现；偶可见中性粒细胞减少、暗酸性粒细胞增多、血小板减少等，一般轻微，为一过性。

【注意事项】肝功能不全者、孕妇、哺乳期妇女、新生儿、对克林素或林可霉素过敏史者禁用；应用时间长者应监测肝功能及血常规；与红素有拮抗作用，不可联合应用；与林可霉素有交叉耐药性；本品不宜加于组成复杂的液体中应用。

八十七、磷霉素 Fosfomycin

【剂型与规格】粉针剂：1g（100万U）、2g（200万U）、4g（400万U）。

【用法与用量】口服，用于轻度感染，每日2～4g；儿童每日50～100mg/kg；分3～4次给药。静脉注射或静脉滴注，用于中度、重度感染，每日4～12g，重症可加至16g；儿童每日100～300mg/kg；分2～4次给药。

【药理与用途】为广谱抗生素，能抑制细菌细胞壁的合成，导致细菌死亡。对葡萄球菌属、大肠埃希菌属、志贺菌属有较高的抗菌活性，对铜绿假单胞菌、产气夹膜杆菌、肺炎链球菌、链球菌和一部分厌氧菌也有一定的抗菌作用。用于敏感菌引起的泌尿系、肠道、皮肤软组织感染。也可用于败血症、骨髓炎、脑膜炎、肺炎等严重感染。

【注意事项】心、肾功能不全、高血压病患者、孕妇及肝功能受损者应慎用；与其他抗生素联用时，应分别给药，不可混合输注；静脉滴注时应控制给药速度；对本品过敏者禁用。

八十八、达托霉素 Daptomycin

【剂型与规格】粉针剂：0.5g。

【用法与用量】金黄色葡萄球菌（包括甲氧西林敏感和甲氧西林耐药）导致的伴发右侧感染性心内膜炎的血流感染：将6mg/kg本药溶解在0.9%氢氧化钠注射液中，以30分钟的时程滴注，每24小时1次，至少2～6周。本药的给药次数不得超过每天1次。肾功能受损患者，应在医师指导下调整剂量。

【药理与用途】本品不适用于治疗肺炎。仅用于金黄色葡萄球菌（包括甲氧西林敏感和甲氧西林耐药）导致的伴发右侧感染性心内膜炎的血流感染（菌血症）。如果确定或怀疑的病原体包括革兰阴性菌或厌氧菌，则临床上可采用联合抗菌治疗。本品为一类新型的环脂肽类抗生素，其作用机制不同于任何其他的抗生素。本品与细菌细胞膜结合，并引起细胞膜电位的快速去极化。细胞膜电位的这种降低抑制了蛋白质、DNA和RNA的合成，最终导致细菌细胞死亡。达托霉素在体外对革兰阳性菌显示出快速、浓度依赖性的杀菌活性。

【不良反应】最常见的不良反应包括便秘，注射点的局部反应、恶心、头痛、腹泻与呕吐。另外，健康志愿者接受该药多剂量静脉给药后出现一过性肌无力、肌痛及肌酶升高，不良反应在中止用药后自行消失或部分逆转。

【注意事项】在未确认或强烈怀疑为细菌感染的情况下，使用本品不能为患者带来益处，反而会增加耐药菌发展的危险。对于接受本品治疗的患者，应对其肌肉痛或肌无力，尤其是肢体远端症状的发展进行监测；监测肌酸激酶水平，尤其是对于那些最近或伴随使用HMC-CoA还原酶抑制剂进行治疗的患者。本品治疗期间，应考虑暂时停止使用与横纹肌溶解症相关的药物。对于肾功能不全的患者，应对其肾功能和肌酸激酶水平进行更频繁地监测。警惕和监测患者出现神经病变体征和症状的可能性。

第二节　合成抗菌药

一、吡哌酸 Pipemidic Acid

【剂型与规格】片剂：0.25g、0.5g；胶囊剂：0.25g。

【用法与用量】口服，每日1.5~2g；儿童每日30~40mg／kg；分3~4次。

【药理与用途】第二代喹诺酮类，对革兰阴性杆菌，如大肠埃希菌、变形杆菌、克雷伯杆菌、痢疾杆菌有较好的抗菌作用。对肠杆菌、铜绿假单胞菌、金葡菌需较高浓度才有抗菌作用。临床主要用于敏感菌所致急性或慢性肾盂肾炎、尿路感染、膀胱炎、菌痢、中耳炎等。

【不良反应】胃肠道反应，有时可致血清转移酶升高等肝功能异常及血肌酐升高；过敏性反应，偶可引起过敏性休克；偶有头晕头痛、倦怠、口渴等。

【注意事项】肾功能不全者应酌情减量；有中枢神经系统疾病、有抽搐或癫痫史者慎用；幼儿、孕妇、哺乳期妇女禁用。

二、诺氟沙星 Norfloxacin

【剂型与规格】片剂：100mg；胶囊剂100mg；注射剂：0.2g／100ml。

【用法与用量】口服，每次0.1~0.2g，重症酌加至每次0.4g，每日饭前服。静脉滴注，每次200ml，每次滴注1.5~2小时，每日2次。

【药理与用途】本品为第三代喹诺酮类抗菌药，对大肠埃希、菌、变形杆菌、铜绿假单胞菌等革兰阴性菌有高度抗菌活性，对葡肺炎链球菌等革兰阳性菌也有良好抗菌作用。临床上用于敏感所致的泌尿道、肠道、耳鼻喉科、妇科、外科和皮肤科等感染性疾病。

【不良反应】轻度胃肠道反应，偶有眩晕，头痛或皮疹；少数患者司引是氨基转移酶升高，停药后可恢复正常；少数患者可出现周围神经刺激轻就四肢皮肤有针刺感或轻微的灼热感，可加服维生素B_1、维生素。

【注意事项】严重肝、肾功能不全者和有惊厥病史者慎用；对喹诺酮类有过敏史者、孕妇、哺乳期妇女及儿童禁用。

三、培氟沙星 Pefloxacin

【剂型与规格】片剂：200mg；胶囊剂：200mg；注射剂：400mg。

【用法与用量】口服，每次400mg，每日2次，首次加倍。静脉滴注，用400mg溶于等渗葡萄糖注射液中，1小时滴完，早、晚各1次。

【药理与用途】本品为第三代喹诺酮类抗菌药，其抗菌谱与诺氯沙星似，临床上主要用于敏感的革兰阴性菌和葡萄球菌所致的呼吸道感染湿尿道感染、妇科感染、骨和关节感染、败血症、心内膜炎、脑膜炎、伤桌病等。

【不良反应】胃肠道不适；轻度中枢神经系统障碍及肌肉、关节症状法过敏型或红斑型皮肤反应。

【注意事项】肝功能严重不全者剂量应酌减；孕妇、哺乳期妇女及儿用；避免同时服用茶碱类、含镁或铝的抗酸剂；有中枢神经系统疾病的慎用。

四、依诺沙星 Enoxacin

【剂型与规格】片剂：0.1g、0.2g；胶囊剂：0.1g、0.2g。

【用法与用量】口服，每次0.2~0.4g，每日2次。

【药理与用途】本品为第三代喹诺酮类药物，具广谱抗菌作用。体外抗菌谱和抗菌活性与诺氟沙星相似。临床主要用于对其敏感的革兰阴性菌和阳性菌引起的感染，如泌尿、肠道、呼吸道、外科、眼科、妇产科、皮肤科及五官科等感染性疾病。

【不良反应】偶见一过性转氨酶、尿素氮轻度升高、白细胞降低及皮肤过敏。尚有胃肠不适、头失眠等症状。

【注意事项：】功能减退者应的情减量：儿童、孕用；对本品或其他请类药物过敏者禁用。

五、环丙沙星 Ciprofloxacin

【剂型与规格】片剂：100mg、200mg、250mg；胶囊剂：0.25g；注射剂：100mg／50ml、200mg／100ml；滴眼剂：15mg／5ml。

【用法与用量】口服，每次0.25~0.5g，每日2次。静脉滴注，每次0.2g，每日2次。滴眼：滴于眼睑内，一次1~2滴，一日3~5次。

【药理与用途】本品为合成的第三代喹诺类抗菌药物，具广谱抗菌活性，对革兰阳性菌和革兰阴性菌均有抗菌作用。对肠杆菌、铜绿假单胞菌、流感嗜血杆菌、淋病奈瑟菌、链球菌、军团菌、金黄色葡萄球菌具有抗菌作用。临床主要用于敏感菌所致的呼吸道、泌尿道、消化道、皮肤软组织等的感染及胆囊炎、胆管炎、中耳炎、鼻窦炎、淋病奈瑟菌性尿道炎等。对甲氧西林金葡菌（MRSA）所致感染不能耐受万古霉素者，可选用本品作为联合用药之一。

【不良反应】常见的为恶心、腹上区隐痛及腹泻等；有头痛、烦躁和皮疹等

【注意事项】与华法林合用时，应密切注意出血倾向。孕妇、啦乳期妇女及儿童、对诺铜类药物过敏者禁用。肾功能减退者应的情减量。

六、氧氟沙星 Ofloxacin

【剂型与规格】片剂：100mg、200mg；胶囊剂：100mg；注射剂：200mg／

100ml、200mg/200ml、200mg/250ml；滴耳剂、滴眼剂：0.3%。

【用法与用量】口服，每次02~0.3g，每日2次。静脉滴注，每次20~40g，每日2次。输注时间1小时。滴眼，每次1~2滴，每日4~6次。滴耳，每次1~2滴，每日2次。

【药理与用途】本品为第三代诺类抗菌药，抗菌请广对革兰阳性菌及阴性菌均有强大的抗菌作用。对厌氧菌和肺炎支原体也有良好作用。临床主要用于做感菌引起的呼吸系统、泌尿生殖系毓、皮肤软组织及消化道感染。滴眼液（0.3%）：用于治疗细菌性结膜炎、角膜炎、角膜溃场、出炎及术后外眼感染等。滴耳剂：用于治疗化旅性中耳炎。

【不良反应】偶见酸部不适感及失眠、头晕、头痛、皮疹；血清丙氨酸氢基转移酶上升，停药后即可消失。

【注意事项】肾功能不良者可致药物蓄积；重度肾功能损害者、严重血管硬化者慎用；孕妇、乳期妇女及儿童、对唑诺酮类药物过敏者禁用。

七、左氧氟沙星 Levofloxacin

【剂型与规格】片剂：0.1g；注射剂：0.2g/100ml。

【用法与用量】口服，成人一次0.5g，一日1次。静脉滴注，成人每日0.3g~0.6g，分1~2次静脉滴注。

【药理与用途】本品为氧氟沙星的左旋体，对于包括厌氧菌在内的革兰阳性菌和阴性菌具广谱抗菌作用。抗菌活性比氧氟沙星强。临床用于由敏感菌引起的各种系统感染。

【不良反应】主要有过敏反应症状、胃肠道不适和轻度的中框神经系统症状。其他同氧氟沙星。

【注意事项】同氧氟沙星。

八、洛美沙星 Lomefloxacin

【剂型与规格】胶囊剂：0.1g；颗粒剂：0.1g；注射剂：0.2g/10ml。

【用法与用量】口服：每日0.6g，分2次服用。静脉滴注，每次0.2g，每日2次。滴注时间约1小时。

【药理与用途】本品为第三代唯诺类抗菌药，抗菌谱广，对革兰阳性菌的抗菌活性与诺氯沙星相同，强于依诺沙星；对革兰阴性菌的作用与依诺沙星相同，较诺氟沙星弱。临床上用于敏感菌所致的呼吸道、尿道感染。

【不良反应】主要为恶心、驱吐、轻微头痛，可有血清转氨升高，血肌升高，一般症状较轻，停药后可统复正常。

【注意事项】与茶无相互作用，对于接受茶碱治疗的嘴患者不需禁忌。孕妇、乳朋妇女及儿童、对喹诺酮类药物过敏者禁用。其他参见诺氟沙星。

九、氟罗沙星 Fleroxacin

【剂型与规格】片剂：100mg、200mg、400mg；胶囊：100mg；注射剂：50mg、100mg。

【用法与用量】口服，400mg，每日1次。静脉滴注，200~400mg，每日1次。

【药理与用途】具有广谱系菌作用，对革兰阳性菌及阴性菌均有较强的抗菌作用。临床主要用于敏感菌及衣原体引起的呼吸道、泌尿道、胆道等的感染，如淋病奈瑟菌尿道炎、细菌性肠炎等。

【不良反应】一般为胃肠道反应；少数患者有失眠、皮、瘙痒等；有的患著在用药过程中可出现AT、AST及BUN升高等。

【注意事项】服药期间避免日晒；严重肝、肾功能障码者慎用；孕妇、哺乳期如妇女及儿童、对唯诺类药物过敏者禁用。

十、卢氟沙星 Rufloxacin

【剂型与规格】片剂：200mg。

【用法与用量】每次0.2g，每日1次，首剂加倍。

【药理与用途】本品为广谱诺酮类抗菌药，对革兰阳性菌、阴性菌均有良好抗菌活性，特别对大肠埃希菌具显著的抗菌作用。临床主要用于敏感满引起的泌尿生殖系统及妇科感染，呼吸系统感染。

【不良反应】副作用主要为过敏反应，胃肠道及中枢神经系统反应；长期应用可出现肠道菌群失调；老年人、肝肾功能损害或中枢神经系统异常者情用；偶有肌肉炎或眼腿水肿。

【注意事项】肾功能不全者慎用；孕妇、哺乳期妇女及儿童、对喹诺酮类药物过敏者禁用。

十一、司帕沙星 pefloxacin

【剂型与规格】片剂：100mg。

【用法与用量】口服，每日200~300mg，分1~2次。

【药理与用途】本品为广谱喹诺酮类抗菌药，对革兰阳性菌、阴性菌、厌氧菌、衣原体、支原体、分枝杆菌等均具有强大抗菌活性。用于常见致病、天氧菌、支原体、衣原体引起的各种感染。

【不良反应】具有喹诺酮类抗菌药所具有的不良反应，但光敏反应发生率比其他同类品种高。

【注意事项】孕如、哺乳期妇女及儿童、对诺酮类药物过敏者禁用。

十二、加替沙星 Gatifloxacin

【剂型与规格】片剂：100mg、200mg；胶囊剂：100mg、200mg；注射剂：0.1g/

2ml；粉针剂：0.2g。

【用法与用量】口服，每次400mg，每日1次。连服7~14天。静脉滴注，每次200mg，每日2次，用5%葡萄糖注射液或0.9%氯化钠注射液稀成2mg／ml后方可使用。滴注时间1小时以上。疗程7~10天。

【药理与用】为8-甲氧基额唯诺类外消旋体化合物，通过抑制细菌的DNA旋转和拓扑界构酶N，从而细菌DNA的复制、转录及修复对大埃希菌等革兰阴性菌有高度抗菌活，葡萄球菌等革兰阳性菌也有良好航菌作用。也可用于肺炎衣原体，肺炎支原体、嗜肺军团菌感染用于治疗敏感菌所致的各种感染性疾病，包括慢性支气管炎急性发作、急性变、社区获得性肺炎、单纯性或复杂性泌尿道感染（膀胱炎）、急性肾盂炎、男性淋病奈瑟菌性尿道炎症或直肠染和女性淋病奈瑟菌性宫颈感染、皮肤及软组织感染。

【不良反应】所见不良反应多属轻度，主要见于静脉给药局部和胃肠通及神经系统反应为主，包括静脉炎、恶心、呕吐、腹泻、头痛及眩晕等；其他少见或见的不良反应包括：心血管系统：少见高血压、心悸，军见心动过速、心动过缓及购痛：消化系统：腹痛、便秘、消化不良、舌炎、念珠菌性口炎、口腔炎、口腔溃疡、呕吐、食欲不振、胃炎及胃肠胀气；代谢与内分系统：少见外周水肿，见高血糖及低血糖；神经精神系统反应：多梦、失眠感觉异常、震、血管扩张、眩晕、激动、焦虑、混乱及紧张；呼吸系统：呼吸难、炎、皮肤及皮肤软组织；皮疹、出汗、皮肤干燥及瘙蟑等；泌尿生殖系统：少见排尿困难，罕见血尿、子宫出血；肌肉骨骼系统：罕见肌痛、骨痛、关节炎、肌无力；眼：罕见眼痛、畏光、上险下垂、视觉异常；耳：罕见耳痛、耳鸡；其他：罕见强痛、全身水肿及不能耐受乙醇；此外，可引起白细胞减少和电解质异常等。

【注意事项】对本品或唯诺类药物过敏者、孕妇、18岁以下患者、糖尿病患者禁用；服用本品引起血糖异常者应立即停药；哺乳期妇女使用本品时暂停哺乳；加替沙星与其他喹诺类药物类似，可使心电图Q-T间期延长。QT间期延长、低血钾或急性心肌缺血患者应避免使用本品。本品不宜与Ⅰa类（如奎尼丁、普鲁卡因胺）及Ⅲ类（胺碘酮、索他洛尔）抗心律失常药物合用。正在使用可引起心电图QT间期延长药物（如西沙比利、红素、三环类抗郁药）的患者慎用本品；服药期间避免日晒；治疗中有可能出现肌炎和肌断裂，一旦出现疼痛或炎症，应停药；对患有或疑有中枢神经系统疾患的患者应慎用；本品静脉滴注时间不少于60分钟，严禁快速静脉滴注或肌内、鞘内、腹腔内或皮下用药。

十三、莫西沙星 Moxifloxacin

【剂型与规格】片剂：400mg；注射剂：（盐酸盐）0.4g／250ml。

【用法与用量】口服，每次400mg，每日1次；静脉滴注，每次400mg，每日1次。疗程：根据症状的严重程度或临床反应决定疗程。治疗上呼吸道和下呼吸道的感染时可按照下列方法：慢性气管炎急性发作5天，社区获得性肺炎10天，急性鼻窦炎7天，治疗皮肤和软组织染的推荐治疗时间为7天。

【药理与用途】为8-甲氧基氟喹诺类抗菌药，通过抑制细菌的DNA复制、转录、修复及重组所需的细菌DNA拓扑异构醇发挥抗菌作用。具有广谱抗菌活性，对革兰阳性菌、革兰阴性菌、厌氧菌、抗酸杆菌和非典型微生物如支原体、衣原体和军团菌具有广谱抗菌活性。用于成人（18岁）上呼吸道和下呼吸道感染以及皮肤和软组织感染。

【不良反应】有消化道反应、肝酶升高、神经精神系统反应、心电图Q-T间期延长（心脏病者慎用），以及光敏性皮炎（较司氟沙星轻）。

【注意事项】对诺酮类高度过敏者禁用；儿童和发育阶段的青少年不建议使用本药；诺类使用可诱发痫的发作，对于已知或怀疑有能导致癫痫发作或降低癫痫发作阈值的中枢神经系统疾病的患者，在使用中要注意；服药期间避免日晒；肝功能不全者慎用；QT间期延长的患者、患有低钾血症或接受Ⅰa类（如奎宁丁、普鲁卡因胺）或Ⅲ类（如胺碘酮、索托洛尔）抗心律失常药物治疗的患者慎用；治疗中有可能出现肌键炎和肌建断裂，一旦出现疼痛或炎症，应停药。

十四、妥舒沙星 Tosufloxacin

【剂型与规格】片剂：150mg、300mg；胶囊剂：150mg。

【用法与用量】口服，每日0.3~0.45g，分2~3次服用。严重感染者：每日0.6g，分2~3次服用。

【药理与用途】为喹诺酮类广谱抗菌药。通过抑制细菌DNA旋转酶而达到抑菌或杀菌作用，其抗菌谱广、抗菌活性强。对革兰阳性菌、革兰阴性菌、厌氧菌等有抗菌作用。适用于敏感菌所致的各种感染。

【不良反应】过敏反应：发热、呼吸困难、光敏症、皮疹、皮肤痒、嗜酸性细胞增多；消化系统反应：恶心、呕吐、纳差、腹污；头痛、失眠、疲倦、痉挛、血小板减少；偶可发生急性肾功能不全、粒细胞缺乏症、假膜性肠炎、低血糖、肝功能异常。

【注意事项】对本品或喷诺类药物过敏者、孕妇、哺乳期妇女及18岁以下患者禁用；原有中枢神经系统疾患者，包括脑动脉硬化或病史着慎用。肝、肾功能不全者慎用，必要时监测肝、肾功能调整剂量；服药期间避免日晒。

十五、安要沙星Au

【剂型与规格】片剂（盐酸盐）：0.1g。

【用法与用量】口服，每次0.1g，1日2次，或遵医服用。

【药理与用途】适用于敏感细菌所引起的下列轻、中度感染：呼吸系统感染、泌尿系统感染、生殖系统感染、皮肤软组织感染、肠道感染、败血症、粒细胞减少及免疫功能低下患者的各种感染。其他感染：乳腺炎、外伤、烧伤及手术后伤口感染、腹腔感染（必要时合用甲硝唑）、胆囊炎、胆管炎、骨与关节感染以及五官科感染等。

【不良反应】常见不良反应有恶心、胃部不适、丙氨酸氨基转移酶（ALT）升高、头晕。少见不良反应：乏力、双下肢水肿、心慌、室性期前收缩；消化系统：口干、纳差、呕吐、腹痛、大便干，门冬氨酸氨基转移酶（AST）升高、谷氨配转肽酶（GGT）升高、总胆红素（TBL）升高、尿频、头痛、失眠、嗜睡、晕、皮疹、白细胞减少、中性粒细胞降低、血糖升高、乳酸脱氢酶（LDH）升高。

【注意事项】禁用于以下患者：对本品或喹诺酮类药物过敏者；癫痫患者；孕如及哺乳期如女18岁以下患者；有潜在的心律失常或QT间期延长患者（如严重的心动过缓或急性心肌缺血患者）。肾功能不全者慎用，严重肝功能不全者慎用，中枢神经系统疾患者慎用。有报道接受某些诺酮类药物后引起周围神经病变，患者自觉感觉迟钝、疲乏、疼痛、烧灼感、麻刺感麻木等感觉异常，出现后应立即停药，防止不可逆情况发生。使用本品期间避免过度日光或人工紫外线照射。建议糖尿病患者使用本品时应注意监测血糖。如发生血糖异常改变，应立即停药并就诊。使用盐酸安妥沙星治疗中如患者出现严重的腹泻时，应考虑假膜性肠炎的可能性，立即停药，予以止润、调整肠道菌群、补液等适当的治疗措施。

十六、磺胺嘧啶 Sulfadiazine

【剂型与规格】片剂：0.5g；注射剂：0.4g／2ml、1g／5ml；粉针剂：0.4g、1g。

【用法与用量】口服，每次1g，每日2g。治疗脑膜炎，每次1g，每日4g。静脉注射，每次1～1.5g，每日3～4.5g。本品注射液为钠盐，需用灭菌注射用水或等渗氯化钠注射液稀释，静脉注射时浓度应低于5%；静脉滴注时浓度约为1%（稀释20倍）混匀后应用。儿策一般感染可按每日50～75mg分为2次用；流脑时则按每日100～150mg／kg应用。

【药理与用途】本品为治疗全身感染的中效胺，抗菌谱广，对大多数革阳性菌和阴性菌均有抑制作用，对脑奈菌、肺炎链球菌、病奈瑟菌、溶血性链球菌的抑制作用较强，能通过血-脊液屏障入脑脊液。临床主要用于流脑，为治疗流脑的首选药，也可治疗上述敏感菌所致其他感染。

【不良反应】有时有恶心、呕吐、眩晕等；严重反应可有粒细胞减少、血小板减少、血尿、过敏性皮疹，偶致剥脱性皮炎；可致肝、肾功能损害等。

【注意事项】口服需与等量的碳酸氢钠同服；服药时应大量饮水，每日至少1500ml；避免不必要的加大剂量或长期用药，用药1周以上者，应定期检查尿液，发现结晶尿、血尿、腰痛等症状，应立即停药；老年患者，肾功能不良、脱水少尿患者及休克患者慎用：分娩前的孕妇、新生儿、早产儿禁用：对按药过敏者、有肝功能损害者、肾功能损害达中度以上者禁用。

十七、磺胺嘧啶银 Sulfadiazine Silver

【剂型与规格】乳膏剂：1%。

【用法与用量】外用，涂布于创面，或制成油纱布，包扎于创面。

【药理与用途】本品为外用磺胺药，具有磺胺嘧啶的抗菌作用与银盐的收敛作用，对铜绿假单胞菌具有强大抑制作用，比磺胺苯（甲磺灭隆）强，特别适用于烧伤及烫伤创面感染。

【不良反应】用药时局部有一过性疼痛。

【注意事项】对本品过敏者禁用；应用前将创面清洗干净；本品经光照后变黑，可影响创面深度的观察。

十八、磺胺甲嘧 Sulfamethoxazole

【剂型与规格】片剂：0.5g。

【用法与用量】口服、每次1g，首剂加倍；儿童每次25mg，每日2次。

【药理与用途】抗菌谱与磺胺嘧啶相似，但抗菌作用较强。临床用于扁桃体炎急性支气管炎、肺部感染、尿路感染、皮肤化脓性感染、菌荆及伤寒等。

【不良反应】参见碳胺嗜啶。对肾脏损害较碳胺嘧啶小，但大剂量、长使用也可发生变态反应，皮疹，药物热有时也可发生。

【注意事项】参见碳胺啶。

十九、复方碳酸甲唱 Sulfamethoxazole omron

【剂型与规格】片剂：含SMZ0.4g、TMP C.08g；小儿用片剂：含SMZ0.1g、TMP0.02g；注射剂：每支含SMZ 0.4g、TMP 0.08g。

【用法与用量】口服：2片，每日2次；老年人或肾功能较差者应的情量。肌内注射，每次2ml，每日2次。

【药理与用途】内含SM（磺胺甲嘧唑）及TMP（甲氧苄啶）。SML的作用同碳酸啶（SD）。但其抗菌作用较SD强，为中效胺药。TMP的加可使细菌的叶酸合成受到双重阻断，从而加强抗菌作用并减少耐药味出现。

【不良反应】乙化率高，尿中溶解度低，易在尿中析出结晶；可致皮药物热：严重者可出现剥脱性皮炎：偶见粒细胞、血小板减少及再生障性贫血。

【注意事项】参见璜胺甲唑和甲氧啶。长期服用应加服碳酸氢钠。

二十、甲氧苄啶 Trimethoprim

【剂型与规格】片剂：0.1g。

【用法与用量】口服，每次0.1～0.2g，每日2次；小儿每日5～10mk，分2次服用。

【药理与用途】光谱抗菌剂，对多种革兰阳性菌及革兰阴性菌均有较强的抗菌活性。单独使用，细菌容易产生耐药性，与碱胺药合用，可使细菌的叶酸代谢受到双重阻断，抗菌作用增强数倍至数十倍，并可减少耐药的出现。最常与SMZ或SD配成复方制剂，用于治疗泌尿道、呼吸道、膈道感染以及败血症。对伤寒、副伤寒也有效。

【不良反应】少数患者可出现胃肠反应；大剂量或长期应用时，可影响叶酸的代谢和利用，发生再生障碍性贫血、中性粒细胞减少、急性粒细胞缺乏和急性血小板减少，需用亚叶酸钙治疗。

【注意事项】大剂量连续用药或较长期应用时，应注意检查血象。尤其是对中老年患者、类风湿关节炎患者或营养较差的患者，可适当加服叶酸；已应用或同时应用噻类或呋塞米等利尿剂的患者更易出现血小板减少；早产儿、新生儿、早期孕妇应避免使用；严重肝、肾功能损害的患者，白细胞减少症、巨细胞性贫血和血小板减少症患者禁用。

二十一、柳氮磺吡啶 Sully lazine

【剂型与规格】片剂：0.25g、0.5g；栓剂：0.5g。

【用法与用量】口服，每日2~3g，分3~4次服用，如无胃肠道反应和过敏反应，可逐渐增至每日4~6g，分4次服用，待症状好转后，可逐渐减至每日1.5g，分3次服用，直至症状完全消失。用于灌肠，每日2g，加生理盐水20~50ml（可添加白及粉3g，以增加药液黏滞度），成混悬液，作保留灌肠。栓剂：直肠给药。重症患者每日早、中、晚排便后各用一粒；中或轻症患者早、晚排便后各用一粒，症状明显改善后，改用维持量，每晚或隔日晚用一粒，晚间给药时间最好在睡前。

【药理与用途】本品为水杨酸与磺胺吡啶的偶氮化合物，其特点是服用后，在远端小肠和结肠，在肠内微生物作用下分解为磺胺吡啶和5-氨基水杨酸而显效。临床用于治疗急慢性溃疡性结肠炎。

【不良反应】可见恶心、呕吐、药疹、发热、关节痛等；偶见粒细胞减少症和急性溶血性贫血，此反应多见于葡萄糖-6-磷酸脱氢醇遗传缺陷者；可影响精子活动而导致男性不育。

【注意事项】服药期间应检查血象；出现较严重的不良反应时，应及时停药，并予以对症治疗；肝、肾功能不全者慎用。

二十二、磺胺米隆 Mafenide

【剂型与规格】粉剂：5%、10%；溶液剂5%、10%；乳音剂或软：5%、10%。

【用法与用量】粉剂，可直接撒布于创面，但1次外用量不宜超过5g；5%~10%溶液用于创面湿敷，每日换药1~2次；5%~10%乳膏剂，用于创面涂布，每日换药1~2次。

【药理与用途】抗菌谱广，对革兰阳性菌及革兰阴性菌都有效。尤对铜绿假单胞菌抗菌活性最强，且不受脓液、坏死组织的影响，不为对氨基苯甲酸PABA拮抗。可自创面部分吸收。对组织穿透力强，能迅速渗入创面和焦。适用于烧伤感染及大面积创伤的铜绿假单胞菌感染，用后4~6小时，即可将铜绿假单胞菌杀灭。应用后还可使皮肤移植的存留期延长。

【不良反应】有较强的刺激性，应用时有局都疼痛及灼烧感，偶见过反应；代谢物抑制碳酸酐酶，可使尿酸呈碱性，甚至产生代谢性酸中毒；可见呼吸急促及伴有呼吸性碱中的过度呼吸。

【注意事项】应用本品时，尤其较大创面，不宜选用盐酸盐，因其可能引起酸中毒，故以应用醋酸盐为宜；对本品过敏者禁用。

二十三、喃妥因 Nitrofurantion

【剂型与规格】片剂：50mg、100mg。

【用法与用量】口服，每次50～100mg，每日4次；儿童每日6～10mg，分4次服用。

【药理与用途】具有广谱抗菌活性，对葡萄球菌、肠球菌、大肠埃希菌、淋病森瑟菌、枯草杆菌、疾杆菌、伤寒杆菌等有良好的抗菌作用；对变形杆菌、克雷伯杆菌作用较弱；对铜绿假单胞菌无效。用于敏感菌引起的泌尿系统感染，如肾盂肾炎、尿路感染、膀胱炎、前列腺感染等。与TMP联合应用可提高疗效。

【不良反应】常见有胃肠道反应；偶致过敏，出现皮疹、药物热、胸阿气喘应停药；尚可致溶血性贫血、黄疸等；大剂量长期应用可发生周围神经炎，表现为手足麻木，久之可致肌萎缩，肾功能不全者更易出现。严重者应及时停药，并用维生素B_1及维生素B治疗。

【注意事项】空腹口服吸收快，疗效高，但易致胃肠道反应；本品在酸性尿中抗菌活性增强，不宜与碳酸氢钠等碱性药合用；因不良反应大，连续用药不宜超过两周；肾功能不全者慎用；对本品过敏者禁用。

二十四、呋喃唑酮 Furazolidone

【剂型与规格】片剂：25mg、100mg。

【用法与用量】口服，每次0.1g，每日3～4次，症状消失后再用2日，梨形鞭毛虫病服药7～10日。

【药理与用途】抗菌谱与呋喃妥因相似，对大肠埃希菌、葡萄球菌、沙门菌、志贺杆菌、部分变形杆菌、产气杆菌、霍乱弧菌等有抗菌作用，对形很毛虫、滴虫也有抑制作用。用于菌、肠炎，也可用于伤寒、副伤寒、梨形根毛虫和阴道滴虫病。对胃炎、胃溃疡和十二指肠溃疡有治疗作用，外用可治疗阴道滴虫。

【不良反应】常见胃肠道反应；过敏反应；肺浸润、头疼、直立性低血压、低血糖等；大剂量应用，可引起多发性神经炎；新生儿和葡萄糖-6-磷酸脱氢缺乏者可致溶血性贫血。

【注意事项】服药期间和停药5天内不宜饮酒或食富含酪胺的食物；成人最大剂量不宜超过每日0.4g，儿童用量每日不超过10mg／kg；长期应用本品治疗溃疡病，可导致周围神经炎，需警锡；服药后尿液可呈黄色；对本品过敏者禁用。

二十五、呋喃西林 Nitrofurazone

【剂型与规格】溶液剂：0.02%；软膏剂：0.2%。

【用法与用量】用0.02%灭菌溶液冲洗侧面：冲洗膀胱，以防止尿路感染；含漱，每日数次，用于急慢性咽炎、扁桃体炎等。软音剂，外防止尿路感患处，一日2~3次。

【药理与用途】本品为合成抗菌药物，具有抑菌及杀菌作用。本品只供局部应用，临床用其粉剂、溶液、软膏用于黏膜及皮肤感染的涂敷、冲洗和湿敷等。0.02%水溶液，用于溃疡、化脓性皮炎及烧伤等皮肤消毒。0.2%软膏，用于皮肤及黏膜感染的涂敷。

【不良反应】外用可引起皮肤过敏反应，有反应时应立即停用。

【注意事项】对本品过敏者禁用。

二十六、甲硝唑 Metronidazole

【剂型与规格】片剂：0.2g；阴道泡腾片：0.2g；胶囊剂：0.2g；栓剂：0.5g、1g；注射剂：500mg / 100ml。

【用法与用量】治疗厌氧菌感染：口服，每次0.2~0.4g，每日3~4次；直肠给药，0.5g，每日3次；静脉滴注，500mg，每日2次。阴道给药：阴道给药，用戴上指套的手指将本品塞入阴道深处，每次1或2片，每晚1次，7天为一个疗程。手术预防用药：于术前24小时开始给药，0.2~0.4g，术后每日3次。治疗破伤风：每日量为2.5g，分次口服或滴注。

【药理与用途】具广谱抗厌氧菌和抗原虫的作用，临床主要用于预防和治疗厌氧菌引起的感染，如呼吸道、消化道、腹腔及女性生殖系、皮肤软组织、骨和骨关节等部位的感染以及脆弱拟杆菌引起的心内膜炎、败血症及膜炎等，此外还广泛应用于预防和治疗口腔厌氧菌感染。

【不良反应】可见胃肠道反应，偶有过敏反应；如发现有中枢神经中毒症状，应立即停药；部分患者可能有白细胞计数减少、膀胱炎、排尿困难。

【注意事项】肝功能不全者慎用；中枢神经系统疾病及血液病患者、孕妇乳期妇女禁用；肾功能不全者，剂量减半；用药期间应戒酒及戒饮含乙醇的饮料和戒用含乙醇的药品。

二十七、替硝唑 Tinidazole

【剂型与规格】片剂：0.5g；胶囊剂：0.25g；注射剂：200mg / 100ml、400mg / 200ml（注射剂含葡萄糖5%）。

【用法与用量】口服，每次2g，每日1次。静脉滴注，每日1.6g，分1~2次用药。

【药理与用途】本品为硝基咪生物，对大多数专性厌氧菌有强大的抗菌作用，对滴虫、阿米巴原虫、鞭毛虫均有很好的抗菌作用。用于治疗氧菌引起的系统感染及腹部外科、妇科手术厌氧菌感染的预防，亦可用子阴道厌氧菌感染和阿米巴病。

【不良反应】主要为胃肠道反应，口中有金属味，偶见头痛、疲倦；尚有过敏反应；有的患者可有神经系统的轻微症状，停药后可恢复。

【注意事项】有血液病史及器质性神经系统疾患史者慎用；用药期到，戒酒及戒饮含乙醇的饮料和戒用含乙醇的药品，否则可能产生双硫仑样反应：片剂应于餐间或餐后服用；对替硝唑及硝基衍生物、亚硝基衍生物过敏者禁用；妊娠3个月内及哺乳期妇女、12岁以下儿童禁用。

二十八、奥硝唑 Ornidazole

【剂型与规格】片剂：0.25g。

【用法与用量】口服，治疗厌氧菌感染：每次500mg；儿童每次10mg／kg，每12小时1次。

【药理与用途】本品为第三代硝基咪唑类衍生物，其发挥抗微生物作用的确切作用机制尚不清楚，可能是通过其分子中的硝基，在无氧环境中还原成氨基或通过自由基的形成，与细胞成分相互作用，从而导致微生物死亡。用于治疗厌氧菌感染，如腹部、口腔、妇科、外科、脑部感染引起的务种疾病，及败血症、严重全身感染等。此外，还可治疗男女泌尿生殖道毛虫、贾第虫感染，治疗消化系统阿米巴虫病。

【不良反应】可能出现轻度胃部不适、口中异味、胃痛、头痛及困倦，两颊会出现眩晕、颤抖、四肢麻木、痉挛、皮疹和精神错乱，但非常罕见，当发生罕见不良反应时应立即请医师诊治。

【注意事项】肝损伤患者服药每次剂量与正常用量相同，但服药期间要延长一倍；妊娠早期和哺乳期妇女慎用；禁用于对本品及硝基张壁类药物过敏的患者；禁用于脑和脊髓发生病变的患者、及各种器官硬化症患者。

二十九、左奥硝唑dimidan

【剂型与规格】注射液：100ml；左奥硝唑0.5g与氯化钠0.83g。

【用法与用量】静脉滴注时间为每瓶（100ml，浓度为5mg／ml）0.5～1小时内滴完，用量如下：治疗厌氧菌引起的感染，成人起始剂量为0.5～1g，然后每12小时静脉滴注0.5g，连用5～10天，如患者的症状改善，可以改为口服给药，每次0.5g，每12小时1次，儿童剂量为每日20～30mg／kg，体重每12小时静球滴注1次。若患者的所有功能严重受，建议给药间延长一倍。

【药理与用途】用于治疗由敏感厌氧菌所引起的多种感染性疾病，包括部感染、盆腔感染，口腔感染，外科感染、败血症等严重厌氧感染等用于手术前预防感染和手术后厌氧菌感染的治疗。

【不良反应】常见不良反应：轻度胃部不适、胃痛、口腔异味、头痛、四肢麻木、精神错乱、皮疹、瘙痒；其他如疼痛白细胞减少等。

【注意事项】禁用于以下患者：对硝基眯唑类药物过敏的患者；中枢神经系统有器质性病变的患者；造血功能低下患者、慢性乙醇中毒患者。建议好妊娠（特别是妊娠前三个月）及哺乳期妇女不使用左奥硝唑，对已过了前三个月妊娠期的孕妇，医师必须慎重考虑使用左奥硝唑对孕妇的治疗作用以及对胎儿可能造成的不良影响。建议3岁以下儿童慎用左奥硝唑，体重低于6kg的儿童慎用。肝损伤患者用药每次剂量与正常用量相同，但用药间隔时间要延长一倍，以免药物蓄积。使用过程中，如有异常神经症状反应即停药，并进一步观察治疗。

第三节　抗结核病药及抗麻风病药

一、异烟肼 Isoniazid

【剂型与规格】片剂：100mg；注射剂：100mg／2ml。

【用法与用量】口服，每日4～6mg／kg，1次或分次给药；儿童每日10～20mg／kg；1次或分3次服用。每日用量不超过300mg。静脉滴注或静脉注射，对较重度浸润结核、肺外活动结核等，每次0.3～0.6g，加5％葡萄糖注射液或等渗氯化钠注射液20～40mg，缓慢推注，或加入液体250～500ml中静脉滴注。

【药理与用途】本品为治疗结核病第一线药，对结核杆菌有较强抑制和杀灭作用，对细胞内外的结核菌同样有效。多与其他抗结核药合用，减少结核杆菌耐药性的产生，并有协同作用而提高疗效。临床用于各型肺结核、结核性脑膜炎及肺外活动性结核等。

【不良反应】有轻度胃肠道反应；常有周圆神经炎；大剂量可引起肝性；过敏反应；血液系统症状：贫血、白细胞减少、嗜酸性粒细胞增多；内分泌失调，男子女性化乳房、泌乳、月经不调、阳痿等。

【注意事项】长期、大剂量服用本品，应定期检查肝脏功能，对快乙能化者尤需注意，出现肝损害指征应立即停药；糖尿病患者服用本品时，其临床症状将难以控制，要特别注意；出现过敏反应，立即停药；肝功能不良者有精神病和病史者及孕妇慎用；对本品过敏者禁用。

二、利福平 Rifampicin

【剂型与规格】片剂：0.15g；胶囊剂：0.15g；滴眼剂0.1％：5ml。

【用法与用量】口服，每日0.45～0.6g，饭前1小时或饭后2小时顿服最疗效好；儿童每日10～20mg／kg。滴眼，每日4～6次。

【药理与用途】本品为广谱抗生素，对结核杆菌、革兰阳性菌、革兰阴性菌、麻风杆菌和沙眼病毒均有抑制作用。临床上常与其他抗结核药合用，治疗各种结核。还可用于治疗麻风病、沙眼及其他眼部疾病。

【不良反应】对肝脏有一定毒性；胃肠道反应；过敏反应；神经系统反应偶见血象改变、血小板减少、急性出血、溶血性贫血、呼吸困难、过敏性休克。

【注意事项】用药过程中应定期检查肝功能，与异烟肼、吡嗪酰合用时更需注意；老人幼儿、营养不良或肝功能异常者应慎用；服用利福平后，尿、粪便、汗、泪痰、唾液可有红染，应预先告知患者；对本品过敏者及处早期妇女禁用；食物干扰本品吸收，需空腹服。

三、吡嗪酰胺Pyrrainallide

【剂型与规格】片剂：0.25g、0.5g；胶囊剂：0.25g。

【用法与用量】口服，每日15~30mg/kg，顿服，每日量不超过2g；儿童每日20~25mg/kg，分3次用。3岁以下儿童慎用。间歇疗法：每次50mg，每周2~3次。

【药理与用途】对结核杆菌有抑制及杀灭作用，在pH较低的条件下，抗菌活性较强，本品为一线抗结核药，与其他抗结核药无交叉耐药性。单用本品易产生耐药性，需与其他抗结核药物联合应用。

【不良反应】肝脏损害；可致关节痛，有痛病史的患者忌用；过敏反应，甚至可出现黄疸；皮肤反应，个别对光敏感，皮肤光部位呈鲜红棕色；长期服药者，皮肤呈古铜色，停药后可渐恢复；胃肠道反应，有食欲不振、恶心及呕吐等。

【注意事项】用药期间，应定期检查肝功能及血尿酸，发现异常及时处理或停药；肝肾功能不良者，有痛风病史者，高尿酸血症和糖尿病患者3岁以下小儿慎用。

四、卫非宁Rinh

【剂型与规格】片剂：卫非宁TM150（每片含利福平150mg、异烟肼100mg；卫非宁TM300（每片含利福平300mg、异烟肼150mg）。

【用法与用量】口服，体重小于50kg，每日3片卫非宁TM50；体重大于50kg，每日2片卫非宁TM1300，饭前30分钟或饭后2小时1次顿服。治疗应坚持到细菌阴转、临床症状获得最大程度改善为止。

【药理与用途】为利福平与异烟肼的复方制剂。适用于各种结核病的治疗。

【不良反应】参见利福平、异烟肼。

【注意事项】营养不良患者及青少年患者用本品时建议加服维生素B。其他参见利福平、异烟肼。

五、卫非特 Rifater

【剂型与规格】片剂：含利福平120mg、异烟肼80mg、吡嗪酰胺250mg。

【用法与用量】口服，体重30~39kg，每日3片；体重40~49kg，每日4片；体重

50kg以上，每日5片；饭前1~2小时顿服，通常2个月为1个疗程。

【药理与用途】利福平异烟肼、吡嗪酰胺的复方制剂。三种成分作用于三种不同菌群，均为杀菌抗结核药。利福平和异烟肼特别作用于快速生长繁殖的细胞外菌群，并可杀死细胞内菌群。吡嗪酰胺主要作用于细胞内特别是巨噬细胞酸性环境中的菌群。利福平对缓慢和间歇生长的结核菌有效，适用于治疗结核病短程化疗时加强期的治疗。

【不良反应】参见利福平、异烟肼、嗪酰。

【注意事项】参见利福平、异烟肼、毗嗪酰。

六、丙硫异烟胺

【剂型与规格】片剂：0.1g。

【用法与用量】口服，每日10mg/kg，分3次给药，或0.1~0.2g，每日3次，最高每日不超过1g。

【药理与用途】作用似乙硫异烟胺，与乙硫异烟胺、异烟肼等其他抗结核药物无交叉耐药性。用于治疗肺结核。常与异烟肼、利福平、链霉素等合用。

【不良反应】胃肠道反应、头痛、抑郁、失眠、兴奋不安等；偶见肝功能异常、畏光、四肢感觉异常等。

【注意事项】应定期检查肝功能；孕妇禁用。

七、对氨基水杨酸钠 Sodium Amins yeylate

【剂型与规格】片剂：0.5g；粉针剂：2g、4g、6g。

【用法与用量】口服，每次2~3g，每日3~4次，饭后服。静脉滴注，每日8~12g，从小量开始服用前于35%萄糖液或生理盐水中配成3.6%的等溶液滴注。

【药理与用途】抗菌谱窄，仅对细胞外结核杆菌具抑菌作用。常与其他抗结核药联用，作用增强，并能延缓酎药菌的产生。临床用于各种类型的活动性结核病。

【不良反应】胃肠道反应，甚至可致溃疡和出血，饭后服药可减轻反应；肝损害，症状有肝大及压痛、尿色变深（黄疸）、ALT升高、胆汁积等，应立即停药；过敏反应及嗜酸性粒细胞升高等，应立即停药；肾脏刺刺激症状；长期用药，偶可引起甲状腺肿大或黏液性水肿。大剂量能抑制凝血酶原的生成，使凝血时间延长。

【注意事项】告诫患者如出现发热、咽喉痛、异常出血等，应立即停药；肝、肾功能不全者慎用。

八、乙胺丁醇 Ethambutol

【剂型与规格】片剂：0.25g；胶囊剂：0.25g。

【用法与用量】口服，15~20mg/kg，儿童15mg/kg，每日1次顿服。病情严重者每日25mg/kg，每日总量不超过1500g。2个月后减为每日15mg/kg作维持量。

【药理与用途】本品对生长繁殖期结核杆菌有较强的抑制作用，与其他机结核药无交叉耐药性。长期服用可缓慢产生耐药性。临床用于对链素或异烟肼产生耐药的患者。与利福平或异烟肼联用，可增强疗效并延缓耐药性的产生，治疗各型活动性结核病。

【不良反应】主要为球后视神经炎，应提醒患者若发现视力异常，应及时报告医师；胃肠道反应；偶见过敏反应；有肝功能损害、下肢麻木、关节痛、粒细胞减少以及幻觉、不安失眠等精神症状或高尿酸血症等。

【注意事项】肾功能不全者应减量；糖尿病、高尿酸血症、痛风患者及老年人、孕妇用；乙醇中毒者及婴幼儿均禁用。

九、利福平异烟肼 Rifampicin and Isoniazid

【剂型与规格】片剂：每片含利福平0.2g、异烟肼0.2g。

【用法与用量】口服。本品应用于初治涂阳、初治涂阴患者或重症涂明想者继续期，每2日用药1次，共4个月，用药60次。成人，体重50kg以上的患者每次空腹顿服本品3片，体重不足50kg的患者根据医嘱，1小时或饭后2小时顿服。治疗全过程不能中断用药或自改变治方案。

【药理与用途】本品适用于成人各类结核病。供初治涂阳、初治涂明者或重症涂阴患者继续期用。

【不良反应】见利福平及异烟肼项下。

【注意事项】对利福平和异烟朋过敏者禁用；肝功能障碍患者、胆道梗阻患者、3个月以内孕妇及痛风、精神病、癫痫、糖尿病有眼底病变、卟啉者禁用。禁与伏立康唑和蛋白酶抑制剂联合使用。3个月以上的孕妇应用。哺乳期间应用应充分权衡利弊。本品不宜用于儿童。老年及糖际病患者慎用。乙醇中毒、肝功能损害者、视神经炎、肾功能减退患者慎用。对诊断有干扰：可使血液尿素氮、血清碱性磷酸、血清丙氨酸氨基转移门冬氨酸氨基转移酶、血清胆红素及血清尿酸浓度测定结果增高。本品可使血清尿酸浓度增高，引起痛风发作。治疗期间应检测眼部视野、视力、红绿鉴别力等，在用药前、疗程中每日检查1次，出现视神经炎症状，应立即进行眼部检查，并定期复查。原有肝病患者，仅在有明确指征情况下方可用，治疗开始前、治疗中严密观察肝功能变化，肝损害一旦出现，立即停药。利福平可能引起白细胞和血小板减少，并导致齿龈出血和感、伤口愈合延迟等。此时应避免拔牙等手术、并注意口腔卫生、刷牙及剔牙均需慎重，直至血象恢复正常。用药期间应定期检查周围血象。服药后尿、睡液汗液等排泄物均可显橘红色。有发生间质性肾炎的可能。

十、氨苯砜 Dapsone

【剂型与规格】片剂：0.05g、0.1g。

【用法与用量】口服，治疗麻风病：从每日25mg开始，以后每2周增加25mg，直至每日100～200g分2次服。为防止细菌发生耐药，需连续药，每日剂量不低于100mg，并应同时服用利福平每天600mg；红斑狼疮：每日100mg，连服3～6个月；痤疮：每日

50mg：银屑病和变应性血管炎：每100～150mg；带状疱疹：每次25mg，每日3次，连服3～14天；糜烂性扁平苔藓：每日50mg，连用3个月。上述治疗，均应遵循服药6天，停药1天的原则。

【药理与用途】本品有抑制麻风杆菌生长的作用。用于治疗各要麻风病和瘤疹样皮炎等皮肤病。但因毒性较大而麻风杆菌可产生耐药性，应联合用药和坚持长期用药。近年来，也试用于治疗系统性红斑狼疮、整疮、银用病、带状疱疹等。

【不良反应：】常见胃肠道反应，偶见头痛、头晕、心动过速等；有白细胞减少、粒细胞缺乏、贫血；偶见中毒性肝炎；中毒性精神病、周围神经炎等也偶发生。

【注意事项】密切注意患者用药后的反应，定期检查血象及肝功能；肝不全、严重黄血、葡萄糖-6-磷酸脱氢酶缺乏、溃疡病及有精神病史者禁用。

十一、醋氨苯砜 Acedapsone

【剂型与规格】油混悬注射剂：0.225g／1.5ml、0.45g／3ml、09g／6ml。

【用法与用量】肌内注射，预防麻风病：每次225～300mg，每隔60～75日，1次疗程2年。为了防止细菌产生耐药性，每周2次，加服氨苯碳0.1～0.15g，以及并用其他抗麻风病药。

【药理与用途】本品是氨苯的二乙酰化合物，在体内被醇分解，生成氨苯现或乙氨苯砜而起治疗作用。本品具长效作用，注射每次225mg，可维持60～75日。临床上应用于各型麻风病。

【不良反应】初次注射有较强的疼痛感，连续用药可减轻。其他参见氨苯砜。

十二、氯法齐明 Clofazimine

【剂型与规格】胶丸剂：50mg、100mg。

【用法与用量】口服，麻风病：每日服100mg，服6天停1天；控制麻风反应：开始用每日300mg，分3次，待反应控制后逐渐减到每日100mg（维持量）；其他皮肤病：每日100～200mg。

【药理与用途】本品干扰麻风杆菌的核酸代谢，属二线抗麻风药，用于治疗瘤型麻风和界线类麻风，适用于对砜类药物过敏者或细菌对砜类耐药时，能控制反复发作。本品不易引起麻风反应，故能在其他药物引起麻风反应不能继续用药时使用。也可用于治疗慢性盘状红斑狼疮和坏疽性脓皮病等。

【不良反应】有轻中度消化道反应，偶见皮肤瘙痒、头晕等；本品可使皮肤红染，皮损部位可发生棕黑色变化，停药后色素尚可存在数月。尿、汗、痰液也可不同程度染色；其他有皮肤干燥、睡、眩晕、四肢水肿等，一般不必停药。

十三、沙利度胺 Thalidomide

【剂型与规格】片剂25mg、50mg。

【用法与用量】口服每次25~50mg每日4次，视病情可渐增至每次50~100mg，症状控制后减量，维持量为每日25~50mg，可较长期服药。

【药理与用途】本品为一镇静剂，对麻风病无治疗作用，与抗麻风病药同用以减少麻风反应，治疗各型麻风反应，如淋巴结脚大、结节性红斑、发热、关节痛及神经痛等疗效较好。

【不良反应】胃肠道不适；头昏、头痛、嗜睡、皮疹及面部水肿、中毒性经炎、心率减慢、白细胞减少等。

【注意事项】能致畸胎，孕妇禁用；非麻风病患者不应使用本药。

第四节 抗真菌药

一、两性霉素 B Amphotericin B

【剂型与规格】粉针剂：5mg（5000U）、25mg（2.5万U）、50mg（5万U）。

【用法与用量】静脉滴注，开始每日1~5mg，每日1次。将药物溶于5g葡萄糖500ml中，静脉滴注5~6小时。视患者输液后反应，第二天增加药量5mg，或维持前1天剂量，即每日或隔日增加5mg，直至每日输注30~50mg，且以此剂量维持治疗。对于隐球菌感染，维持量可增加，1个疗程总量可达1~3g。对于一般的真菌感染，疗程可视病情酌减。

【药理与用途】两性霉素B为多烯类抗真菌抗生素，通过影响细胞眼通透性发挥抑制真菌生长的作用。临床上用于治疗严重的深部真菌引起内脏或全身感染。

【不良反应】毒性较大，可有恶心呕吐、食欲不振、发热、寒战、头等不良反应。静脉给药可引起血栓性静脉炎；肾毒性较常见，可出现蛋白尿型尿；尚有白细胞下降、贫血、血压下降或升高、周围神经炎、复视和急性肝功能衰竭；静脉滴注过快可致心律失常或心跳骤停；鞘内注射可致严重头痛、发热、下肢痛、尿潴留、蛛网膜炎等；偶见过敏反应。

【注意事项】用药期间应定期检测血钾、血常规及尿常规、肾功能及肝功能和心电图；不可用氯化钠注射液稀释；应经常更换静脉滴注部位；孕妇及肝、肾功能不全者用

二、制霉素 Nystatin

【剂型规格】片剂：50万U；阴道栓剂：10万U；阴道泡腾片：10万U。

【用法与用量】口服，消化道念珠菌病：每日50万~100万U，每日3次，7~10日为一疗程阴道念珠随病：先用0.1%苯扎溴铵（新洁尔灭）溶液坐浴，再以阴道栓剂或

泡腾片放入道深处,每次1~2粒,每日1次,6~10日为一疗程。

【药理与用途】抗真菌抗生素。对各种真菌如白色念珠菌、隐球菌、组织胞菌及球泡子菌等有抑制作用。主要用于口腔、胃肠道,阴道及皮和的念菌感染。但口服治疗全身性真菌感染成深部直有感染则无效

【不良反应】口服后可引起恶心、呕吐、酸泻、皮疹等。

【注意事项】肝、肾功能不全者慎用。

三、灰黄霉素 Griseofulvin

【剂型与规格】片剂:0.1g、0.125g。

【用法与用量】口服,每日0.5~1g;儿童每日10~15mg/kg;分2次服周性真菌感染0.5g,每日3次,宜在饭时或饭后服,高脂餐有助于吸收。一般疗程为足癣4~6周,体癣4周,迭瓦癣2周。

【药理与用途】本品为抗浅表真菌药,能有效地抑制各种皮肤癣菌。临床上主要用于治疗头癣、严重体股癣、迭瓦癣、指(趾)甲癣及发等。

【不良反应】胃肠道反应;过敏反应、偶有血管神经性水肿或持续性等麻感光性过敏;有时可致暂时性白细胞减少、一过性蛋白尿、黄指数增高及肝功能损害等。

【注意事项】长期服用应进行血常规、肝功能及肾功能检查;动物实验有致癌致的报道;毒性较大,不宜长期口服;孕妇及肝、肾功能衰竭的患者禁用。

四、咪康唑 Miconazole

【剂型与规格】乳膏剂:2%。

【用法与用量】皮肤给药:可用乳膏涂于患处,每日2~4次。药理与用途:本品为咪唑类抗真菌药,能渗透入真菌细胞壁的壳质,抑制真菌细胞膜的固醇合成,增加细胞膜的通透性,抑制真菌生长,导致死亡。主要用于治疗深部真菌病,对皮肤、五官及阴道等部位的真菌感染也有效。

【不良反应】静脉用药可发生寒战、高热、血栓性静脉炎、贫血、血小板减少、血钠下降及高脂血症;胃肠道反应;过反应;静脉滴注速度过快可发生心律不齐,甚至呼吸、心跳停止。

【注意事项】治疗过程中,定期监测血常规、红细胞比容、电解质及血脂;要警本品肝毒性。出现肝脏损害症状要及时停药;不宜与两性霉素B合用;对本品过敏者、孕妇及1岁以下儿童禁用。

五、益康唑 Econazole

【剂型与规格】栓剂:50mg、150mg;乳膏剂、酊剂、溶液剂:浓度均为1%。

【用法与用量】治疗阴道念珠菌感染,用栓剂或乳膏剂,用150mg益康唑栓,每晚1粒,连用3日;50mg益康唑栓,每晚1粒,连用15日;乳膏剂(1%),每晚涂擦1次。

皮肤给药，涂于患处。

【药理与用途】为咪唑类抗真菌药，作用同咪康唑。主要用于皮肤或黏膜感染，治疗皮肤癣病，如股癣、手足癣及念珠菌阴道炎等。

【不良反应】常见瘙痒和烧灼感染，不影响继续治疗。偶见红斑和水疱。

六、克霉唑 Clotrimazole

【剂型与规格】片剂：0.25g、0.5g；外用药膜：每贴50mg；口腔药膜：每贴40mg；软膏剂1%、3%：1g；栓剂：0.1g、0.15g；喷剂：0.15%；药水：1.5%。

【用法与用量】皮肤给药，可用软膏、溶液、喷剂涂或喷于患处，每日2～4次；阴道用药，可将药膜揉成松软小团或用栓剂送入阴道深部，100mg，每晚1次；口腔给药，可用口腔药膜贴于患处，每日3次。口服，每次0.5～1g，每日3次。

【药理与用途】为咪唑类抗真菌药，作用近似咪康唑。临床主要供外用治疗皮肤真菌病，如手足癣、体癣、耳道、阴道真菌病等。

【不良反应】口服可出现消化道反应、神经系统反应、白细胞减少、贫血及肝、肾功能损害。局部应用有轻微刺激及烧灼感。

【注意事项】本品毒性大，口服可有胃肠道反应、肝功能异常及白细胞减少等；肝病、白细胞减少及肾上腺皮质功能减退者忌用或慎用。

七、酮康唑 Ketoconazole

【剂型与规格】片剂：0.2g；洗剂：5ml（2%）；乳膏剂：0.2g／10g。

【用法与用量】片剂：口服，每日200～400mg，儿童每日3～5mg／kg，分1～2次给药，疗程视病情而定。洗剂：外洗，本品涂在皮肤或头发上，待3～5分钟后用清水冲净。治疗花斑：每日1次，连用5日；夏季开始预防每日次，3日为一疗程。治疗脂溢性皮炎和头皮屑：每周2次，连用2～4周，预防每周1～2次。

【药理与用途】本品为唑类抗真菌药，其作用机制为抑制真菌细胞膜麦角醇的生物合成，影响细胞膜的通透性，抑制其生长。对皮肤真菌、酵母菌和一些深部真菌有效。可用于治疗浅表和深部真菌病，如皮肤和指甲、阴道白色念珠菌病、胃肠真菌感染等，以及由白色念珠菌、类球孢子菌组织胞菌等引起的全身感染。也用于免疫功能低下而引起的真菌感染。

【不良反应】有恶心、呕吐、腹痛、头痛、嗜睡、皮疹、瘙痒等，少数患者有肝功能损害和男性乳房发育；外用有局部烧灼感、痒、刺激等症状。

【注意事项】内服应监测肝功能；不宜与环孢素合用。孕妇、急性肝病及对本品过敏者禁用。

八、氟康唑 Fluconazole

【剂型与规格】胶囊剂：50mg、150mg；注射剂：0.1g／50ml、0.2g／100ml；滴眼

剂：15mg／5ml。

【用法与用量】口服或静脉滴注，0.2～0.4g，每日1次。治疗隐球菌脑炎的疗程不少于6～8周。对于免疫抑制的患者，疗程过后以每日0.1g小剂量维持治疗。黏膜真菌感染，每日50mg。滴眼，每日3次，每次1～2滴。

【药理与用途】本品为氟代三唑类抗真菌药，抗菌谱与酮康唑相似，抗菌活性比康唑强。本品对白色念珠菌、大小孢子菌、新型隐球菌、表皮菌及美膜组织胞浆菌等均有强力抗菌活性。临床主要用于隐球菌引起的全身感染，包括隐球菌脑膜炎、肺部真菌感染；阴道念珠菌病、鹅口疮、萎缩性口腔念珠菌病、腹部感染、泌尿道感染及皮肤真菌感染、免疫抑制患者的真感染的预防。滴眼剂，用于真菌感染的眼疾。

【不良反应】胃肠道反应；过敏反应；偶见肝、肾功能损害，主要为转氨酶升高及尿素氮升高等。

【注意事项】孕妇、哺乳期妇女及1岁以下婴儿避免应用，儿童也不被推应用；肾功能不全者应调整给药剂量；静脉滴注速度不超过10ml／min；对本及其他三唑类过敏者禁用。

九、伊曲康唑 Itraconazole

【剂型与规格】胶囊剂：100mg；注射剂：250mg／25ml。

【用法与用量】口服，胶囊餐后立即服用，整个吞服胶囊。治疗甲真菌病：每日200mg，分2次服用，每月服药1周，停药3周为一疗程，手指甲的甲真菌病需2个疗程，脚趾甲的甲真菌病需3个疗程。皮肤真菌病：每日200mg，分2次服用，连服7日。注射液：刚开始2天给予伊曲康唑注射液每日2次，以后改为每日1次。每次1小时静脉滴注200mg伊曲康唑，静脉用药不超过14天。

【药理与用途】胶应用于外阴阴道念珠菌病、花斑、皮肤真菌病、真菌性角膜炎、口腔念珠菌病、甲真菌病、系统性真菌感染（系统性曲病及念珠菌病、隐球菌病、组织胞浆菌病、孢子丝菌病等）。注射液应用于系统性真菌疾病：曲霉病、念珠菌病、隐球菌病（包括隐球菌性脑膜炎）和组织胞浆菌病。

【不良反应】常见胃肠道不适，如厌食、恶心、腹痛和便秘；其他报告较少见的副作用包括头痛、可逆性肝酶升高、月经紊乱、头绿和过敏反应（如竖、红斑、风团和血管性水肿）。

【注意事项】禁用于对本品过敏者和孕妇。

十、氟胞啶 Flucytosine

【剂型与规格】片剂：0.5g；注射剂：2.5g／250ml。

【用法与用量】口服或静脉滴注，每日10～150mg／kg，分4次给药。一疗程一般为2～4周。

【药理与用途】合成抗真菌药，抗真菌谱窄，仅对酵母菌（新型隐球菌）和酵母

样菌（念珠菌属）有较高的活性。主要用于由念珠菌与隐球引起的深部真菌感染。常配合两性霉素B联合用药

【不良反应】有胃肠道症状、血清转氨酶升高、白细胞减少、血小板减少、贫血、肾功能损害、过敏反应、皮疹等。

【注意事项】用药期间应进行肝功能及血常规检查；有肾功能损害者应定期监测血药浓度，以便及时调整剂量和间隔时间；单用此药，短期内真菌可产生耐药性，可与两性霉素B联合用药；孕妇禁用。

十一、伏立康唑 Voriconazole

【剂型与规格】片剂：50mg、200mg；粉针剂：200mg。

【用法与用量】口服。

患者体重≥40kg：①用药第一日给予负荷剂量：2小时1次，每次400mg。②开始用药24小时后给予维持剂量：每日2次，每次200mg。③如果患者治疗反应欠佳，维持剂量可以增加到每日2次，每次300mg。如果患者不能耐受上述较高的剂量，可以每次减50mg，逐减到每日2次，每次200mg；

患者体重<40kg：①用药第一日给予负荷剂量：每12小时1次，每次200mg。②开始用药24小时后给予维持剂量：每日2次，每次100mg。③如果患者治疗反应欠佳，维持剂量可以增加到每日2次，每次150mg。如果患者不能耐受上述较高的剂量，可以每次减50mg，逐渐减到每日2次，每次100mg。

静脉滴注，用药第一日给予负荷剂量：每2小时1次，每次6mg／kg开始用药24小时后给予维持剂量：每日2次，每次4mg／kg。如果患者不能耐受维持剂量，可减为每日2次，每次3mg／kg。

【药理与用途】是一种广谱的三唑类抗真菌药，作用机制是抑制真菌中由细胞色素PA50介导的14α-甾醇去甲基化，从而抑制麦角甾醇的生物合成。主要用于治疗可能威胁免疫缺陷功能减退患者生命的进行性感染，包括：治疗侵袭性曲霉病、对氟康唑耐药的念珠菌（包括克柔念珠菌）引起的严重侵装性感染、由足放线病菌属和镰刀菌属引起的严重感染、尖端单孢子菌感染。

【不良反应】常见为视觉障碍、发热、皮疹、恶心、呕吐、腹泻、头痛、败血症、外周水肿、腹痛以及呼吸功能紊乱。肝功能实验值增高。重症患者应用本品时可发生急性肾功能衰竭。

【注意事项】对本品过敏者、孕妇、哺乳期妇女及2岁以下儿童禁用；肝肾功能不良者、存在潜在心律失常患者慎用；服药期间避免日光照射；在使用伏立康唑治疗初及治疗中均应检查肝功能，如在治疗中出现肝功能异常，则需严密监测，以防发生严重的肝损害。

十二、卡泊芬净 Caspofungin

【剂型与规格】粉针剂：（醋酸盐）50mg、70mg。

【用法与用量】静脉滴注，第一天给予70mg负荷剂量，随后每天给予的维持剂量，缓慢静脉滴注1小时。

【药理与用途】为半合成棘白菌素类，是葡聚糖合成酶抑制剂类抗真菌药。通过非竞争性抑制β（1，3）-D-葡聚糖合成酶，破坏真菌细胞壁糖苷的合成。用于念珠菌所致的食管炎、菌血症、腹腔内脓肿、腹膜炎及胸膜腔感染。对其他药物治疗无效或不能耐受的侵袭性曲霉菌病。

【不良反应】恶心、呕吐、腹痛，腹泻、转氨酶升高、面部水肿、皮疹、皮肤潮红、瘙痒、皮疹恶化、支气管痉挛，也可见呼吸困难、喘鸣、静脉炎、血栓性静脉炎、发热、头痛、白细胞及血小板减少等。

【注意事项】对本品过者、18岁以下儿童禁用；孕妇及哺乳期妇女、肝功能不全者及肝病患者，骨髓抑制患者慎用。

十三、米卡芬净Mmpr

【剂型与格】粉针剂：50mg。

【用法与用量】静脉滴注，治疗食管白色念珠菌病感染：每日1次，每次150mg，连续用药10～30天，平均用药15天；预防造血干细胞移植患者的白色念珠菌感染：每日1次，每次50mg。连续用药6～51天，平均用药19天。

【药理与用途】为半合成棘白菌素类，是葡聚糖合成酶抑制剂类抗真菌药。通过非竞争性抑制β（1，3）-D葡聚糖合成酶，破坏真菌细胞壁糖苷的合成。主要用于治疗食管白色念珠菌病以及预防造血干细胞移植患者的白色念珠菌感染。

【不良反应】可能出现肝功能异常及皮疹、瘙痒、面部肿胀和血管扩张静脉炎、血栓性静脉炎、白细胞及血小板减少、恶心、呕吐、腹痛、消化不良、便秘、头痛、头晕、嗜睡、低钾血症、低磷血症、低镁血症、低钙血症。

【注意事项】对本品过敏者、孕妇及哺乳期妇女禁用；使用本品期间应监测肝、肾功能。

第五节 抗病毒药

一、吗啉胍 Moroxydine

【剂型与规格】片剂：0.1g；滴眼剂：4%（10ml）。

【用法与用量】口服，每次0.1～0.2g，每日3次；儿童每日10mg／kg，分3次服用。滴眼，每1～2小时1次。

【药理与用途】本品为广谱抗病毒药，对多种病毒有抑制作用。临床主要用于呼吸道感染、流感、流行性腮腺炎、水痘、疱疹及扁平疣等治疗。滴眼剂用于治疗结膜炎和角膜炎。

【不良反应】可引起出汗及食欲不振，视觉紊乱等反应。

【注意事项】对胃有刺激性，宜饭后服用，对本品过敏者慎用。

二、利巴韦林 Ribavirin

【剂型与规格】片剂：20mg、55mg、100mg；注射剂：100mg／ml、250mg／2ml；气雾剂：400mg／100喷；滴眼剂：8mg／8ml；滴鼻剂：50mg／10ml。

【用法与用量】口服，每次0.1～0.3g，每日3次。肌内注射或静脉滴注，每日10～15mg／kg，分2次，缓慢静脉滴注。滴眼，每日4～6次。滴鼻，每时1次，可防治流感。

【药理与用途】为广谱抗病毒核苷类化合物。能抑制病毒合成核酸，对多种RNA、DNA病毒有抑制作用。临床主要用于病毒性感冒、腺病毒、肺炎、麻疹、甲型肝炎、流行性出血热、带状疱疹及病毒性脑炎等。

【不良反应】超剂量使用，偶有轻度胃肠道反应；长期或大剂量给药，可引起黄血和白细胞减少；可致心脏损害；对有呼吸道疾病患者，可致呼吸困难痛等。

【注意事项】动物实验有致畸作用；孕妇禁用。

三、阿昔洛韦 Aciclovir

【剂型与规格】片剂：0.2g；粉针剂：0.25g；眼膏剂：39%（3g）；乳膏剂：3%（10g）；滴眼剂：0.1%。

【用法与用量】口服，每日1g，分5次用，7日为1个疗程。静脉滴注，5mg／kg输注1小时，每日3次。儿童每次按体表面积每平方米250mg给予。

【药理与用途】本品为一种高效广谱抗病毒药。在体内转化为三磷酸化合物，干扰单纯疱疹病毒DNA聚合酶的作用，抑制病毒DNA的复制。临床用于防治单纯疱疹病毒引起的皮肤和黏膜感染，也用于治疗带状疱疹病海感染。治疗乙型肝炎也有明显的近期效果。

【不良反应】局部有轻微刺激；可见转氨酶升高、皮疹、麻疹；偶有肾功能损害，多见于大剂量用药同时伴脱水的患者。

【注意事项】将功能不良者应减少剂量；妊娠妇女、孕妇、小儿、哺乳期妇女及肾功能不全者慎用；过敏体质及精神异常者忌用；不宜肌内注射或皮下注射，静脉滴注时不可漏出血管，否则可致炎症及溃疡。

四、伐昔洛韦 Valaciclovir

【剂型与规格】片剂：0.3g。

【用法与用量】口服，每日0.6g，分2次服用，一疗程为7～10日。

【药理与用途】阿昔洛韦的前体药，进入人体后水解成阿昔洛韦发挥抗病毒作用。抗病毒作用同阿昔洛韦。其特点为血中有效成分维持时间延长。

【不良反应】偶有轻度的胃肠道不适，其他同阿昔洛韦。对阿昔洛韦过敏者、孕妇、2岁以下儿童禁用。

【注意事项】同阿昔洛韦。

五、更昔洛韦 Ganciclovir

【剂型与规格】粉针剂：0.5g。

【用法与用量】静脉滴注，按体重每次5mg／kg，每日2次，连续给1～2日（预防用药则为7～14日）；维持治疗：5mg／kg，每日1次，输注时间应控制在1小时以上。

【药理与用途】无环鸟苷的生物，属抗巨细胞病毒药，由于毒性较大只用于艾滋病，器官移植，恶性肿瘤患者和严重巨细胞病毒感染的肺炎，肠炎及视网膜炎。

【不良反应】主要的不良反应为骨髓抑制，引起白细胞及血小板减少，也能损害生殖器官，因此必须确诊为巨细胞病毒感染才能应用；偶见胃不适、肝功能损害、尿素氮升高低血钾、低血糖等，也可见发热、头痛等。

【注意事项】对阿昔洛韦及本品过敏者禁用。

六、碘苷 Idoxuridine

【剂型与规格】滴眼剂：8mg／8ml，10mg／10ml；眼膏剂：0.5％。

【用法与用量】滴眼，0.1％滴眼液，每次1～2滴，2小时1次。眼膏，每4小时1次。

【药理与用途】本品为嘧啶类抗病毒药，临床用于治疗浅层单纯疱疹性角膜炎，眼带状疱疹及其他病毒感染性眼病。

【不良反应】有瘙痒、疼痛、水肿、发炎、过敏等反应；长期应用能损伤角膜，出现变性、浑浊或点状着色。

【注意事项】孕妇慎用；角膜溃疡者禁用。

七、阿糖腺苷 Vidarabine

【剂型与规格】粉针剂：200mg、50mg、100mg；眼膏剂：3%。

【用法与用量】静脉滴注，每日5～15mg／kg，先用注射用水或其他液5ml加入药瓶中，充分振摇后抽取混悬液加入已预热至35～40℃的中，振摇使其充分溶解至澄明，使其浓度不超过每毫升0.4mg；缓慢滴注，每分种不超过30滴，滴注时间12小时以上；每日1次，10～28日为一疗程。眼部病症可使用眼膏。

【药理与用途】对病毒无直接灭活作用，进入细胞后在酶的作用下转化为有活性的阿糖腺苷三磷酸，可竞争抑DNA多聚从而抑制DNA合成。具有体外广谱抗疱疹病毒作用，对痘病毒、单纯疱疹病毒（Ⅰ型、Ⅱ型）、带状疱疹、E-B病毒、巨细胞病毒、Rous肉病毒和Grns白血病病毒均有抑制作用。用于疱疹病毒性脑炎、巨细胞病毒性脑炎、疱疹性角膜炎、带状疹和慢性乙型肝炎的治疗。

【不良反应】静脉滴注后可有肠道反应；中枢神经系统可有头、震颜、共济失调、幻觉等；偶有肌肉疼痛和血小板减少；如果滴注减慢，反应可以减轻，一般不必停药。

【注意事项】不宜做皮下注射或肌内注射；配好的静脉滴注液仍有沉淀的可能，故在静脉滴注过程中应每2小时振摇1次，必须在48小时内用完；有脑水肿、肾功能不全及体液超负荷者，必须注意监测输液量和速度；严重肝功能损害者及哺乳期妇女慎用；用药过程中注意监测血常规和所功能；孕妇禁用。

八、金刚烷胺 Amantadine

【剂型与规格】片剂：0.1g；胶囊剂：0.1g。

【用法与用量】口服，每次0.1g，每日2次；小儿用量酌减，一般连服3～5日。

【药理与用途】本品为抗病毒药，对亚洲甲Ⅱ型流感病毒有明显的抑制作用。另外对帕金森病有缓解作用，并有退热作用。临床主要用于预防和治疗亚洲甲Ⅱ型流感病毒感染。

【不良反应】有头晕、头痛、失眠、眩晕、精神不安、运动失调等精神症状，偶见恶心、呕吐、口干、便秘、皮疹和视力障碍；最严重的不良反应为充血性心力衰竭、精神病和白细胞减少。

【注意事项】严重的心血管、肝、肾疾患者应避免使用；复发性红斑患者老年人、精神患者、孕妇及哺乳期妇女慎用；长期使用不宜突然停药；驾驶人员及机械操作者慎用；癫痫、胃及十二指肠溃疡患者禁用。

九、金刚乙胺 Amane

【剂型与规格】片剂：0.1g；糖浆剂：1g／100ml。

【用法与用量】口服，成人及10岁以上儿童每日200mg；1～10岁儿童每日5mg／kg，每日不超过150mg；分1～2次服用。

【药理与用途】金刚烷胺的类似物，能抗A型流感病毒，对其感染有预防作用。

【不良反应】恶心、呕吐、腹痛、食欲减退、腹泻、失眠、头痛、头晕、口干、无力等。

【注意事项】癫痫、肾功能衰竭者及老年人慎用；严重肝功能不全者禁用。

十、干扰素 Interferons

【剂型与规格】基因工程干扰素注射剂：每ml含（1～3）×10^6IU，纯度大于96%，相对分子质量18 500，无菌试验与热原试验均应合格，符合WHO基因重组干扰素规格的规定标准。

【用法与用量】皮下注射或局部注射（瘤周浸润），腔内注射（癌性胸腹腔积液）或膀胱内灌注。每日$1×10^6$～$3×10^6$IU。肿瘤患者可以增大剂量。

【药理与用途】干扰素具有广谱抗病毒活性、抗肿作用和免疫功能调节作用。主要用于治疗带状疱疹、小儿病毒性肺炎及上呼吸道感染、病毒性脑膜炎、尖锐湿疣、慢性宫颈炎、慢性活动性乙型肝炎、丙型肝炎、丁型肝F炎等病毒感染。还可用于多种肿瘤的治疗。

【不良反应】可出现发热、乏力、寒战、肌痛、厌食；注射部位出现红斑以及脱发；白细胞减少和血小板减少等骨髓抑制现象；低血压和转氨酶升高；大量长期使用干扰素，会使中枢神经系统出现毒性反应。

【注意事项】发生过敏反应，立即停药，并应给予适当治疗；溶解后如有浑浊和沉淀则不宜使用；用注射用水溶解时应沿瓶壁缓慢注入，避免产生气泡，溶解后当日用完；过敏体质、严重心脏病、肾功能性疾病、中枢神经系统功能东乱者不宜使用；孕妇给药应慎重；慢性活动性乙型肝炎孕妇禁用

十一、拉米夫定 Lamivudine

【剂型与规格】片剂：0.1g。

【用法与用量】口服，0.1g，每日1次。

【药理与用途】核苷类抗病毒药，对体内及实验性感染动物体内的乙型肝炎病毒（HBV）有较强的抑制作用。拉米夫定可在HBV感染细胞和正常细胞内代谢生成拉米夫定三磷酸盐。拉米夫定三磷酸盐掺入到病毒DVA链中，阻断病毒DNA合成。主要用于乙型肝炎病毒复制的慢性乙型肝炎。

【不良反应】常见的不良反应有上呼吸道感染样症状、头痛、恶心、身体不适、度痛和腹泻。

【注意事项】少数患者停止使用本品后，肝炎病情可能加重；因此如果停用本品，要对患者进行严密观察，若肝炎恶化，应考虑重新使用本品治疗；肌所清除率小于

每分钟30ml的患者，不宜使用本品；对拉米夫定过敏者及孕妇禁用；哺乳期妇女慎用；目前尚无16岁以下患者的疗效和安全性资料

十二、泛昔洛韦 Famciclovir

【剂型与规格】片剂：125mg、250mg。

【用法与用量】口服，治疗带状疱疹、带状疱疹后遗神经痛，每次125～250mg，每日3次，7日为一疗程；治疗原发性生殖器疱疹：每次125g，每日2次或250～500mg，每日1次；治疗乙型肝炎：每次250～500mg，每日3次，连续3周。

【药理与用途】第三代核苷类抗病毒药，在体内转化为活性物喷昔洛韦（Penciclovir）而起抗病毒作用。对带状疱疹病毒、单纯疱疹病毒和乙型肝炎病毒有显著的抑制作用。用于治疗带状疱疹、带状疱疹后遗神经痛、原发性生殖器疱疹、唇疱疹，预防复发性生殖器疱疹，治疗乙型肝炎。

【不良反应】少数患者出现头痛、恶心、腹泻或疲倦等，停药后消失。

【注意事项】严重肝肾功能损害者慎用；孕妇慎用；对本品过敏者禁用。

十三、替比夫定 Telbivudine

【剂型与规格】片剂：0.6g。

【用法与用量】口服，推荐剂量为每日1次，每次0.6g，饭前或饭后口服均可。

【药理与用途】是人工合成的胸腺嘧啶脱氧核苷类抗乙肝病毒（HBV）DNA多聚酶药物。替比夫定在细胞激酶的作用下被磷酸化为有活性的代谢产物-腺苷，腺苷的细胞内半衰期为14小时。替比夫定5'-腺苷通过与HBV中自然底物胸腺嘧啶5'-腺苷竞争，从而抑制 HBV DNA多聚酶的活性；通过整合到 HBV DNA 中造成乙肝病毒（HBV）DNA链延长终止，从面抑制乙肝病毒的复制。替比夫定同时抑制乙肝病毒（HBV）DNA第一链（EC_{50} value=$1.3\mu m \pm 1.6\mu m$）和第二链（EC_{50} value = $0.2\mu m \pm 0.2\mu m$）的合成。本品适用于治疗有乙型肝炎病毒活动复制证据，并伴有血清氨基酸转移酶（ATL或AST）持续升高或肝脏组织学活动性病变的肝功能代偿的成年慢性乙型肝炎患者。

【不良反应】常见不良反应为虚弱、头痛、腹痛、恶心、（胃肠）气胀、腹泻和消化不良。

【注意事项】对本品过做者、16岁以下儿童禁用；哺乳期妇女应用本品时应停止哺乳；对肾功能障碍成有潜在肾功能障碍风险的患者，使用本品慢性治疗会导致肾毒性；服用本品期间，应当定期监测乙型肝炎生化指标、病毒学指标和血清标志物，至少每6个月1次；单用核苷类似物或合用其他抗反转录病毒药物会导致乳酸性酸中毒和严重的伴有脂防变性的肝大，包括致命事件。患者停止乙肝治疗会发生肝炎急性加重，包括停止使用替比夫定。因此，停止乙肝治疗的患者应密切监测肝功能，若必要，应重新进行抗乙肝治疗。

十四、恩替卡韦 Entecavir

【剂型与规格】片剂：0.5mg、1.0mg。

【用法与用量】口服，每次0.5m，每日1次。拉米夫定治时发生病血症或出现拉米夫定耐药突变的患者，每日1次，每次1mg。

【药理与用途】本品为鸟嘌呤核苷类似物，在体内通过磷酸化形成有活性的三磷酸盐，与HBV多聚酶竞争细胞内的三磷酸脱氧鸟嘌呤核苷，从而抑制 HBV DNA的复制。适用于病毒复制活跃，血清转氨酶ALT持续升高或肝班组织学显示有活动性病变的慢性成人乙型肝炎的治疗。

【不良反应】头痛、疲劳、眩晕、恶心、呕吐、腹痛、腹泻、嗜睡、失眠、风疹及ALT升高。

【注意事项】对本品过敏者、哺乳期妇女和儿童禁用；孕妇慎用；本品应空腹服用（餐前或餐后至少2小时）。

十五、阿德福韦 Adefovir

【剂型与规格】片剂：（酯）10mg。

【用法与用量】口服，乙肝：每次10mg，每日1次；HNV感染：每次125mg，每日1次，疗程12周。不与食物同服。

【药理与用途】是一种单磷酸腺苷的无环核苷类似物，在细胞激酶的作用下被确定为有活性的代谢产物即阿德福韦二磷酸盐。阿德福韦二磷酸盐通过下列两种方式来抑制 HBV DNA多聚酶（反转录酶）；一是与自然底物脱氧腺苷三碳酸竞争，二是整合到病毒DNA后引起DNA链延长止。有较强的抗HV、HBV及疱疹病毒的作用，用于治疗乙型肝炎病毒感染及人类免疫缺陷病毒感染。

【不良反应】常见不良反应为虚弱、头痛、腹痛、恶心、胃肠胀气、消化不良、白细胞减少（轻度）、腹泻（轻度）和脱发（中度）；旱见肝衰竭。

【注意事项】对本品过敏者、儿童禁用；孕妇、肾功能不全者、先天性肉毒缺乏者慎用；哺乳期妇女用药期间应暂停哺乳。

十六、奥司他韦 Oseltamivir

【剂型与规格】胶囊剂（酸盐）：25mg，75mg。

【用法与用量】可以与食物同服或分开服用。但对一些患者，进食同时服药可提高药物的耐受性。在流感症状开始的第1天或第2天（理想状态为36小时内）就应开始治疗。成人和13岁以上青少年的推荐口服剂量是每次75mg，每日2次，共5天。

【药理与用途】用于成人和1岁及1岁以上儿童的甲型和乙型流感治疗。用于成人和13岁及13岁以上青少年的甲型和乙型流感的预防。酸奥司他韦是其活性代谢产物的药物前体，其活性代谢产物（奥司他韦胶囊）是强效的选择性的流感病毒神经氨酸酶抑制剂。神经氨酸酶是病毒表面的一种糖蛋白酶，其活性对新形成的病毒颗粒从被感染细胞中释放和感染性病毒在人体内进一步播散至关重要。

【不良反应】常见不良反应有恶心、呕吐、腹痛、鼻出血、耳痛、支气管炎、结膜炎、失眠和头晕，这些不良事件一般只出现一次，继续服药也可缓解大多数情况下不会导致停止治疗。有极少病例报道出现发红（皮疹）、皮炎和大疱疹。有流感样疾病的患者出现了肝炎和肝酶升高。个案报道出现了胰腺炎、血管性水肿、喉部水肿、支气管痉挛、面部水肿、嗜酸性粒细胞升高、白细胞下降和血尿。观察到极少病例在用药后出现胃肠道出血。特别是出血性大肠炎，有报道显示当感冒病程缓解或中断本品治疗时，病症有所消退。使用本品的流感患者，特别是儿童和青少年中，有惊厥和谵妄的报道，极少数情况下，这些事件会导致意外伤害。

【注意事项】对本品活性成分或任何辅料过敏的患者禁用。本品不能取代流感疫苗，本品使用不应影响每年接种流感疫苗。本品对流感的预防作用仅在用药时才具有。只有在可靠的流行病学资料显示社区出现了流感病毒感染后才考虑使用本品治疗和预防流感。对肌酐清除率在10～30ml／min的患者，用于治疗和预防的推荐剂量应做调整。本品不推荐用于肌酐清除率小于10ml／min的患者，和严重肾功能衰竭需定期进行血液透析和持续腹膜透析的患者。

十七、扎那米韦 Zanamivir

【剂型与规格】粉雾剂：5mg。

【用法与用量】本品经口吸入给药，使用前患者应在其主治医师的指导下学习吸入剂正确使用。治疗流感病毒感染：成人及大于7岁儿童，每东10mg，每日2次，连用5天，症状发作后（48小时内）尽早给药。第1天两次给药至少间隔2小时；以后每12小时给药1次。季节性预防社区内A和B型流感：成人及大于12岁儿童，每次10mg，每天1次，28天，在流感暴发5天内开始治疗。

【药理与用途】用于治疗流感病毒感染以及季节性预防社区内A和B型流感。扎那米韦是一种唾液酸生物，能抑制流感病毒的神经氨酸苷酶，影响病毒颗粒的聚集和释放。本品能有效抑制A型和B型流感病毒的复制。

【不良反应】常见鼻部症状、头痛、头晕、胃肠功能紊乱、咳嗽、感染、皮、支气管炎。罕见过敏反应、心律不齐、支气管痉挛、呼吸困难、面部水肿、惊顺和昏厥。

【注意事项】对本品活性成分或任何辅料过敏的患者禁用，妊娠和哺乳期妇女镇用。慢性呼吸系统疾病患者用药后发生支气管羟李的风险较高哮或慢性阻塞性肺疾病（COPD）患者应给予速效性支气管扩张剂。是免用于严重哮喘患者。在使用本药前先吸入支气管扩张剂。如果出现支气管痉挛或呼吸功能减退，应停药。

十八、依曲韦林 Etravirine

【剂型与规格】片剂：100mg。

【用法与用量】推荐剂量为每天400mg，分2次餐后给药。食物种类不影响吸收和分布。不可在压碎或咀嚼后服用。若患者无法整片吞服药片可将该药溶于水中，旋摇至呈乳状混浊液后再饮服；饮服后注意用水冲洗水杯，并将杯中残留物服下，以免给药量不足。

【药理与用途】与其他抗反转录病毒药物合用于经抗反转录病毒药物初步治疗后出现耐药的HIV-1感染成年患者。本品属于1型人免疫缺陷病毒（HIV-1）的非核苷类反转录酶抑制剂（NRT），它可与HIV-1反转录直接结合，通过破坏酶催化部位而阻断RNA依赖性及DNA依赖性的DNA聚合酶活性。本品不会抑制人 α、β 和 γ 型DNA聚合酶。

【不良反应】皮等皮肤反应，胃肠道反应，疲劳、手或足有麻刺感或疼痛感、麻木、头痛、尿量改变或黑尿、眼睛或皮肤黄染、精神或情绪改变（如神经质或意识错乱）、癫痫发作，高血压。

【注意事项】肝脏疾病（乙肝或丙肝）患者及孕妇慎用。HIV感染女性应避免母乳喂养。

第六节　其他

一、小檗碱 Berberine

【剂型与规格】片剂：0.025g、0.05g、0.1g、0.15g；胶囊剂：0.1g。

【用法与用量】口服，每次0.1～0.3g，每日3次；儿童：每日3次，1～3岁，体重10～14kg者，每次0.05～0.1g；4～6岁，体重16～20kg者，每次0.1～0.15g；7～9岁，体重22～26kg者，每次0.15～0.2g；10～12岁，体重28～32g者，每次0.2～0.25g。

【药理与用途】本品对细菌只有微弱的抑菌作用，但对痢疾杆菌、大肠埃希菌引起的肠道感染有效。用于治疗敏感菌所致的胃肠炎、细菌性病疾等胃肠道感染。可用于治疗眼结膜炎、化脓性中耳炎等。

【不良反应】口服不良反应较少，偶有恶心、呕吐、皮疹和药物热，停药后消失。

【注意事项】对本品过敏者、溶血性贫血患者及葡萄糖-6-磷酸脱氢酶缺乏患者禁用；过敏体质者、孕妇及哺乳期妇女慎用

二、小檗碱甲氧苄啶 Berberine Hydrochloride and Trimethoprim

【剂型与规格】片剂、胶囊剂：每片（粒）含小檗碱0.1g、甲氧苄啶50mg。

【用法与用量】口服，每次1～3片（粒），每日3次。

【药理与用途】盐酸小檗碱和甲氧苄啶有协同抗菌作用，盐酸小檗碱体外对多种革兰阳性及阴性菌均有抑制作用，其中对溶血性链球菌、金黄色葡萄球菌、霍乱弧菌、脑膜炎奈瑟菌、志贺菌属、伤寒杆菌、白喉杆菌等抑制作用较强。对阿米巴原虫也有一定抑制作用。甲氧苄啶主要干扰细菌叶酸代谢，选择性抑制二氢叶酸还原酶，阻止核酸的合成。因此二者合用的抗菌作用较单药增强，耐药性菌株减少。用于敏感菌所致的胃肠炎、细菌性病疾等肠道感染。

【不良反应】恶心、呕吐、药疹、腹泻，停药后即消失；可发生瘙痒，皮疹；偶可呈严重的渗出性多形红斑；偶可发生无菌性脑膜炎，有头痛、颈项强直等现象。

【注意事项】对盐酸小碱和甲氧啶及碳胺类药物过敏者、葡萄糖-6-磷酸脱氧缺乏的儿童、新生儿及2个月以内要儿禁用；孕妇及哺乳期妇女、肝功不全者用；本品可引起溶血性贫血，导致黄疸；用药期间应注意血象检查，在疗程长、服用剂量大、老年、营养不良及服用抗癫痫药者，易出现叶酸缺乏症，如周围血象中白细胞成血小板已有明显减少，则应停药。

参考文献

［1］解斌，戴振国. 合理用药问答［M］. 北京：人民卫生出版社，2013.

［2］王平. 中西药合用指南［M］. 北京：中国中医药出版社，2014

［3］张伯礼. 中成药临床合理使用［M］. 北京：中国古籍出版社，2015.

［4］葛建国. 临床不合理用药实例评析［M］. 北京：人民军医出版社，2015.

［5］邓小明，姚尚龙，于布为，等. 现代麻醉学［M］. 北京：人民军医出版社，2015.

［6］李学林. 实用临床中药学［M］. 北京：人民卫生出版社，2016.

［7］蔡为民，吕迁洲. 临床药学理论与实践［M］. 北京：人民卫生出版社，2016.

［8］吴新民. 麻醉学—前沿与争论［M］. 北京：人民卫生出版社，2016.

［9］杨承祥. 麻醉与舒适医疗［M］. 北京：北京大学医学出版社，2016.

［10］王世泉，王明山. 麻醉意外［M］. 北京：人民卫生出版社，2016.

［11］孟庆云. 小儿麻醉学［M］. 北京：人民卫生出版社，2017.